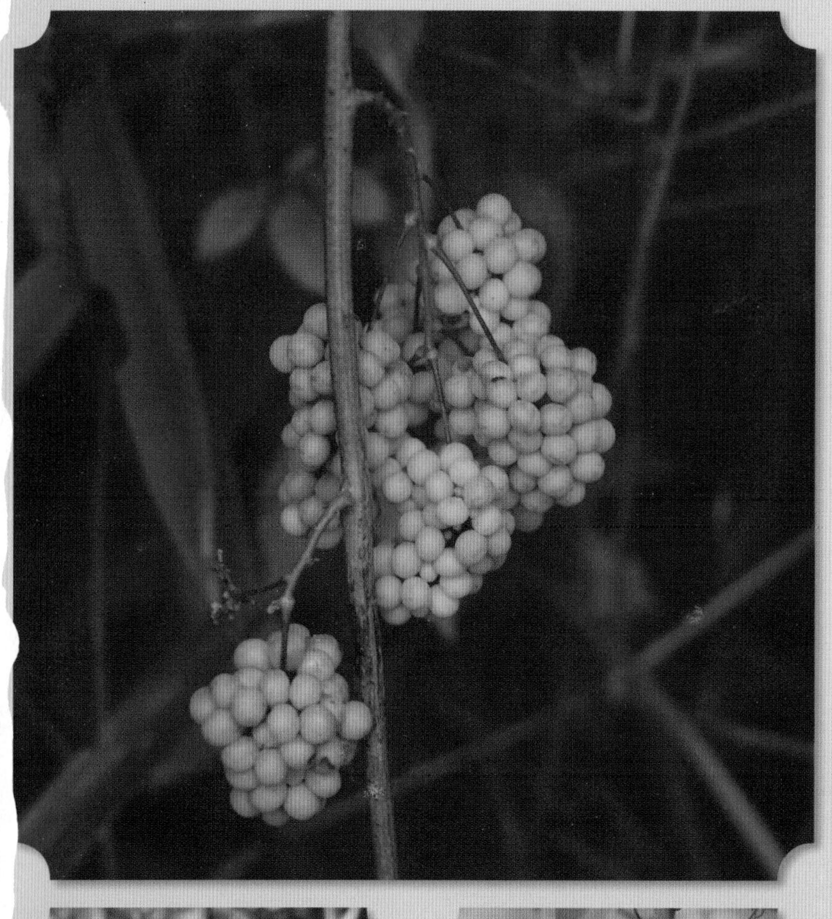

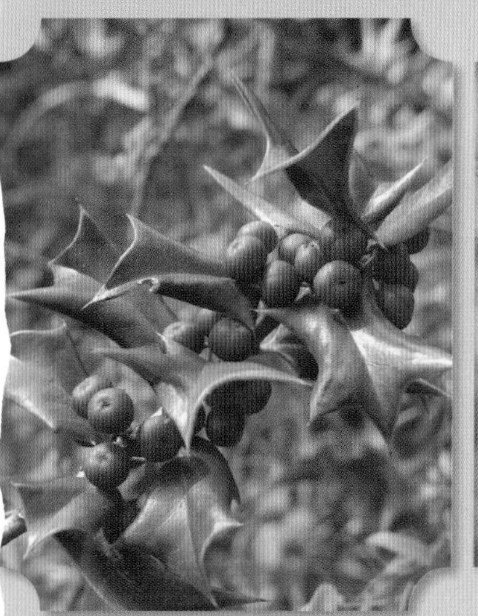

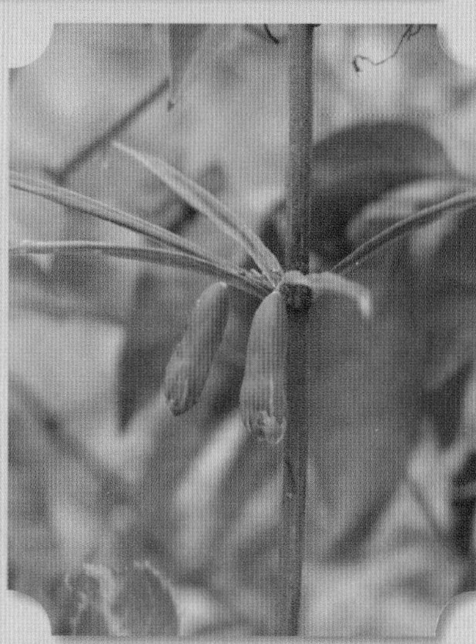

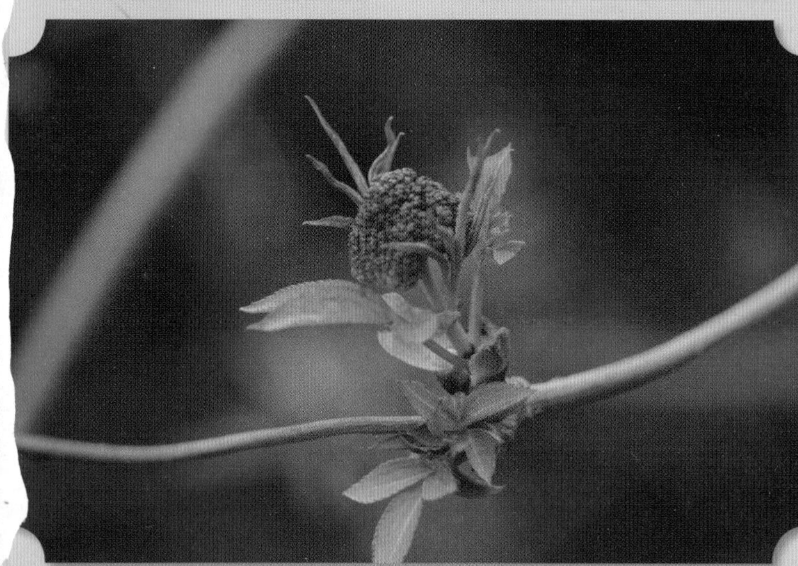

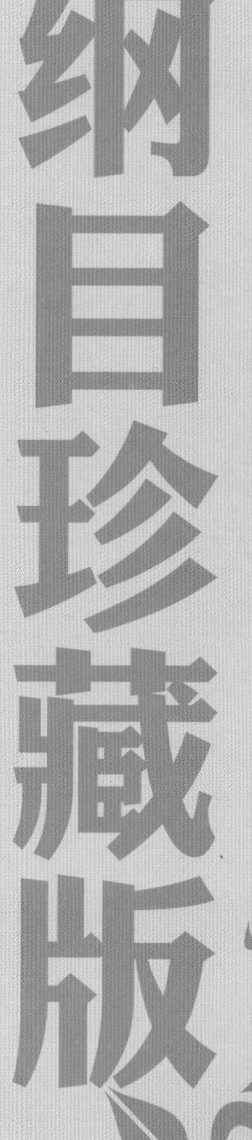

本草纲目珍藏版

（第五卷）

编著 林余霖

中医古籍出版社

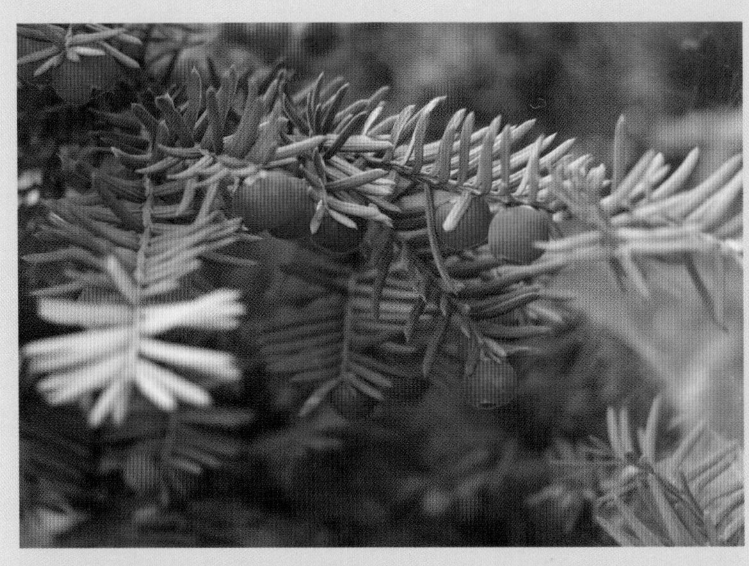

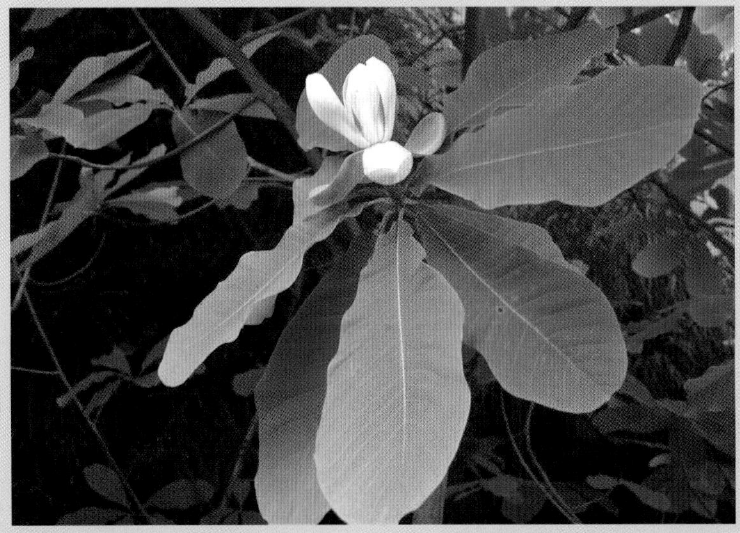

芡（芡实）

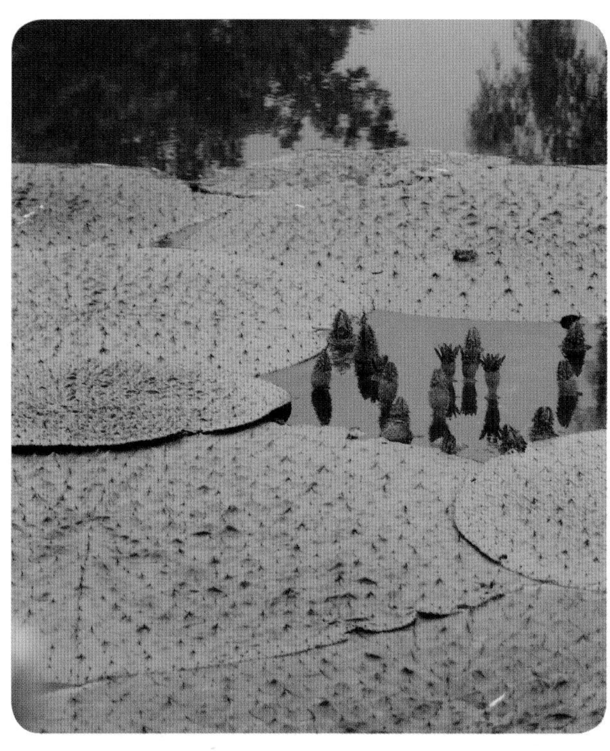

【基　　源】 芡实为睡莲科植物芡的种仁。

【原 植 物】 别名：鸡头米、鸡头果。一年水生草本，全株有尖刺。初生叶箭形；后生叶浮于水面，心形或圆状盾形，上面深绿色，多皱褶，下面深紫色，边缘向上折。花紫色，单生于花茎顶端，花茎粗长，部分伸出水面。花萼4片，花瓣多数；子房下位，柱头圆盘状，扁平，略向下凹入。浆果球形，海绵质，污紫红色，密生尖刺，与花蕾均形似鸡头；种子球形，黑色。花期6～9月，果期8～10月。

【生境分布】 生于池沼及湖泊中。分布于全国大部分地区。

【采收加工】 8～10月种子成熟时割收果实，堆积沤烂果皮，取出种子，洗净晒干，磨开硬壳取净仁，晒干。

【性状鉴别】 本品干燥种子呈类球形，多为破粒，完整者直径5～8毫米。表面有棕红色内种皮，一端黄白色，约占全体1/3，有凹点状的种脐痕，除去内种皮显白色。质较硬，断面白色，粉性。无臭，味淡。

【炮　　制】

芡实：除去杂质。

麸炒芡实：取净芡实，照麸炒法炒至微黄色。

【性味功能】 味甘、涩，性平。有益肾固精，补脾止泻，祛湿止带的功能。

【主治用法】 用于梦遗滑精，遗尿尿频，脾虚久泻，食欲不振，白带，白浊等。用量9～15克。

【现代研究】

1. 化学成分　芡实的种子含有淀粉。蛋白质、脂肪、碳水化合物、维生素、尼克酸、微量胡萝卜素和钙、磷、铁等无机盐。

2. 药理作用　临床上可用于治疗蛋白尿、小儿慢性腹泻等。

【应　　用】

1. 脾虚腹泻：芡实、莲子肉、白术各12克，党参15克，茯苓9克。共研细粉，每服3～6克，水冲服。

2. 遗精、滑精：芡实、枸杞子各12克，补骨脂、韭菜子各9克，牡蛎24克（先煎）。水煎服。

3. 白带：芡实15克，海螵蛸12克，菟丝子24克。水煎服。

荸荠

【基　　源】 本品为莎草科植物荸荠的球茎。

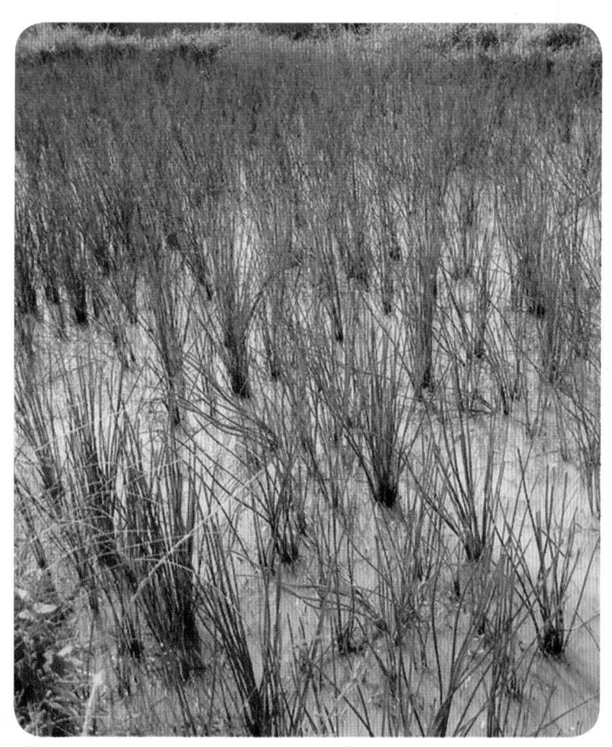

【原 植 物】 别名：马蹄、荸荠粉。多年生水生草本。地下匍匐茎末端膨大成扁圆形球状，直径约4厘米，黑褐色；地上茎圆柱形，高达75厘米，直径约9毫米，丛生，直立，不分枝，中空，具横隔，表面平滑，色绿。叶片退化，叶鞘薄膜质，上部斜截形。穗状花序1个，顶生，直立，线状圆柱形，淡绿色，上部尖锐，基部与茎等粗，长2.5～4厘米，宽2～4毫米；花数朵或多数；鳞片宽倒卵形，螺旋式或覆瓦状排列，背部有细密纵直条纹。刚毛6个。上具倒生钩毛，与小坚果等长或较长；雄蕊2，花丝细长，花药长椭圆形；子房上位，柱头2或3裂，深褐色。小坚果呈双凸镜形，长约2.5毫米。花期秋季。

【生境分布】 栽植于水田中。我国大部分地区均产。

【采收加工】 10～12月挖取，洗净，风干或鲜用。

【性状鉴别】 球茎圆球形，稍扁，大小不等，大者直径可达3厘米，下端中央凹陷，上部顶端有数个聚生的嫩芽，外包枯黄的鳞片。表面紫褐色或黄褐色，节明显，环状，附残存的黄色膜质鳞叶，有时有小侧芽。质嫩脆，剖面白色，富含淀粉和水分。气微，味甜。以个大、肥嫩者为佳。

【性味功能】 味甘，性寒。有清热，化痰，消积的功能。

【主治用法】 用于热病伤津烦渴，咽喉肿痛，口腔炎，湿热黄疸，高血压病，小便不利，麻疹，肺热咳嗽，矽肺，痔疮出血。内服：60～120克，煎汤，或捣汁、浸酒或煅存性研末。外用：煅存性研末撒，或澄粉点目，或生用涂擦。

【现代研究】

1. 化学成分 含荸荠素，细胞分列素，淀粉，蛋白质，脂肪等。

2. 药理作用 对金黄色葡萄球菌、大肠杆菌及产气杆菌均有抑制作用。

【应 用】

1. 痰核、瘰疬：荸荠、海蜇各100克，煮汤服，每日2～3次。

2. 阴虚肺燥、痰热咳嗽：鲜荸荠150克，打碎绞汁，加入藕汁100毫升，梨汁、芦根汁各60毫升同服，每日1～2次。

【注意】 虚寒及血虚者慎服。

5 黄皮

【基 源】 本品芸香科植物黄皮，以根、叶、果实及种子入药。

【原 植 物】 常绿灌木或乔木。幼枝、叶柄和花序上常有瘤状突起的腺体。叶互生，奇数羽状复叶，阔卵形、椭圆形至披针形，先端钝，基部宽楔形，常偏斜，全缘或呈波状，密布透明腺点，揉之有柑桔香气。圆锥花序顶生或腋生，直立、由基部分枝；花黄白色，萼5，短三角状，外被短毛；花瓣5，匙形，开放时反展；雄蕊9～10；子房有柄，外被淡褐黄色的柔毛。果实球形，肉质，黄色，果皮具腺点及柔毛。花期4月。果期6～7月。

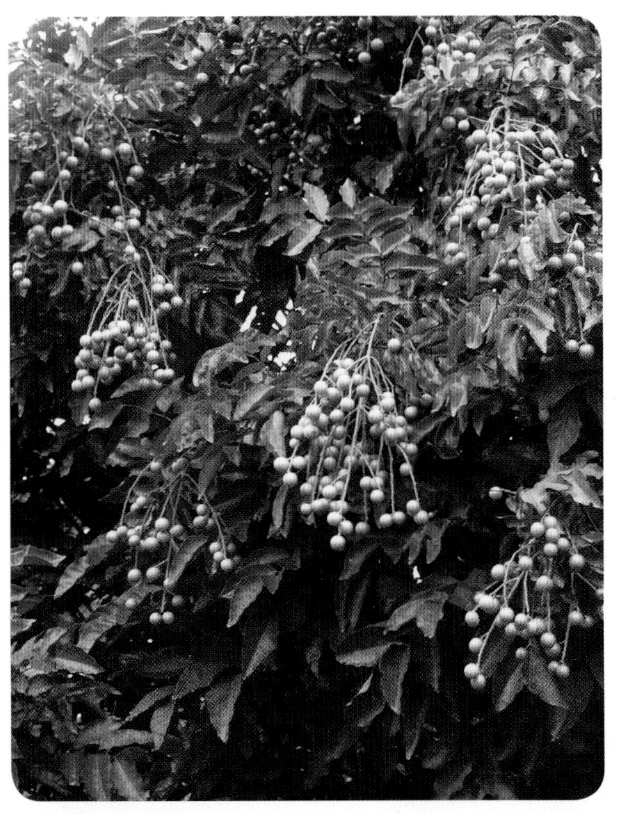

【生境分布】 贵州、云南、广东、广西、福建、海南等地栽培。

【采收加工】 根、叶全年可采，晒干。

【性状鉴别】 本品叶多皱缩、破碎、黄绿色至深绿色，完整者呈阔卵形或卵状椭圆形，密布半透明腺点及疏柔毛，长4 ～13厘米．宽2～5厘米，先端急尖或短渐尖，基部楔形或圆形，歪斜，两侧不对称，全缘或微带浅波状至圆齿状，边缘略反卷。小叶柄长 2 ～ 4 厘米、叶脉于叶面凹下，于叶背面凸起，叶脉及小叶柄被短柔毛质脆，气香，味微苦辛。

【炮　制】 去杂质，晒干或鲜用。

【性味功能】 叶味苦、辛，性平，有解表散热，顺气化痰的功能。根性微温，有行气止痛，健胃消肿的功能。

【主治用法】 叶用于流感，脑脊髓膜炎，疟疾。根及种子用于胃痛，腹痛，风湿骨痛。果实用于食积胀满，痰饮咳喘。用量 9 ～ 15 克。果实 15 ～ 30 克。

【现代研究】

1. 化学成分　本品含挥发油，又含酚类、黄酮甙、氨基酸、黄柏碱、掌叶防己碱等多种生物碱和粘液质，酯类等成分。

2. 药理作用　本品具有松弛肌肉紧张作用，并可刺激胆汁分泌，促进消化还有强心作用和镇咳、降低血糖作用。

【应　用】

1. 流行性感冒：黄皮叶（阴干）500 克，水煎 2 次，浓缩至 1500 毫升。每次服 30 毫升，连服 3 ～ 6 天。

2. 疟疾：黄皮叶水煎，浓缩至 35% 每次服 15 ～ 30 毫升，每日 3 次，连服 7 天。

5 罗汉果

【基　源】 本品为葫芦科植物罗汉果的果实。

【原 植 物】 多年生草质藤本。卷须 2 裂几达中部。叶互生；心状卵形，膜质，先端尖，基部心形，全缘，雌雄异株；雄花腋生，数朵排成总状花序，花萼漏斗状，被柔毛，5 裂，先端有线状长尾，花冠 5 全裂，橙黄色，雌花单生或 2 ～ 5 花簇生于叶腋，成短总状花序。瓠果圆形或长圆形，有茸毛，有纵线 10 条。花期 6 ～ 8 月。果期 8 ～ 10 月。

【生境分布】 生于山区海拔较低处。多为栽培。分布于江西、广东、广西、贵州等省、自治区。

【采收加工】 9 ～ 10 月果实成熟采摘。用火烘干。

【性状鉴别】 本品呈圆形至长圆形，径 5 ～ 8 厘米，外表黄褐色至深棕色，较光泽，微具残留毛茸，少数有较深色的纵条纹。顶端膨大，中央有一圆形的花柱基痕，基部略狭，有果柄痕。质脆易碎，破碎后内表面黄白色，疏松似海绵状。除去中果皮，可见明显的纵脊纹 10 条。种子扁平，矩圆形或类圆形，棕色，边缘较厚，中央微凹，内有子叶 2 枚。味甜。

【炮　制】 果实烘干、备用。

【性味功能】 味甘，性凉。有清热解暑，润肺止咳，滑肠通便的功能。

【主治用法】 用于伤风感冒，咳嗽，百日咳，咽痛失音，急慢性气管炎，急慢性扁桃腺炎，咽喉炎，急性胃炎，暑热口渴，肠燥便秘等症。用量 9 ～ 15 克。

【现代研究】

1. 化学成分　本品含有三萜甙类：罗汉果甙Ⅴ及Ⅳ，天 - 甘露醇，还含大量葡萄糖，果糖，又含锰、铁、镍、硒、锡、碘、钼等无机无素、蛋白质、维生素 C 等。种仁含油脂，基中脂肪酸有：亚油酸，油酸，棕榈酸等。

2. 药理作用　本品具有止咳作用，并能提高血液渗透压，降低颅内压，用于治疗脑水肿。

【应　用】

1. 百日咳：罗汉果 1 个，柿饼 15 克，水煎服。

2. 急慢性扁桃腺炎，咽喉炎：罗汉果 1 个，开水泡服，频饮。

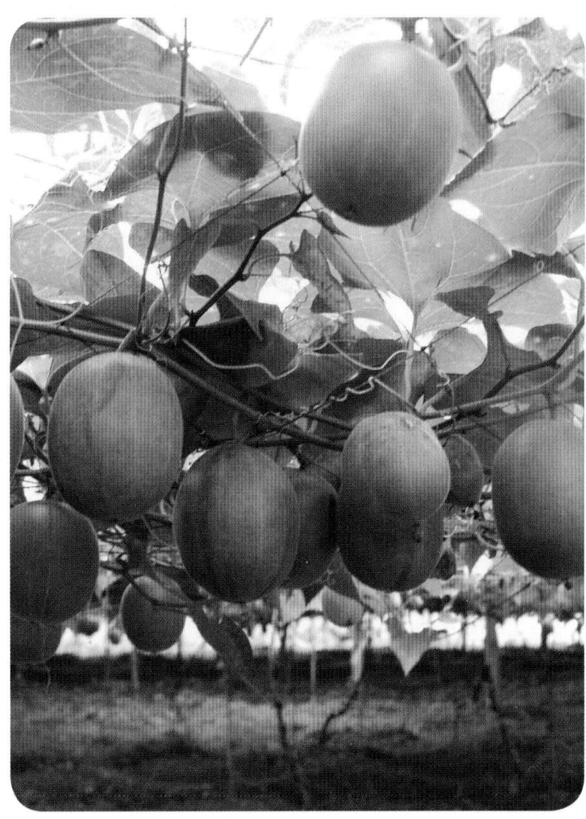

第三十四卷 木部(香木类)

5 侧柏（柏子仁，侧柏叶）

【基　　源】 柏子仁为柏科植物侧柏的种仁；侧柏叶为其干燥叶。

【原 植 物】 别名：扁柏、柏树、香柏。常绿乔木，高20米。分枝密，小枝扁平，叶鳞片状，斜方形，交互对生，雌雄同株，球花单生于短枝顶端。球果卵状椭圆形，红褐色，木质，开裂，种子长卵形，长约4毫米。花期4～5月，果期9～10月。

【生境分布】 生于平原、山坡或山崖。分布于全国大部分地区。

【采收加工】 柏子仁：秋季采收，晒干。侧柏叶：夏、秋季采收，阴干。

【性状鉴别】 本品干燥枝叶，长短不一，分枝稠密，叶为细小鳞片状，贴伏于扁平的枝上，交互对生，青绿色，小枝扁平，线形，外表棕褐色。质脆，易折断，微有清香气，味微苦，微辛，以叶嫩、青绿色，无碎末者为佳。

【炮　　制】

侧柏叶：除去硬梗及杂质。

侧柏炭：取净侧柏叶，照炒炭法炒至表面焦褐色，内部焦黄色。

【性味功能】

柏子仁：味甘，性平。有养心安神，润肠通便，止汗，止血的功能。

侧柏叶：味苦、涩，性微寒。有凉血，止血，祛痰止咳的功能。

【主治用法】

柏子仁：用于失眠健忘，阴虚盗汗，肠燥便秘等症。用量3～9克。

侧柏叶：用于吐血、衄血，咯血，便血，血痢，崩漏下血，风湿痹痛，血热脱发，须发早白，咳嗽等症。用量6～12克。

【现代研究】

1. 化学成分　叶含挥发油，如侧柏烯、侧柏酮、石竹烯等；黄酮类中有香橙素、槲皮素、穗花杉双黄酮等。还含鞣质、树脂、维生素C等。

2. 药理作用　本品提取物对小鼠有镇咳、祛痰作用；有中枢镇静作用，可舒张离体肠段平滑肌，且可明显解除组织胺与乙酰胆碱所致肠痉挛，还可明显扩张兔耳血管，降低血压。

【应　　用】

1. 肠燥便秘：柏子仁、火麻仁、甜杏仁各9克。水煎服。

2. 烧烫伤：侧柏叶，研细末，香油调膏，敷伤处。

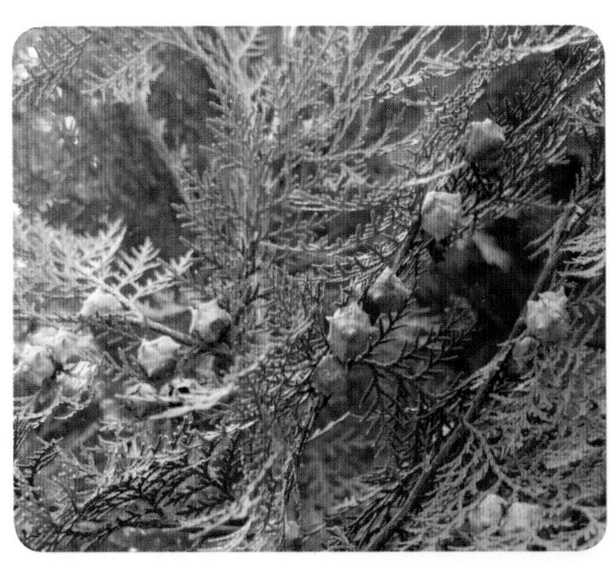

华山松（油松节）

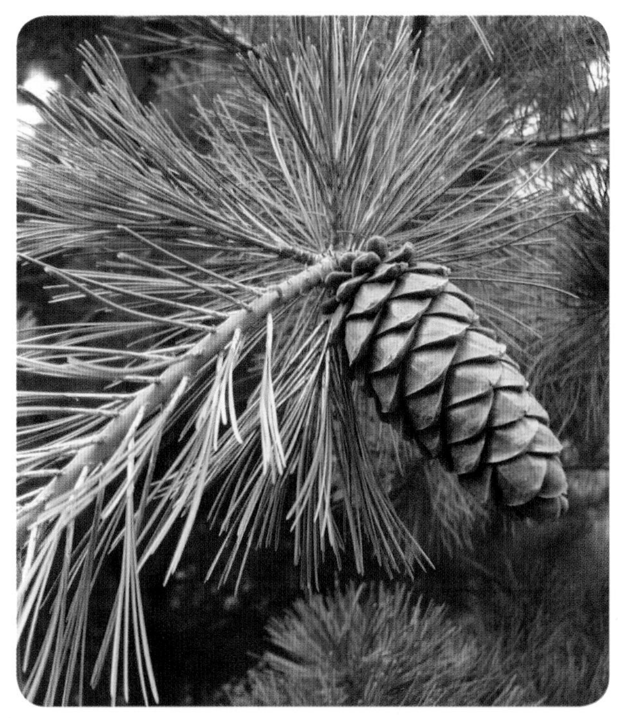

【基　源】 油松节为松科植物华山松的枝干结节。

【原植物】 高大乔木。枝条平展，树冠柱状塔形；针叶5针一束。雄球花黄色，卵状圆柱形，基部鳞片集成穗状，排列较疏松。球果圆锥状长卵圆形，黄色或褐黄色；中部种鳞近斜方状倒卵形，鳞盾近斜方形或宽三角状斜方形，先端钝圆或微尖；种子黄褐色、暗褐色或黑色，倒卵圆形。花期4～5月，球果第二年9～10月成熟。

【生境分布】 生于气候温凉而湿润的山地。分布于陕西、甘肃、山西、河南、贵州、四川、云南及西藏。

【采收加工】 冬季采收，锯取后，晒干。

【性味功能】 味苦，性温；有祛风湿，止痛的功能。

【主治用法】 用于关节疼痛，屈伸不利。用量9～15克。

【应　用】

1. 脚转筋疼痛挛急者：油松节50克，乳香3.3克，慢火炒焦，研细，每服3.3～6.6克，热木瓜酒调下。

2. 大骨节病：油松节7.5k克，蘑菇0.75k克，红花0.5k克，加水50k克，煎至25k克，过滤，加白酒5k克。

3. 水田皮炎：油松节、艾叶适量，制成松艾酒精，涂抹患处。

4. 风湿性关节炎、腰腿痛：油松节，制成注射液，肌肉注射。

马尾松（松花粉，油松节）

【基　源】 松花粉为松科植物马尾松的干燥花粉；油松节为其瘤状节或分枝节。

【原植物】 高大常绿乔木。树冠宽塔形或伞形。针叶两针一束，稀三针一束，细柔；横切面树脂道4～8个；叶鞘初呈棕色，后渐变成灰黑色，宿存。雄球花淡红棕色，圆柱形，弯垂，聚生于新枝下部苞腋，穗状；雌球花单生或2～4个聚生于新枝近顶端。球果卵圆形或圆锥状卵圆形，绿色，成熟时棕色；种子长卵圆形。花期4～5月。

【生境分布】 生于山地。分布于淮河流域及长江流域各地以及福建、广东、云南等省。

【采收加工】 松花粉：春季花刚开时，采摘花穗，晒干，收集花粉。油松节：全年均可采收，以冬季为多，锯取后晒干。

【性味功能】 松花粉味甘，性温。松花粉有燥湿，收敛止血的功能。油松节有祛风湿，止痛的功能。

【主治用法】 松花粉用于湿疹，黄水疮，皮肤糜烂，脓水淋漓，外伤出血；尿布性皮炎。外用适量。油松节用于关节疼痛，屈伸不利。用量9～15克。

【应　用】

同油松。

附注：松香，松针也药用。松香：味苦，性温。有生肌止痛，燥湿杀虫的功能。

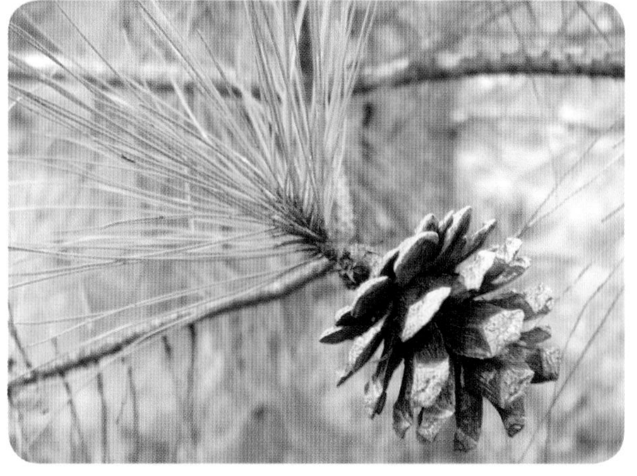

油松（松花粉，油松节）

【基　　源】 松花粉为松科植物油松的干燥花粉；油松节为油松的瘤状节或分枝节。

【原 植 物】 常绿乔木。叶二针一束，粗硬。叶鞘褐色，宿存。球果卵球形，开裂，在树上宿存数年不落。种鳞的鳞盾肥厚，扁菱形或菱状多角形，横脊明显，鳞脐凸起。种子卵形或长卵形。花期4～5月，球果次年9～10月成熟。

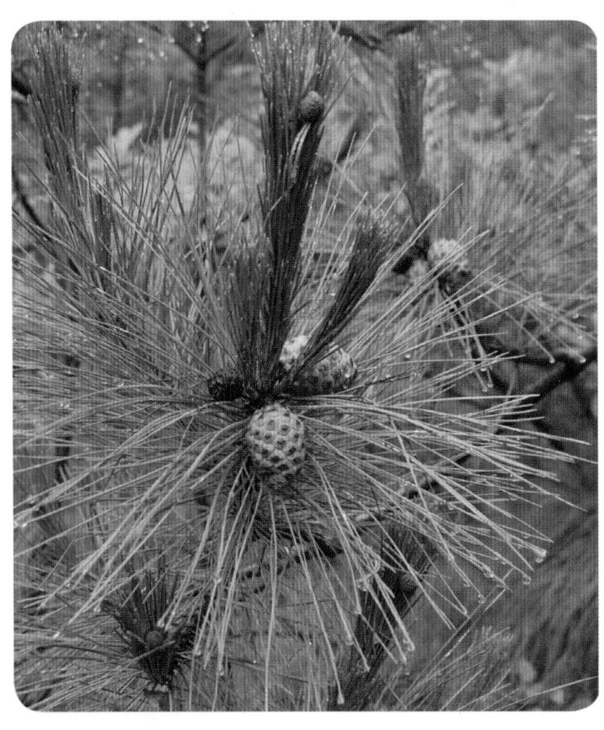

【生境分布】 生于山地。分布于全国大部分省区。

【采收加工】 松花粉：春季花开时，采摘花穗，晒干，收集花粉。油松节：全年均可采收，以冬季为多，锯取后晒干。

【性状鉴别】 本品呈扁圆节段状或呈不规则的片状或状，短粗细不一。表面黄棕色、灰棕色或红棕色，稍粗糙，有时带有棕色至黑棕色油脂斑，或有残存的栓皮。质坚硬而重。横断面木部淡棕色，心材色稍深，可见有同心环纹，有时可见散在棕色小孔状树脂道，显油性；髓部小，淡黄棕色，纵断面纹理直或斜，不均匀。有松节油香气，味微苦辛。

【性味功能】 松花粉味甘，性温。松花粉有燥湿，收敛止血的功能。松节有祛风湿，止痛的功能。

【主治用法】 松花粉用于湿疹，黄水疮，皮肤糜烂，脓水淋漓，外伤出血；尿布性皮炎。3～6克，外用适量。油松节用于关节疼痛，屈伸不利。用量9～15克。

【现代研究】

1. 化学成分　本品含有纤维素、木质素、树脂及少量挥发油，挥发油主要成分为α-和β-蒎烯及樟烯、二戊烯等。另含熊果酸、异海松酸。

2. 药理作用　本品有镇痛、抗炎作用；其提取的酸性多糖有抗肿瘤作用；其提取的多糖类物质、热水提取物和酸性提取物都具有免疫活性。

【应　　用】

1. 风湿骨痛：松节、当归、鸡骨草各12克，半枫荷30克，熟地15克。水煎服。

2. 胃及十二指溃疡：松花粉3.3克，冲服。

3. 外伤出血：松花粉，外敷伤口。

4. 婴儿湿疹：松花粉、炉甘石粉各3克，熟鸡蛋黄三个，油调成膏，涂敷患处。

云南松（松香，松节）

【基　　源】 松香为松科植物云南松的树干中松油脂，蒸馏后所得树脂；其瘤状节或分枝，为松节。

【原 植 物】 乔木。针叶3针一束，稀2针一束，先端尖，边缘具细锯齿。雄球花圆柱状腋生，聚成穗状。球果栗褐色，圆锥状长卵圆形，有短梗；中部种鳞有短刺；种子褐色，卵圆形或倒卵形，微扁。花期4～5月，球果第二年9～10月成熟。

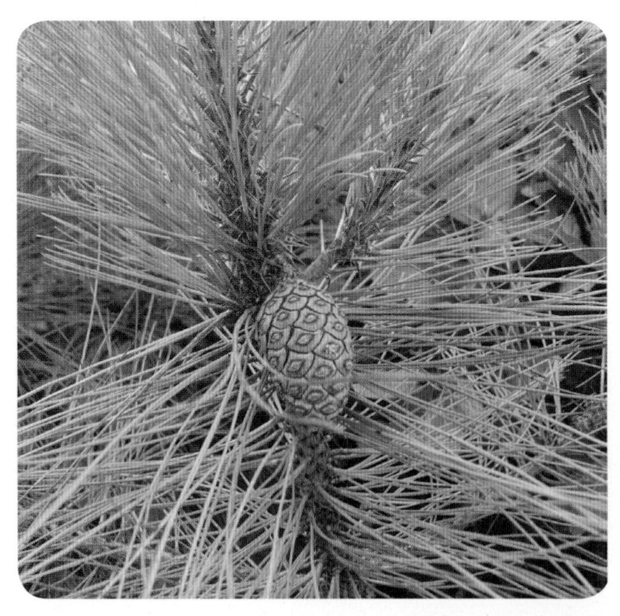

【生境分布】 生于山地。分布于广西、贵州、四川、云南、西藏东部等省区。

【采收加工】 松香：松油脂，经蒸馏后所得固体树脂。松节：全年均可采收，锯取后晒干。

【性味功能】 味苦，性温。松香有生肌止痛，燥湿杀虫的功能。松节：具祛风湿，止痛的功能。

【主治用法】 松香用于痈肿恶疮，疥癣，湿疹等。油松节：用于关节疼痛，屈伸不利。用量9～15克。

【应　　用】

1. 慢性骨髓炎，骨结核：松香、樟脑、血竭、银朱、铅粉、石膏、冰片、篦麻子。捣成膏状，外敷患处。

2. 小儿湿疹：松香、煅石膏、枯矾、雄黄、冰片，加凡士林。调成软膏，涂于患处，用纱布包扎，隔日擦1次。

附注：其花粉、松针也可药用。

金钱松（土荆皮）

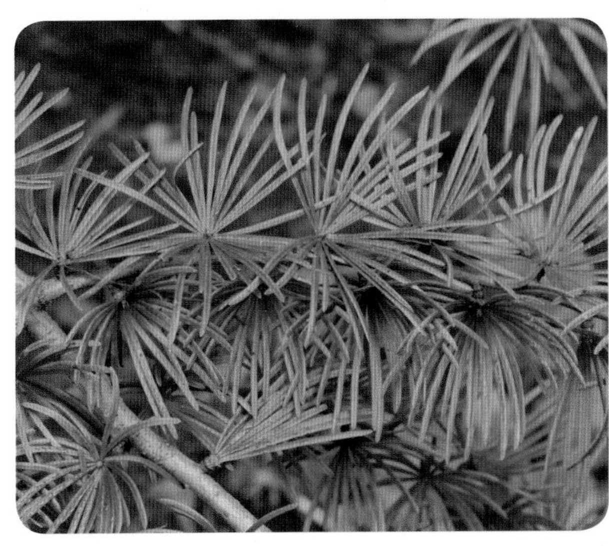

【基　　源】 土荆皮为松科植物金钱松的根皮或近根树皮。

【原 植 物】 高大落叶乔木。茎干直立，枝轮生，平展；叶在长枝上螺旋状散生，在短枝上15～30片簇生，呈辐射状。叶线形，先端尖，基部渐狭。花单性，雌雄同株；雄花柔荑状，下垂，黄色；雌球花单生短枝顶端，苞鳞大于珠鳞。球果卵圆形，种翅稍厚。花期4～5月。果期10～11月。

【生境分布】 喜生于向阳处。分布于江苏、浙江、福建、安徽、江西、湖南及湖北、广东等省区。

【采收加工】 多于5月剥取根皮或近根树皮，晒干。

【性味功能】 味辛，性温，有毒。有祛湿止痒的功能。

【主治用法】 外用于手脚癣，神经性皮炎，湿疹，癞痢头。外用适量。浸醋或酒涂擦或研末调敷。

【应　　用】

1. 头癣：土荆皮30克，地榆末12克，烧酒浸7天，蘸酒搽患处。

2. 阴囊湿疹：土荆皮6克，浸白酒1～2天，外搽患处。

3. 神经性皮炎，湿疹：土荆皮研粉，以醋调敷患处。

4. 癣疥、皮肤真菌：土荆皮酒浸或水煎，洗敷患处。

罗汉松

【基　　源】 本品为罗汉松科植物罗汉松的枝叶。

【原 植 物】 高大常绿乔木。叶螺旋状排列，具短柄；叶片较大，线状披针形，先端短尖或钝，基部楔形，全缘，上面深绿色，有光泽，下面带白色、灰绿色或淡绿色，有条状白粉孔线，中脉在两面显著隆起。雌雄异株，雄球花3～5个簇生于总梗上成穗状，苞片多数；雌球花单生叶腋，有梗，基部有少数苞片。种子卵圆形，绿色，先端圆，肉质假种皮紫黑色，有白粉，种托肉质圆柱形，红色或紫红色。花期4～5月，果期8～9月。

【生境分布】 多栽培于庭园。分布于安徽、江苏、浙江、江西、福建、湖南、广东、广西、贵州、四川、云南等省区，

【采收加工】 枝叶全年可采，晒干。

【性状鉴别】 本品干燥果实圆形至长圆形，外表黄褐色至深棕色，较光泽，少数有较深色的纵条纹。顶端膨大，中央有一圆形的花柱基痕，基部略狭，有果柄痕。质脆易碎，内表面黄白色，疏松似海绵状。除去中果皮，可见明显的纵脊纹10条。种子扁平，矩圆形或类圆形，棕色，边缘较厚，中央微凹，味甜。

【炮　　制】 团龄地板上，使其后熟，约8～10天果皮由表绿转黄，用火烘炕，经5～6天，叩之有声时，即成干燥果实，然后刷毛，纸包，装箱，存放干燥处。

【性味功能】 味淡，性平。有收敛，止血的功能。

【主治用法】 用于咳血、吐血等症。用量15～30克。

【现代研究】

1. 化学成分　本品果实含非糖甜味的成分，主要是三萜甙类，又含锰、铁、碘、钼等26种无机元素以及蛋白质、维生素C等。种仁含油脂，如亚油酸、油酸、棕榈酸、硬脂酸等。

2. 药理作用 本品有止咳作用。本品还可用于脑水肿，能提高血液渗透压，降低颅内压，对肠管运动机能有双向调节作用，不影响正常的消化道运动机能。

【应　　用】

1. 顽癣：罗汉松叶，捣烂敷患处。

2. 背痈：罗汉松叶、甘子叶、老虎耳、捣烂，煨热敷背。

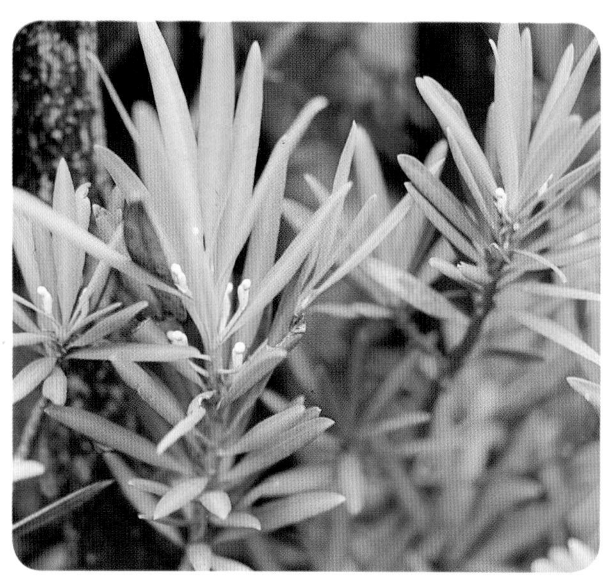

9 东北红豆杉（紫杉）

【基　　源】 紫杉为红豆杉科植物东北红豆杉的枝和叶。

【原 植 物】 常绿乔木。树皮红褐色或灰红褐色，成片状剥裂，内皮薄，外面紫色，内面黄白色，老时外皮深纵裂。枝密生，小枝互生，幼时深绿色，老时红褐色。叶螺旋状着生，呈不规则两排列，与小枝约成45°斜展，条形，有短柄，先端尖，基部窄，中脉隆起，背面有2条较宽的灰绿色气孔带。雌雄异株，球花单生于前年枝的叶腋。种子卵圆形，稍扁，生于深红色肉质多汁的杯状或坛状假种皮内，基部有多对黄色鳞片，熟时紫褐色，具光泽。花期5～6月。果期7～8月。

【生境分布】 生于河岸、谷地，常针叶混交林中。分布于东北。

【采收加工】 全年可采，鲜用或作原料药材使用。

【性状鉴别】 本品枝条平展，小枝基部有宿存芽鳞，冬芽淡黄褐色，芽鳞先端渐尖，背面有纵脊。叶排成不规则的二列，斜上伸展，约成45°角，条形，通常直，稀微弯，基部窄，有短柄，先端通常凸尖，上面深绿色，有光泽，下面有两条灰绿色气孔带，气孔带较绿色边带宽二倍，干后呈淡黄褐色，中脉带上无角质乳头状突起点。

【性状鉴别】 本品枝条平展，小枝基部有宿存芽鳞，冬芽淡黄褐色，芽鳞先端渐尖，背面有纵脊。叶排成不规则的二列，斜上伸展，约成45°角，条形，通常直，稀微弯，基部窄，有短柄，先端通常凸尖，上面深绿色，有光泽，下面有两条灰绿色气孔带，气孔带较绿色边带宽二倍，干后呈淡黄褐色，中脉带上无角质乳头状突起点。

【性味功能】 味淡，性平。有利尿消肿，温肾通经的功能。

【主治用法】 用于水肿，小便不利，淋症，月经不调，产后瘀血，痛经，肾脏病，糖尿病。用量9～15克。

【现代研究】

1. 化学成分　本品含有紫杉醇、紫杉素、紫杉碱、紫杉次素、紫杉次素A、金松黄酮等双萜类化合物，挥发油、糖等。

2. 药理作用　本品具有抗白血病及肿瘤的作用，并有抑制糖尿病及治疗心脏病的效用。

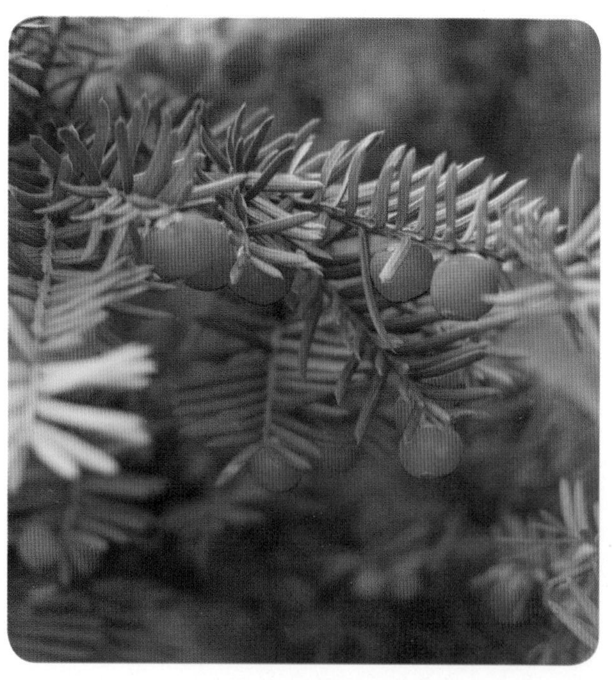

【应　　用】

1. 糖尿病：紫杉叶6克，水煎服，日服2次。

2. 肾炎浮肿，小便不利：紫杉叶6克，木通9克，玉米须9克。水煎服，日服2次。

3. 恶性肿瘤：紫杉叶3～6克，或紫杉小枝（去皮）9～15克，水煎服。

红豆杉

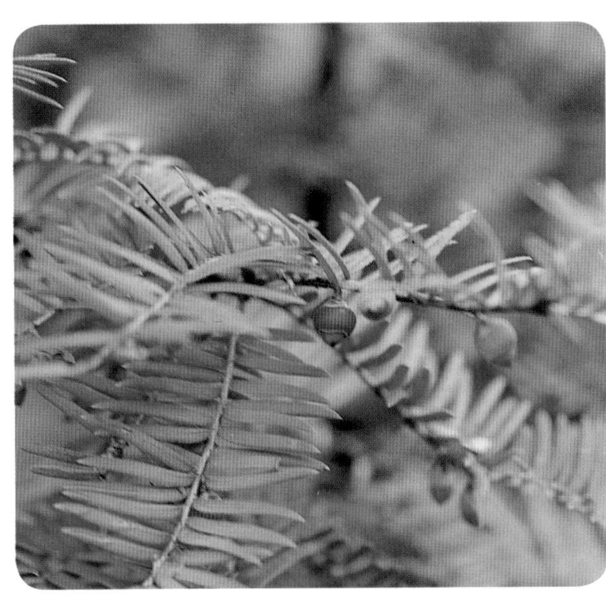

【基　　源】 本品为红豆杉科植物红豆杉的全株，种子亦作药用。

【原 植 物】 常绿乔木。树皮红褐色，条裂，小枝互生。叶螺旋状着生，基部排成二列，无柄，线形，常微弯，先端渐尖或稍急尖，基部微圆形，边缘向下微弯，下面沿中脉两侧有2条宽灰绿色或黄绿色气孔带，绿色边窄，中脉带上有密生均匀微小乳头点。雌雄异株，雄球花单生于叶腋；雌球花的胚株单生于花轴上部侧生短轴顶端，基部有圆盘状假种皮。种子扁卵圆形，生于红色肉质、杯状假种皮中，先端稍有2脊，种脐卵圆形。

【生境分布】 生于山地、沟谷疏林中。分布于全国大部分地区。

【采收加工】 春、夏、秋季采集，晒干。

【性味功能】 味苦、辛，性微寒。有抗菌，抗癌，利尿消肿，驱虫的功能。

【主治用法】 种子用于食积，蛔虫病；枝叶所含的紫杉醇对黑色素瘤和卵巢癌有较好的疗效。对胃癌、白血病、肺癌也有一定作用。用量种子9～18克。炒热，水煎服。紫杉醇静脉滴注。

【现代研究】

1. 化学成分　本品含有紫杉醇等。

2. 药理作用　本品具有抗肿瘤作用。

【应　　用】

恶性黑色素瘤：紫杉醇275毫克，加1%葡萄糖150毫升，静脉滴注，2周1次，共2次；或加卡铂100毫克，再加10%葡萄糖150毫升，静滴，每日1次，连用5日。

三尖杉

【基　　源】 本品为三尖杉科植物三尖杉的种子及枝、叶提取物。

【原 植 物】 高大乔木。叶两列，披针状条形，微弯，上部渐窄，先端有长尖头，基部楔形，中脉隆起。雌雄异株，雄球花8～10聚生成头状；雌球花胚珠3～8枚发育成种子。种子核果状，椭圆状卵形或近圆球形，假种皮成熟时紫色或红紫色，顶端有小尖头。花期4月，果期8～10月。

【生境分布】 生于阔叶树、针叶树混交林中。分布于南方大部分地区。

【性状鉴别】 本品小枝对生，基部有宿存芽鳞，叶螺旋状排成2列，常水平展开，披针状条形，长4～13厘米，宽3～4毫米，先端尖，基部楔形成短柄，上面深绿色，中脉隆起，下面中脉两侧有白色气孔带。气微、味微涩。

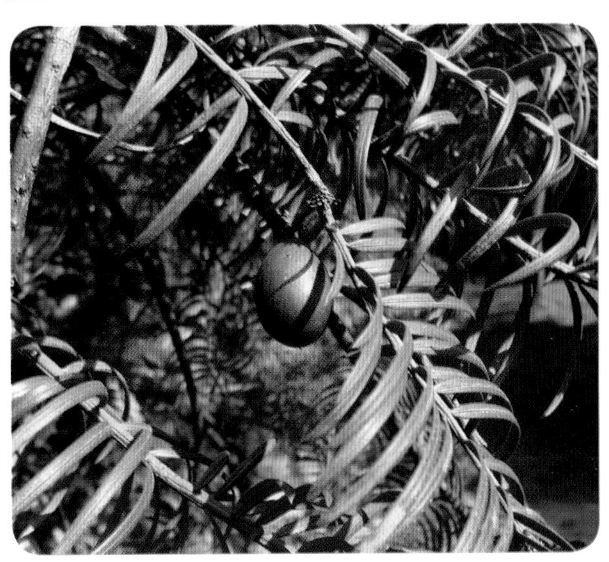

【性味功能】 种子：味甘、涩，性平。有驱虫、消积功能。枝、叶：味苦、涩，性寒。有抗癌的功能。

【炮　　制】 拣去杂质，切片晒干。

【主治用法】 种子用于蛔虫病、钩虫病，食积等症。用量 4.5 ～ 15 克。水煎，早、晚饭前各服 1 次，或炒熟食。

【现代研究】

1. 化学成分　本品含三尖杉碱、表三尖杉碱、乙酰三尖杉碱、去甲基三尖杉碱、三尖杉酮碱、三尖杉新碱、红杉醇等成分。

2. 药理作用　本品具有抗肿瘤作用，抗白血病作用和促进细胞分化作用。

【应　　用】

1. 蛔虫病、钩虫病，食积：三尖杉种子，炒熟食。

2. 淋巴肉瘤，肺癌：枝、叶提取三尖杉总生物碱，肌肉注射。

3. 粒细胞性白血病：枝、叶提取三尖杉酯碱和高三尖杉酯碱，肌肉注射。

4. 恶性肿瘤：枝、叶提取物。肌肉注射。

5 肉桂（桂皮）

【基　　源】 桂皮为樟科植物肉桂的干燥树皮；桂枝为干燥嫩枝。

【原 植 物】 叶革质，矩圆形至近披针形。圆锥花序腋生或近顶生；花小，白色；花被片 6；能育雄蕊 9，3 轮。花丝有柔毛；外面 2 轮花丝上无腺体，第三轮雄蕊外向，花丝基部有 2 腺体，最内 1 轮雄蕊退化。果实椭圆形，黑紫色。花期 5 ～ 7 月。果期 6 月至次年 2 ～ 3 月。

【生境分布】 栽培于沙土或山地。分布于云南、广西、广东、福建。

【采收加工】 桂皮秋季剥皮，阴干。桂枝春、夏二季采收，晒干。

【性状鉴别】 桂皮呈长片状槽状形，左右两边向内卷曲，卷边呈半筒形，槽的中心略凸起，外皮下凹，长 43 厘米左右，宽 4 ～ 6 厘米，外皮棕灰白色或棕褐色，两端各有 5 毫米削去栓皮的斜面呈棕色。全体有不规则的横生皮孔和多数微突起的小瘤点。偶有略突起的横纹及灰绿色花纹（苔藓类植物着生后留下的痕迹，俗称彩皮）。内表面暗红棕色或棕色，光洁，用指甲刮划时可见深棕色油纹。气芳香浓烈，味甜辣。

【炮　　制】 拣净杂质，刮去粗皮，用时打碎；或刮去粗皮，用温开水浸润片刻，切片，晾干。

【性味功能】 味辛、甘，性热。桂皮有温补脾肾，散寒止痛，通利血脉的功能。

【主治用法】 桂皮用于风寒感冒，脘腹冷痛，血寒经闭，关节痹痛，痰饮，水肿，心悸。用量 1 ～ 4.5 克。桂枝用于阳痿，宫冷，腰膝冷痛，肾虚作喘，阳虚眩晕，目赤咽痛，心腹冷痛，经闭，痛经。用量 3 ～ 9 克。

【现代研究】

1. 化学成分　本品主要含桂皮油，油中主要成分为桂皮醛、醋酸、桂皮酯、丁香酚、桂皮酸、苯丙酸乙酯等。

2. 药理作用　本品所含的桂皮醛能减少小鼠自发活动，对抗苯丙胺产生的过度活动；还可对抗阿朴吗啡及去氧麻黄碱的运动兴奋，使体温下降。肉桂水提物及挥发油对大鼠在冰水应激状态下内源性儿茶酚胺分泌增加所致的血小板聚集及心肌损伤有一定对抗及保护作用。肉桂水提物腹腔注射，可防止大鼠应激性溃疡。此外，还有镇痛、抗菌和抗变态反应等作用。

【应　　用】

1. 胃腹冷痛，阳虚内寒：桂皮、附子、干姜、吴茱萸各 3 克。水煎服。

2. 畏寒肢冷，腰膝酸弱，阳痿，尿频：桂皮、熟附子、泽泻、丹皮各 3 克，熟地黄 12 克，山茱萸、山药、茯苓各 6 克。水煎服。

3. 打扑伤破，腹中有瘀血：桂枝、当归各 100 克，蒲黄 50 克。酒服。

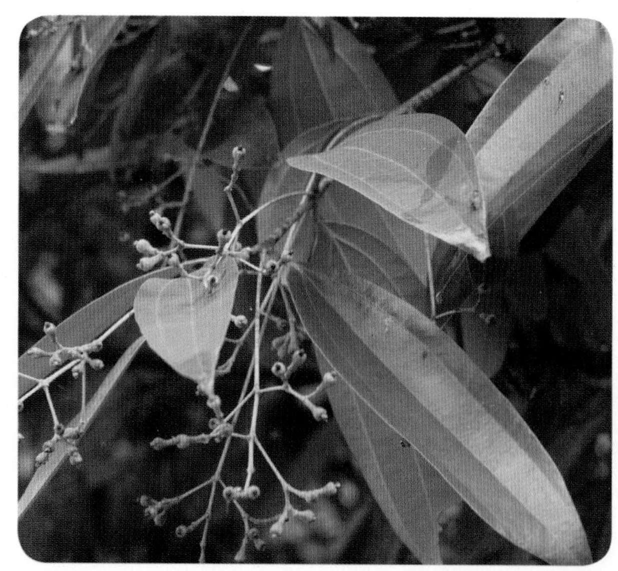

钝叶桂

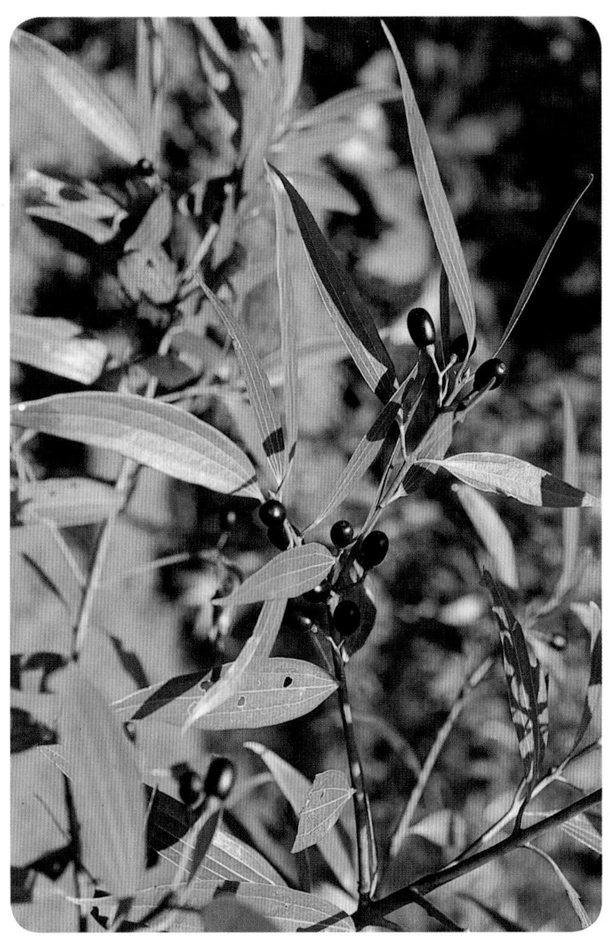

【基　　源】 樟科植物钝叶桂的树皮作桂皮入药。

【原 植 物】 常绿乔木，高6～25米。树皮绿色，有香气，小枝圆柱形或钝四棱形。叶近对生，硬革质，椭圆状长圆形，长12～30厘米，宽4～9厘米，先端钝形，基部近圆形，全缘。离基三出脉。圆锥花序生于枝端叶腋，花多密集，花被筒短，花被片6，卵状长圆形，两面被灰色短柔毛，先端近无毛；能育雄蕊9，第1、2轮雄蕊花药卵圆状长圆形，药室4，内向，第3轮雄蕊药室外向，花丝近基部有1对具柄的肾形腺体；浆果状核果椭圆形，果托黄带紫红色，稍增大，裂齿先端平截，果柄紫色。花期3～4月。果期5～7月。

【生境分布】 生于山坡、沟谷林中。分布于广东、海南、广西、云南南部等省区。

【采收加工】 春季或冬季剥取树皮，阴干。

【炮　　制】 洗净切片，阴干或晒干研粉，亦可鲜用。

【性味功能】 味辛、甘，性热。有暖脾胃，散风寒，通血脉的功能。

【主治用法】 用于脘腹冷痛，虚寒泄泻，呕吐，风湿痹痛，跌打瘀血，阳痿，月经不调。外用于外伤出血，骨折，毒蛇咬伤。鲜皮捣烂调水敷或研粉敷患处。用量3～6克。

【应　　用】

同肉桂。

细叶香桂

【基　　源】 本品为樟科植物细叶香桂的干燥树皮、果实及叶。

【原 植 物】 别名：细叶月桂、香树皮、月桂。常绿高大乔木；树皮灰色；小枝密生绢毛。叶在新枝上对生，老枝上互生，革质，卵状椭圆形至近披针形，先端长渐尖，基部楔形，全缘，上面绿色，有光泽，下面密生绢状短柔毛，具离基三出脉，在背面显著隆起。圆锥花序腋生；总花梗和花梗密生白色短柔毛；花淡黄色；花被片6，基部筒状。浆果椭圆形，基部具宿存萼筒。花期5～6月。果期6～12月。

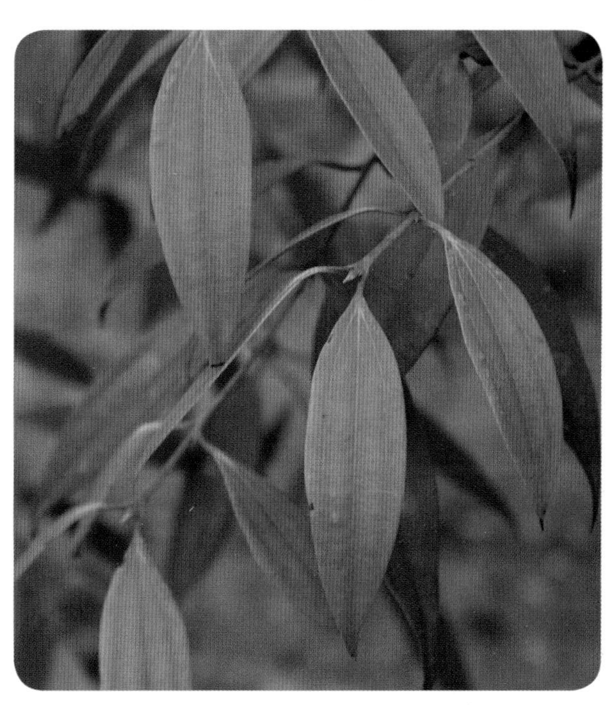

【生境分布】 生于山林。分布于安徽、浙江、福

建、江西等省区。

【采收加工】 桂皮秋季剥皮，阴干。桂枝春、夏二季采收，晒干。

【性味功能】 味辛，性温。有温胃散寒，宽中下气的功能。

【炮　　制】 将层叠为圆筒状，再晒干。

【主治用法】 用于胃寒气痛，胸腹胀痛，寒结肿毒。用量 9 ～ 15 克，水煎服。树皮、果实 3 ～ 9 克，研末吞服；外用鲜叶捣烂外敷。

【现代研究】

1. 化学成分　本品含有挥发油，主要成分有丁香酚、芳樟醇、香叶醇、桉叶素、柠檬醛、蒎烯及黄樟醚，桂皮醛等，并含脂肪油，鞣质。

2. 药理作用　本品具有镇静作用，降压、降温、镇痛作用，并有祛痰镇咳作用，且能抑制血小板聚集。

【应　　用】

同肉桂。

天竺桂

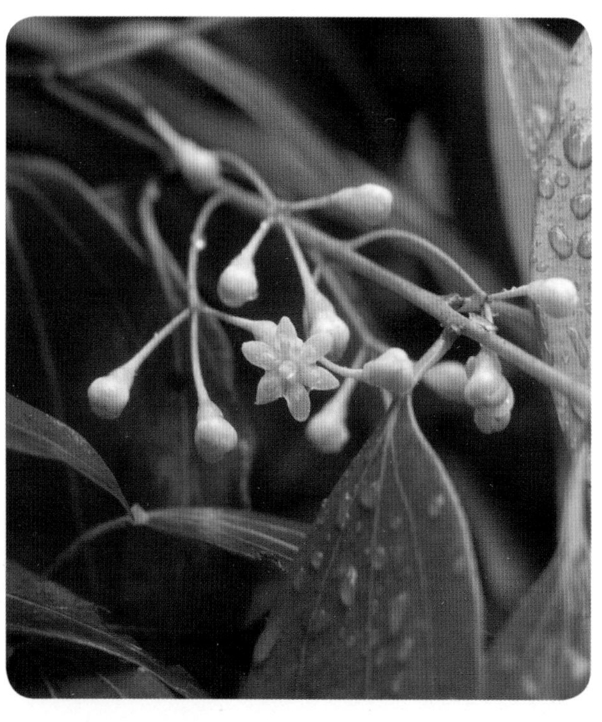

【基　　源】 樟科植物天竺桂的树皮作桂皮入药。

【原 植 物】 常绿乔木，高 10 ～ 15 米。枝条红色或红褐色，具香气。叶近对生，在枝条上部者互生，卵圆形至长圆状披针形，先端锐尖至渐尖，基部宽楔形或钝形，革质，离基三出脉。圆锥花序腋生，无毛；花被裂片 6，卵圆形，外面无毛，内面被柔毛；能育雄蕊 9，内藏，花药 4 室，第一、二轮内向，第三轮外向并在花丝中部有一对圆状肾形腺体。果长圆形，无毛；果托浅杯状，顶部极开张，全缘或具浅圆齿。花期 4 ～ 5 月。果期 7 ～ 9 月。

【生境分布】 生于低山或近海的常绿阔叶林中。分布于江苏、安徽、浙江、江西、福建及台湾等省区。

【采收加工】 春、冬季剥取树皮，阴干。

【性状鉴别】 本品呈筒状或不整齐的块片，大小不等，一般长 30 ～ 60 厘米，厚 2 ～ 4 毫米。外皮灰褐色，密生不明显的小皮孔或有灰白色花斑；内表面红棕色或灰红色，光滑，有不明显的细纵纹，指甲刻划显油痕。质硬而脆，易折断，断面不整齐。气清香而凉，味微甜辛。

【炮　　制】 将层叠为圆筒状，再晒干。

【性味功能】 味辛、甘，性温。有温中散寒，理气止痛的功能。

【主治用法】 用于胃痛，腹痛，风湿关节痛；外用治跌打损伤。用量 15 ～ 20 克。

【现代研究】

1. 化学成分　本品含有挥发油：水芹烯、丁香油酚、黄樟醚、1，8- 桉叶素、甲基丁香油酚，丁香油酚等成分。

2. 药理作用　本品具有镇静、镇痛作用，并有祛痰镇咳作用。

【应　　用】

同肉桂。

木犀（桂花）

【基　　源】 本品为木樨科植物木犀的花，果实及根。

【原 植 物】 别名：桂花。常绿灌木或小乔木。单叶对生，叶柄短，革质，椭圆形或长椭圆状披针形，先端尖或渐尖，基部楔形，全缘或上半部边缘疏生细锯齿；花序簇生于叶腋；花萼 4 裂，分裂达于基部，裂片长椭圆形，白色或黄色，芳香；雄花具雄蕊 2；雌花有雌蕊 1，子房卵圆形。核果长椭圆形，熟时蓝黑色。种子 1 枚。花期 9 ～ 10 月。

【生境分布】 我国大部分地区有栽培。分布于河北、

陕西、甘肃、山东及长江以南各省区。

【采收加工】 秋季采花，冬季采果，四季采根，采后晒干备用。

【性味功能】 花：味辛、性温。有散寒破结，化痰止咳。果：味辛、甘，性温。有暖胃，平肝，散寒的功能。根：味微涩，性平。有祛风湿、散寒的功能。

【主治用法】 花用于牙疼，主治痰多咳喘，闭经腹痛。果用于虚寒胃痛。根用于风湿筋骨疼痛，腰痛，肾虚牙疼。用量：花 3 ～ 12 克。果 6 ～ 12 克。根 60 ～ 90 克。

【现代研究】

1. 化学成分 本品含芳香物质，如 γ-癸酸内酯、α-紫罗兰酮、β-紫罗兰酮、反-芳樟醇氧化物、顺-芳樟醇氧化物、芳樟醇、壬醛以及 β-水芹烯、橙花醇、牻牛儿醇、二氢-β-紫罗兰酮等成分。

2. 药理作用 暂无。

【应 用】

桂花、百药煎、孩儿茶做成膏饼噙。可生津、辟臭、化痰，治风虫牙疼。

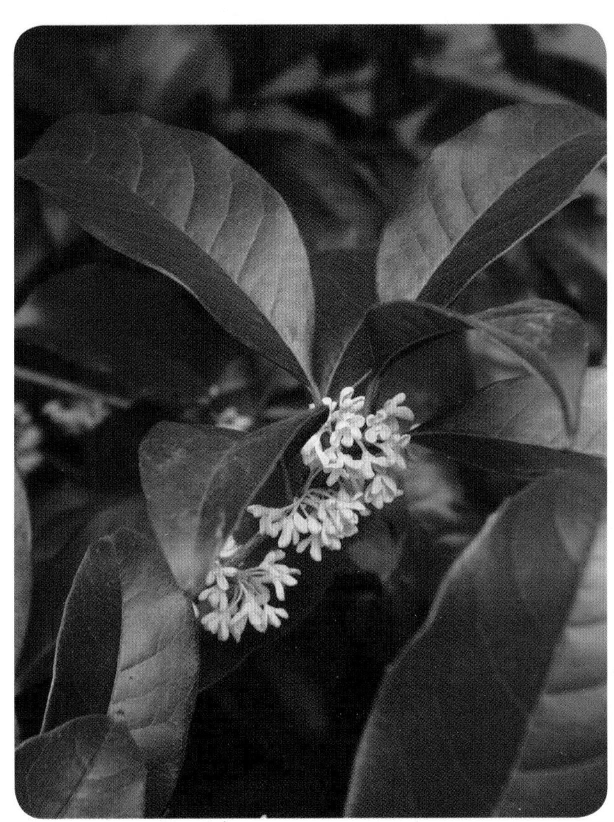

5 望春玉兰（辛夷）

【基 源】 辛夷为木兰科植物望春玉兰的花蕾。

【原 植 物】 落叶乔木。树皮淡灰色，小枝细长。互生，长圆状披针形，先端尖，基部宽楔形或圆形，全缘。花单生于幼枝顶，苞片密生灰白色或黄色长柔毛；花先叶开放，花萼与花瓣 9 片，白色，外面基部带紫色，排成 3 轮，外轮 3 片，内两轮近匙形，雄蕊与心皮多数，花柱顶端微弯。聚合果柱形，稍扭曲，果球形，黑色，两侧扁，密生小瘤点。种子扁圆状卵形，红色。花期 4 月。果期 8 ～ 9 月。

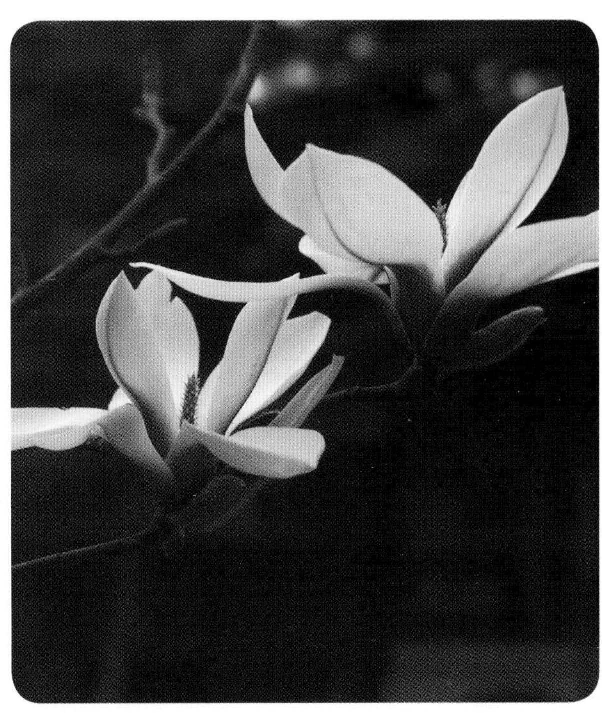

【生境分布】 生于林中，或多栽培于庭院。分布于陕西、甘肃、河南、湖北、四川等省。

【采收加工】 冬、春季花蕾未开放时采摘，剪去枝梗，干燥。

【性状鉴别】 本品呈长卵形，似毛笔头，长 1.2 ～ 2.5 厘米，直径 0.8 ～ 1.5 厘米。基部常具短梗，长约 5 毫米，梗上有类白色点状皮孔。苞片 2 ～ 3 层，每层 2 片，两层苞片间有小鳞芽，苞片外表面密被灰白色或灰绿色茸毛，内表面类棕色，无毛。花被片 9，类棕色，外轮花被片 3，条形，约为内两轮长的 1/4，呈萼片状，内两轮花被片 6，每轮 3，轮状排列。雄蕊和雌蕊多数，螺旋状排列。体轻，质脆。气芳香，味辛凉而稍苦。

【炮 制】 检净枝梗杂质，捣碎用。

【性味功能】 味辛，性温。有散风寒，通鼻窍的功能。

【主治用法】 用于风寒头痛，鼻塞，鼻渊，鼻疮，鼻流浊涕，齿痛等。用量3～9克；外用适量，研末塞鼻或水浸蒸馏滴鼻。

【现代研究】

1. 化学成分 本品花蕾含挥发油2.86%，油中主要成分为α-松油二环烯、桉油精、胡椒酚甲醚和枸橼醛等。还含冷杉脂酚二甲醚、木兰木脂体和辛夷木脂体等木脂素类成分

2. 药理作用 本品有局部收敛、刺激和麻醉作用；有抗过敏、子宫兴奋作用与抗炎作用。辛夷挥发油有明显的抗过敏作用。另外，还有降压、抗凝、抗微生物等作用。

【应　　用】

1. 鼻窦炎，鼻炎：辛夷9克，鸡蛋3个。同煮，吃蛋饮汤。

2. 鼻塞不知香味：辛夷、皂角、石菖蒲等份。研末棉裹塞鼻中。

3. 牙痛：辛夷50克，蛇床子100克，青盐15克，共为末擦之。

玉兰（辛夷）

【基　　源】 辛夷为木兰科植物玉兰的干燥花蕾。

【原 植 物】 落叶乔木，株高15米。冬芽密生灰绿色或灰黄色绒毛。叶倒卵形至倒卵状长圆形，先端突尖，基部楔形或宽楔形，全缘。花单生于小枝顶端，先叶开放，白色或紫红色，有芳香，花被9片，萼片与花瓣无明显区别。花被片倒卵状长圆形，聚合果，圆柱形。花期4月初，果期5月。

【生境分布】 我国北京以南广为栽培。

【采收加工】 冬末春初花未开放时采收，除去枝叶，阴干。

【性状鉴别】 长1.5～3厘米，直径1～1.5厘米。基部枝梗较粗壮，皮孔浅棕色。苞片外表面密被灰白色或灰绿毛茸毛。花被片9，内外轮同型。

【炮　　制】 检净枝梗杂质，捣碎用。

【性味功能】 味辛，性温。有散风寒，通鼻窍的功能。

【主治用法】 用于风寒头痛，鼻塞，鼻渊，鼻疮，鼻流浊涕，齿痛等。用量3～9克；外用适量。

【现代研究】

1. 化学成分 本品花蕾主要含挥发油，主要为α－蒎烯、β－蒎烯、桉油精、1,8－桉叶素、乙酸龙脑酯、胡椒酚甲醚、枸橼醛等。还含冷杉脂酚二甲醚、木兰木脂体和辛夷木脂体等木脂素类成分。此外尚含木兰花碱、柳叶木兰碱、黄酮、鞣质、微量元素锰、镍、铁等。

2. 药理作用 本品有降压、抗菌和抗炎镇痛作用。花蕾中的生物碱结晶在蛙腹直肌标本上有箭毒样作用；而水煎剂则相反，有乙酰胆碱样作用。辛夷煎剂、流浸膏对子宫（大鼠及家兔离体子宫、狗及家兔在体子宫）有兴奋作用。辛夷对鼻黏膜有收敛和保护作用，使分泌物减少，局部微血管扩张，循环改善，可促进分泌物吸收和炎症消退。

【应　　用】

1. 急性鼻炎、副鼻窦炎：辛夷、木香各0.3克，酒知母、酒黄柏各9克，水煎服。

2. 感冒头痛：辛夷1.5克，苏叶6克，开水泡服。

3. 慢性鼻炎：辛夷、鱼脑石等分，研末，棉球蘸药末塞鼻。

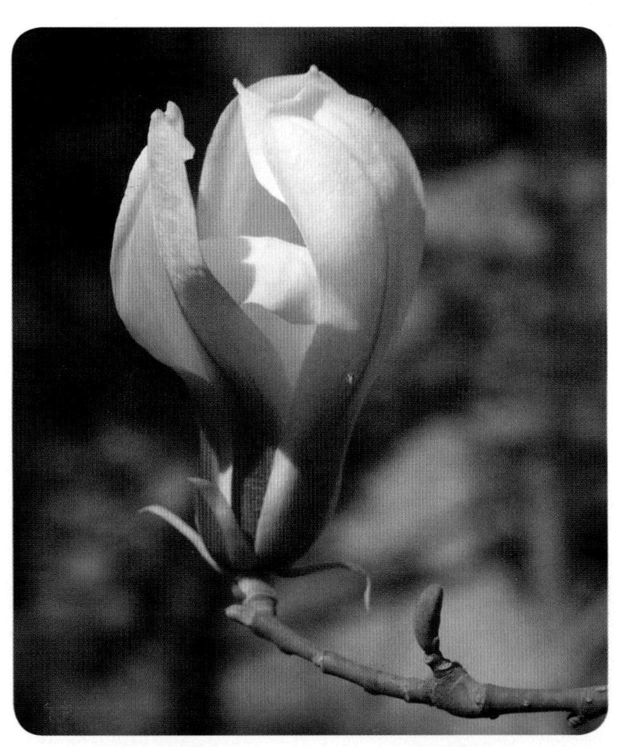

荷花玉兰（辛夷）

【基　　源】 本品为木兰科植物荷花玉兰的花蕾、

树皮。

【原 植 物】 别名：广玉兰、洋玉兰。常绿乔木。树皮灰褐色，幼枝密生锈色短柔毛。叶互生，幼时密生锈色绒毛，托叶与叶柄分离；叶革质，卵状长圆形，椭圆形或倒卵状椭圆形，先端短尖或钝，基部宽楔形、全缘，上面有光泽，下面密被锈色短绒毛。花单生于枝端，荷花状，花大，白色，芳香；花被片通常9（可达15片），倒卵形，质厚。聚合果圆柱形，密被锈色绒毛，果卵圆形，顶端有外弯的喙。花期5～8月。果期11月。

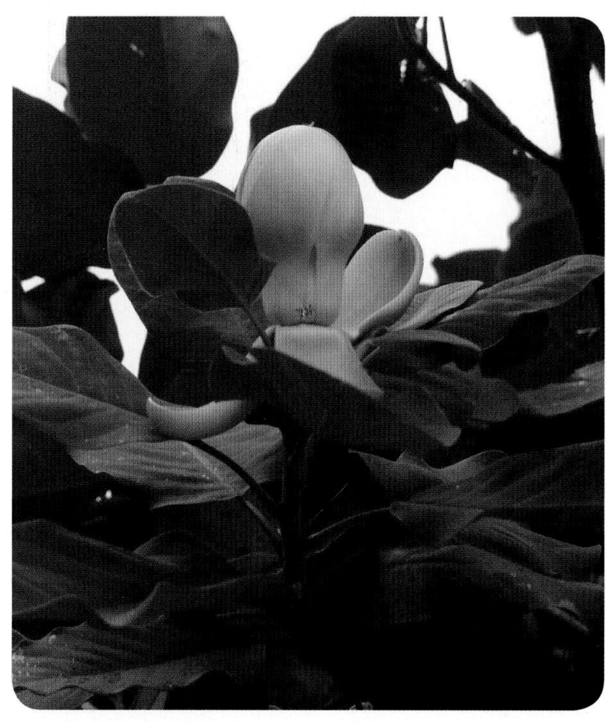

【生境分布】 原产北美洲东南部，我国长江以南各省区多有栽培。

【采收加工】 树皮全年可采，晒干。花蕾夏、秋季间采摘，晒干或鲜用。

【性状鉴别】 花蕾圆柱形，密被褐色或灰黄色绒毛。

【炮　　制】 检净枝梗杂质，捣碎用。

【性味功能】 花蕾味辛，性温。有祛风散寒，止痛的功能。树皮有行气，燥湿，止痛的功能。

【主治用法】 花蕾用于外感风寒，头痛鼻塞等。树皮用于胃痛等。用量，花3～6克；树皮9～15克。

【现代研究】

1. 化学成分　同玉兰。
2. 药理作用　同玉兰。

【应　　用】

1. 感冒发热：荷花玉兰20克，苏叶6克，开水泡服。
2. 胃痛：荷花玉兰树皮9克，煎水服。

5 紫玉兰（辛夷）

【基　　源】辛夷为木兰科植物紫玉兰的干燥花蕾。

【原 植 物】 落叶灌木，高3～4米。树皮灰白色；小枝紫褐色，平滑无毛，具纵阔椭圆形皮孔。叶互生，无毛或具短毛；叶椭圆形或倒卵状椭圆形，先端渐尖，基部圆形或楔形，全缘，上面绿色，下面浅绿色。单花生于小枝顶端，先于叶开放；花萼3，绿色，卵状披针形，长约为花瓣的1/4～1/3，通常早落；花冠6，外面紫红色，内面白色，倒卵形，长约8厘米，果实长椭圆形，有时稍弯曲。花期2～5月。果期6～8月。

【生境分布】 生长于较温暖地区，分布于安徽、湖北、浙江、福建。

【采收加工】 从10月中旬植株落叶后至翌2月底开花前采摘花蕾。剪去枝梗，阴干或晒干。

【性状鉴别】 深紫褐色，变褐色，圆柱形，长7～10厘米；成熟蓇葖近圆球形，顶端具短喙。

【炮　　制】 检净枝梗杂质，捣碎用。

【性味功能】 味辛，性温。有祛风，通窍的功能。

【主治用法】 用于头痛，鼻渊，鼻塞不通，齿痛。用量3～9克。

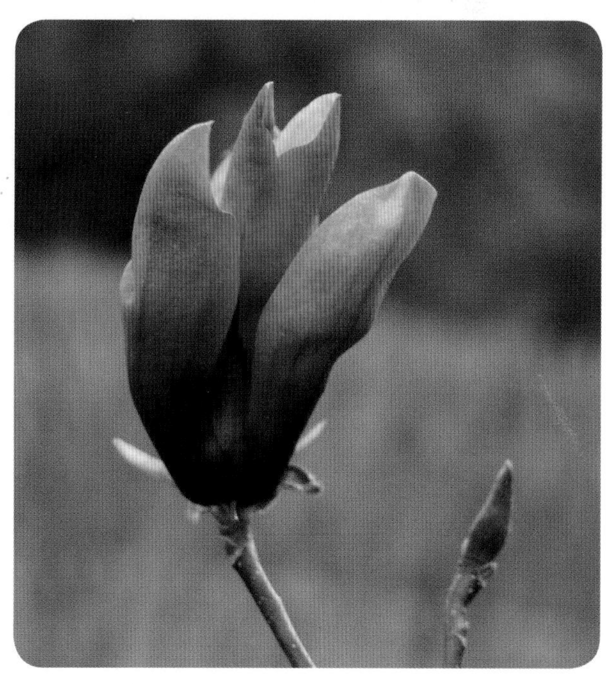

【现代研究】

1. 化学成分　同玉兰。

2. 药理作用　同玉兰。

【应　　用】

1. 鼻渊：辛夷 25 克，苍耳子 8 克，香白芷 50 克，薄荷叶 2 克，研为细末，每次服 7 克。

2. 鼻塞不知香味：辛夷、皂角、石菖蒲等分，研末，绵裹塞鼻中。

武当玉兰（辛夷）

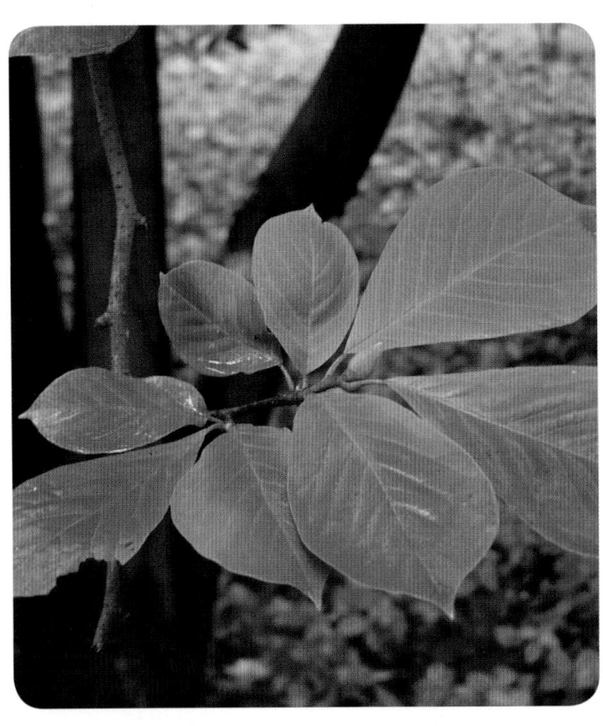

【基　　源】　辛夷为木兰科植物武当玉兰的干燥花蕾。

【原 植 物】　别名：湖北木兰、迎春树、姜朴花。树干淡褐色，老树皮成小块片状剥落。叶倒卵形或倒卵状长圆形，先端尖，基部楔形，稍不对称。花蕾密被灰黄绿色长绢毛。花杯状，花被片 12 ～ 14 片，基部收缩成爪，外面玫瑰红色，内面较淡，有深紫色条纹，花药紫红色，雌蕊花柱玫瑰红色。花期 4 月，果期 9 月。

【生境分布】　生于海拔 1300 ～ 2000 米山地常绿或落叶、阔叶树混交林中。分布于河南西南部，陕西、甘肃南部，湖北西部，四川东部及东北部。

【采收加工】　从 10 月中旬植株落叶后至翌 2 月底开花前采摘花蕾。阴干或晒干。

【性状鉴别】　长 2 ～ 4 厘米，直径 1 ～ 2 厘米。枝梗粗壮，皮孔红棕色。苞片外表面密被淡黄色或淡黄绿色茸毛，有的最外层苞片茸毛已脱落而呈黑褐色。花被片 10-12-15，内外轮无显著差异。

【炮　　制】　检净枝梗杂质，捣碎用。

【性味功能】　味辛，性温。有散风寒、通鼻窍的功效。

【主治用法】　用于头痛，鼻渊，鼻塞不通、鼻流浊涕，齿痛等症。用量 3 ～ 9 克。外用适量。

【现代研究】

1. 化学成分　本品花蕾主要含挥发油，如乙酸龙脑脂、反 - 丁香烯、环氧丁香烯和 β - 桉油醇等。

2. 药理作用　同玉兰。

【应　　用】

1. 鼻炎、副鼻窦炎：辛夷，制乳剂，涂患处。

2. 鼻渊：辛夷 25 克，苍耳子 8 克，香白芷 50 克，薄荷叶 2 克，研为细末，每次服 7 克。

3. 鼻塞不知香味：辛夷、皂角、石菖蒲等分，研末，绵裹塞鼻中。

白木香（沉香）

【基　　源】　沉香为瑞香科植物白木香含有树脂的木材。

【原 植 物】　别名：土沉香（海南）、女儿香（广东）。高大常绿乔木。叶互生，革质，长卵形、椭圆形，先端渐尖，有光泽，基部楔形，全缘。伞形花序顶生和腋生，花黄绿色；雄蕊 10 枚，着生于花被筒喉部；子房上位。蒴果木质，扁倒卵形，下垂，密被灰色毛，花被宿存。种子 1，基部有长于种子两倍的角状附属体，棕红色。花期 4 ～ 5 月。果期 7 ～ 8 月。

【生境分布】　生于平地、丘陵。分布于广东、海南、广西省自治区。

【采收加工】　全年均可采收，在树干上顺砍数刀，待其分泌树脂，数年后，即可割取含树脂的木材，即“沉香”。

【性状鉴别】　本品树脂呈不规则块、片状或盔帽状，有的为小碎块。表面凹凸不平，有刀痕，偶有孔洞，可见黑褐色树脂与黄白色木部相间的斑纹，孔洞及凹窝表面多呈朽木状。质较坚实，断面刺状。气芳香，味苦。

【炮　　制】 刷净，劈成小块，用时捣碎或研成细粉。内服：煎汤，2～5克，后下；研末，0.5～1克；或磨汁服。

【性味功能】 味辛、苦，性温。有行气止痛，温中止呕，纳气平喘、暖肾的功能。

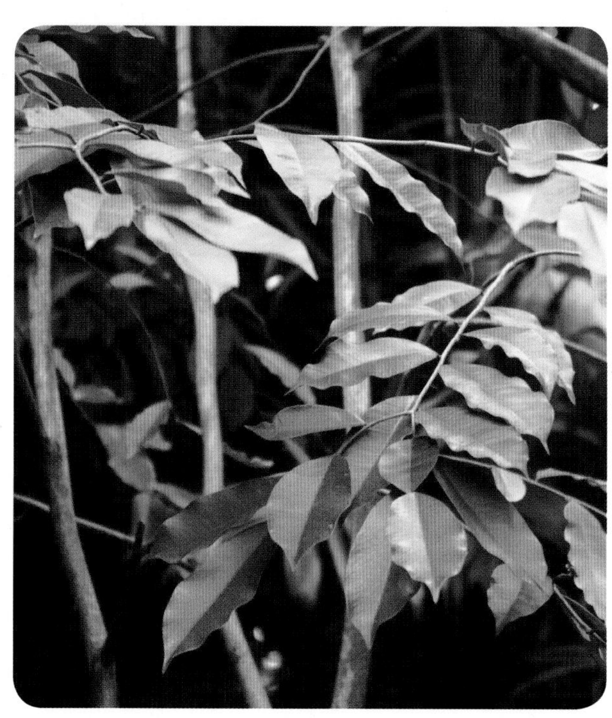

【主治用法】 用于胸腹胀闷疼痛，胃寒呕吐呃逆，肾虚气逆喘急。

【现代研究】

1. 化学成分　本品主要含挥发油，油中含有白木香醇、异白木香醇、去氢白木香醇、白木香酸和白木香醛等。

2. 药理作用　本品煎剂对人体型结核杆菌有完全抑制作用。其挥发油成分有麻醉、止痛、肌松作用。尚有镇静、止喘作用。

【应　　用】

1. 月经不调：沉香2.4克（冲），台乌、槟榔各9克，木香3克（后下），延胡索6克，香附3克，水煎服。

2. 支气管哮喘：沉香1.5克，侧柏叶3克，研末，睡前水冲服。

3. 急性胃炎：沉香、丁香、肉桂，水煎服。

4. 血管神经性水肿：沉香、冬葵子、白头翁，水煎服。

5. 气虚便秘：沉香、肉苁蓉，水煎服。

丁香

【基　　源】 本品为桃金娘科植物丁香的花蕾。

【原 植 物】 别名：公丁香。常绿小乔木。叶对生，革质，长圆状倒卵形，先端尖，基部渐狭至叶柄，全缘。聚伞状圆锥花序顶生，芳香；花萼肥厚，绿色后转淡紫色，长管状，先端4裂；花冠白色，带淡紫色，短管状，4裂。浆果红棕色，长方椭圆形，有光泽，先端宿存花萼，裂片肥厚，有香气。种子长方形，与果皮分离。花期6～7月。果期8～9月。

【生境分布】 我国广东、海南有栽培。

【采收加工】 9月至次年3月，花蕾由青转为鲜红时采摘，晒干。

【性状鉴别】 本品略呈研棒状，长1～2厘米。花冠圆球形，直径0.3～0.5厘米，花瓣4，复瓦状抱合，棕褐色至褐黄色，花瓣内为雄蕊和花柱，搓碎后可见众多黄色细粒状的花药。萼筒圆柱状，略扁，有的稍弯曲，长0.7～1.4厘米，直径0.3～0.6厘米，红棕色或棕褐色，上部有4枚三角状的萼片，十字状分开。质坚实，富油性。气芳香浓烈，味辛辣、有麻舌感。

【性味功能】 味辛，性温。有温中降逆，补肾助阳，止痛的功能。

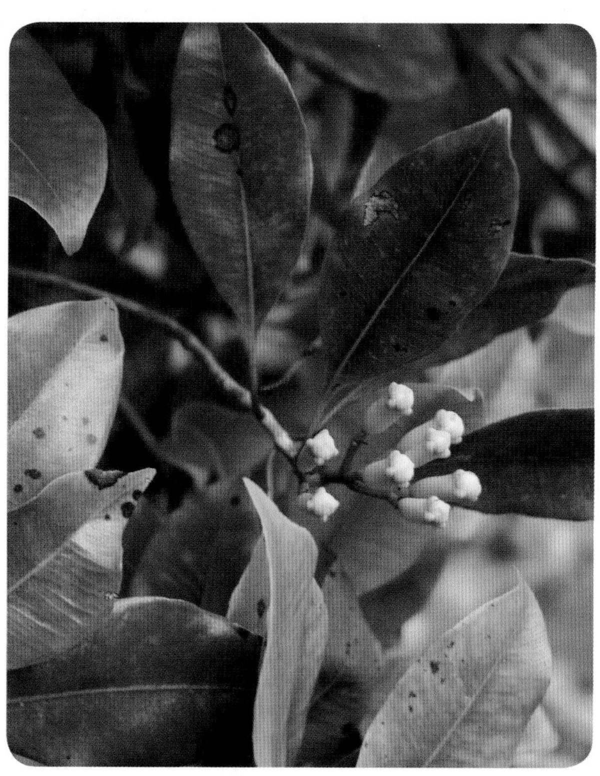

【炮　制】 除去杂质，筛去灰屑。用时捣碎。

【主治用法】 用于脾胃虚寒，呃逆呕吐，食少吐泻，心腹冷痛，肾虚阳痿，小儿吐乳，腰膝酸痛，阴冷等症。用量 1 ～ 3 克。

【现代研究】

1. 化学成分　本品含挥发油即丁香油。油中主要含有丁香油酚、乙酰丁香油酚，以及甲基正戊基酮、水杨酸甲酯，还含三萜化合物如齐墩果酸、山奈酚、番樱桃素、番樱桃素亭、异番樱桃素亭及其去甲基化合物异番樱桃酚等成分。

2. 药理作用　本品具有抗菌、抗真菌、平喘、驱虫、健胃作用，并有止痛作用作用和促进胆汁分泌作用。

【应　用】

1. 胃寒呕逆：丁香、柿蒂各 3 克，生姜 6 克，党参 12 克。

2. 急性胃肠炎，消化不良：丁香、砂仁、白术、党参、陈皮、生姜。水煎服。

3. 胃痛：丁香 6 克，肉桂，木香，乌药各 12 克。共研细粉，每服 2 克，每日 3 次。

4. 头癣、体癣、手癣等：丁香，水煎，涂擦患处。

附注：母丁香为丁香的干燥果实。系在果实近成熟果采摘。

5 檀香

【基　源】 本品为檀香科植物檀香树干的心材。

【原 植 物】 常绿乔木。具寄生根。树皮棕灰色，粗糙或有纵裂，多分枝，枝柔软，开展，幼枝圆形。单叶对生，革质，椭圆状卵形或卵状披针形，先端渐尖，基部楔形，全缘，上面绿色，下面苍白色。三歧或聚伞状圆锥花序，花小，初为淡黄花后变为紫黄色，花被钟形，先端 4 裂，裂片卵圆形，蜜腺 4 枚，呈圆形，着生于花被管中部与花被片互生。核果球形，成熟时黑色，肉质多汁，内果皮坚硬，具 3 短棱。花期为 6 ～ 7 月。

【生境分布】 印度、澳大利亚、印度尼西亚和南亚野生或栽培。我国广东、海南、云南等省有引种。

【采收加工】 采伐木材后，切成段，除去树皮和边材即得。

【性状鉴别】 本品为长短不一的圆柱形木段，有的略弯曲，一般长约 1 米，直径 10 ～ 30 厘米。外表面灰黄色或黄褐色，光滑细腻，有的具疤节或纵裂，横截面呈棕黄色，显油迹；棕色年轮明显或不明显，纵向劈开纹理顺直。质坚实，不易折断。气清香，燃烧时香气更浓；味淡，嚼之微有辛辣感。

【炮　制】 除去杂质，镑片或锯成小段，劈成小碎块。

【性味功能】 味辛，性温。有理气，和胃，止痛的功能。

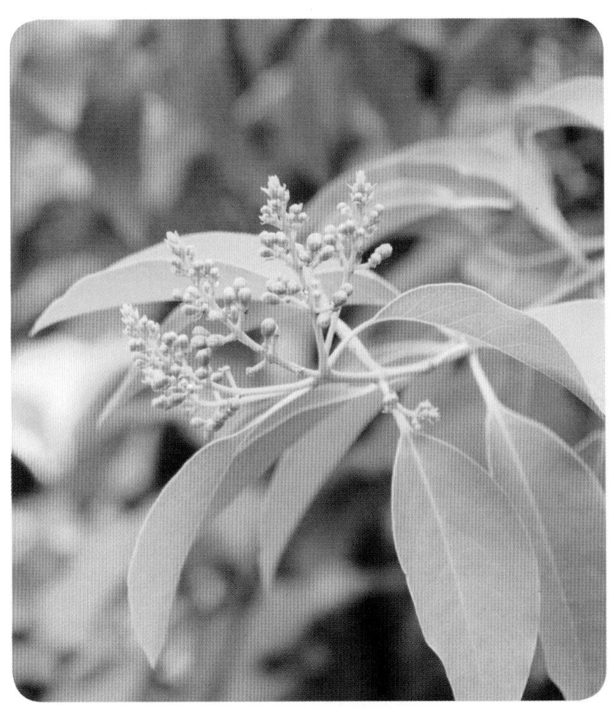

【主治用法】 用于寒凝气滞，胸腹疼痛，胃寒作痛，气逆，呕吐，冠心病，心绞痛。用量：3 ～ 6 克。或入丸散。

【现代研究】

1. 化学成分　本品心材含挥发油（白檀油）。油含 α－檀香萜醇、β－檀香萜醇、檀萜烯、α－檀香萜烯和 β－檀香萜烯等。

2. 药理作用　本品能增强胃肠蠕动，促进消化液的分泌；有抗菌作用。其所含的檀香油尚有利尿作用，麻痹离体兔小肠，对兔耳皮肤有刺激作用。

【应　用】

1. 心腹冷痛：檀香 9 克，干姜 15 克。开水泡饮。

2. 噎膈饮食不入：檀香 4.5 克，茯苓、橘红各 6 克。研极细末，用人参汤调服。

降真香

【基　　源】 本品为芸香科降真香的树干心材、根、果实。

【原 植 物】 别名：山橘、山油柑。乔木，高10米。单叶对生，矩圆形或长椭圆形，先端微圆或钝且微凹，基部窄尖，全缘，上面青绿色，光亮；叶柄顶端有1结节。聚伞花序近顶部腋生，萼片、花瓣均4，青白色，花瓣两侧边缘内卷，内面密被毛；雄蕊8；子房密被毛。核果黄色，平滑，半透明。种子黑色，有肉质胚乳。花期8～9月。

【生境分布】 生常绿阔叶林中。分布于广西、广东、云南等省区。

【采收加工】 全年可采，晒干或阴干。秋冬果实成熟时采收果实。

【性状鉴别】 本品呈条块状。表面红褐色至棕紫色，有刨削之刀痕，光滑有光泽，并有纵长线纹。如劈裂之，断面粗糙，强木质纤维性，纹理细而质坚硬；气香味淡稍苦，烧之香气浓郁。

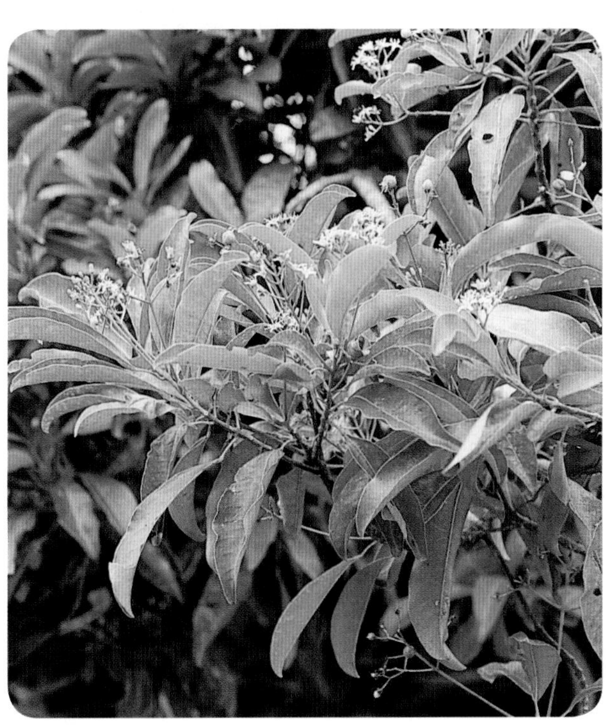

【炮　　制】 水浸后，蒸至适度，镑片或刨片，晒干。将根部挖出后，削去外皮，锯成长约50厘米的段，晒干。

【性味功能】 味甘，性平。心材、根、叶：有祛风活血，理气止痛的功能。果实：有健脾消食的功能。

【主治用法】 心材、根、叶：用于风湿腰脚痛，跌打肿痛，支气管炎，骨痛，疝气痛。果实：用于食欲不振，消化不良。用量9～15克。

【现代研究】

1. 化学成分　本品含有黄檀素、去甲黄檀素、异黄檀素、黄檀素甲醚、黄檀酮和黄檀色烯和多种黄酮类成分。

2.药理作用　本品具有降低全血粘度，降低血浆粘度，显著抑制血小板聚集作用，即有降低血脂作用，还有降压作用、镇静、抗惊作用和镇痛作用。

【应　　用】

1. 跌打损伤：降真香、乳香、没药、三七、自然铜。研极细末，水调服，并外敷患处。

2. 冠心病所致心绞痛：降真香、赤芍、川芎、红花各15克，丹参30克。制冲剂，水冲服。

3. 食欲不振，消化不良：降真香、枳壳、橘红各15克。水煎服。

樟

【基　　源】 本品为樟科乔木植物樟的木材。

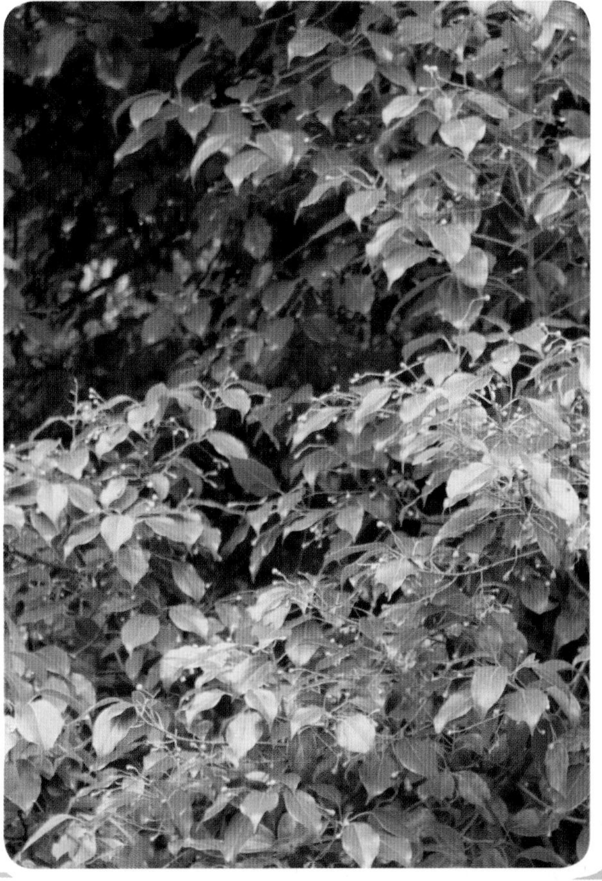

【原 植 物】 别名：樟材、香樟木。常绿乔木，全株具香气。树皮黄褐色，有不规则的纵裂纹。叶互生，薄革质，卵形，长6～12厘米，宽3～6厘米，下面灰绿色，离基三出脉，脉腋有明显的腺体。圆锥花序腋生；花被片6，淡黄绿色，内面密生短毛；能育雄蕊9，花药4室，子房上位。浆果球形，紫黑色，果托杯状。花期5～6月，果期10～11月。

【生境分布】 生长于山坡、溪边；多栽培。分布于广东、广西、云南、贵州、浙江、福建、江苏等南方各省（区）。

【采收加工】 通常在冬季砍取樟树树干，锯段，劈成小块后晒干。

【性状鉴别】 木材块状大小不一，表面红棕色至暗棕色，横断面可见年轮。质重而硬。有强烈的樟脑香气，味清凉，有辛辣感。

【性味功能】 味辛。有祛风湿，行气血，利关节的功能。

【主治用法】 用于于风湿痹痛、心腹冷痛、霍乱腹胀、宿食不消、跌打损伤。用量9～15克，煎服；或浸酒。外用：适量，煎水熏洗。

【现代研究】

1. 化学成分 含挥发油，油中主成分为D-樟脑、桉油精、黄樟油醚，尚含樟脑醇、樟脑酮及D-蒎烯、莰烯、水芹烯、α-柠檬烯、杜松烯、龙脑奥等。

2. 药理作用 有镇痛作用。

【应 用】

1. 祛风除湿：本品配伍秦艽同用。

2. 解毒杀虫：本品配伍硫黄同用。

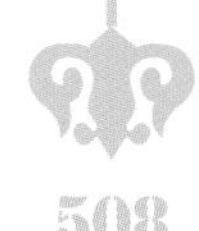

【注意】 孕妇忌服。

乌药

【基 源】 乌药为樟科植物乌药的块根。

【原 植 物】 别名：台乌药，香叶子树，白叶柴，青竹香，铜钱树，白背树。常绿灌木或小乔木，高达5米。根木质，纺锤形，有结节膨大，淡紫红色，内部灰白色。树皮灰绿色，小枝灰褐色至棕褐色，幼时密被褐色柔毛，老时无毛；茎枝坚韧，不易断。叶互生，革质；叶柄长0.5～1厘米，被柔毛；叶椭圆形至卵形，长3～7厘米，宽1.5～4厘米，先端尖或尾状渐尖，基部圆形或广楔形，上面亮绿色，下面灰绿白色，被淡褐色长柔毛，后变光滑，主脉3条。花小，黄绿色，伞形花序腋生，总花梗短或无，小花梗长1.5～3毫米，被毛 ，簇生多数小花；花单性，雌雄异株；花被6片，广椭圆形，雄花有能育雄蕊9枚，排3轮，最内1轮基部有腺体，花药2室；雌花有不育雄蕊多数，子房上位，球形，1室，胚珠1。核果近球形，成熟时变黑色，基部有浅齿状宿存花被。花期3～4月，果期9～10月。

【生境分布】 生于向阳荒地灌木林中或草丛中。分布于陕西、安徽、江苏、浙江、江西、福建、台湾、湖北、湖南、广东、广西等省区。

【采收加工】 冬、春二季采挖，除净须根，洗净泥沙晒干，称为乌药个。如刮去栓皮，切片，烘干，称为乌药片。

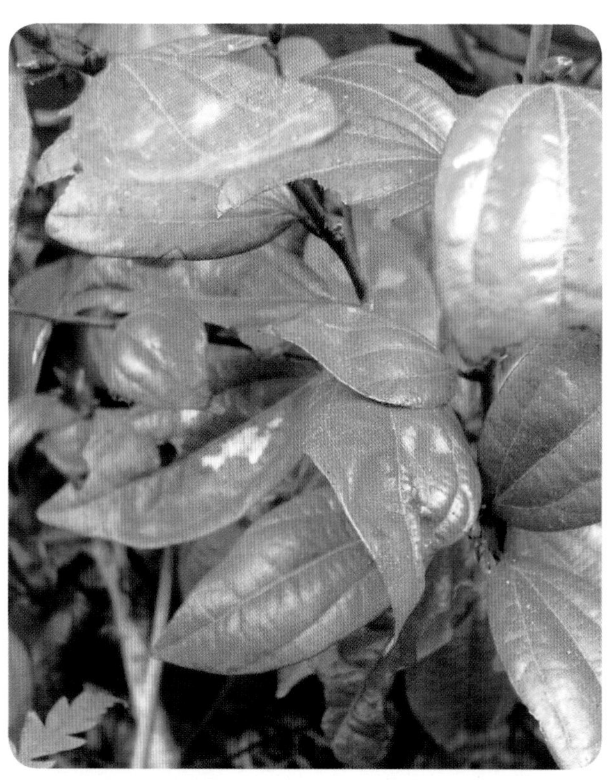

【药材性状】

1. 乌药个：呈纺锤形，略弯曲，两头稍尖，中部膨大或收缩成连珠状，长5～15厘米，膨大部宽1～3厘米。黄棕色或灰棕色，有须根残痕，具细纵皱纹及环状裂纹。质坚硬，不易折断，断面棕白色至淡黄棕色带微红，木质部有放射状纹理和环纹，中心颜色较深。气微香，味微辛苦。

2. 乌药片：薄片与厚片之分，均为类圆形片状，厚片中有时斜切成椭圆形，直径1～2厘米，厚约1.5毫米；薄片厚1毫米。平整而有弹性。切面黄白色至淡棕色而微红，有放射状纹理及环纹。

【炮　　制】 除去杂质；未切片者，除去细根，大小分开，浸透，切薄片，干燥。

【性味功能】 味辛，性温。有温肾散寒，行气止痛的功能。

【主治用法】 用于心胃气痛，吐泻腹痛，痛经，疝痛，尿频，遗尿，风湿疼痛，跌打损伤，外伤出血。用量3～12克。水煎服。气虚、内热者忌服。

【现代研究】

1. 化学成分　本品含生物碱和挥发油，油中主要成分为乌药烷、乌药烃、乌药醇、乌药酸等。

2. 药理作用　本品对胃肠道有兴奋或抑制的双向调节作用，能促进消化液分泌；其挥发油内服能兴奋大脑皮质，促进呼吸，兴奋心肌，加速血液循环，升高血压及发汗；外涂能是局部血管扩张，血液循环加速，缓和肌肉痉挛疼痛。

5 枫香脂

【基　　源】 本品为金缕梅科植物枫香树的树脂。

【原 植 物】 别名：白胶香，枫脂，白胶，芸香，胶香。落叶乔木，高达30米，胸径最大可达1米，树皮灰褐色，方块状剥落；小枝干后灰色，被柔毛，略有皮孔；芽体卵形，长约1厘米，略被微毛，鳞状苞片敷有树脂，干后棕黑色，有光泽。叶薄革质，阔卵形，掌状3裂，中央裂片较长，先端尾状渐尖；两侧裂片平展；基部心形；上面绿色，干后灰绿色，不发亮；下面有短柔毛，或变秃净仅在脉腋间有毛；掌状脉3～5条，在上下两面均显著，网脉明显可见；边缘有锯齿，齿尖有腺状突；叶柄长达11厘米，常有短柔毛；托叶线形，游离，或略与叶柄连生，长1～1.4厘米，红褐色，被毛，早落。

【生境分布】 性喜阳光，多生于平地，村落附近，及低山的次生林。在海南岛常组成次生林的优势种，性耐火烧，萌生力极强；生于山地常绿阔叶林中。

【采收加工】 选择生长20年以上的粗壮大树，于7～8月间凿开树皮，从树根起每隔15～20厘米交错凿开一洞。到11月至次年3月间采收流出的树脂。晒干或自然干燥。

【药材性状】 本品呈不规则块状，或呈类圆形颗粒状，大小不等，直径多在0.5～1厘米之间，少数可达3厘米。表面淡黄色至黄棕色，半透明或不透明。质脆易碎，破碎面具玻璃样光泽。气清香，燃烧时香气更浓，味淡。

【炮　　制】 取原药材，除去杂质，捣碎。

【性味功能】 味辛、苦，性平。有祛风活血，解毒止痛，止血，生肌的功能。

【主治用法】 用于痈疽，疮疹，瘰疬，齿痛，痹痛，瘫痪，吐血，衄血，咯血，外伤出血，皮肤皲裂。外用：适量，研末撒或调敷或制膏摊贴，亦可制成熏烟药。内服：煎汤，用量3～6克；一般入丸、散剂。

【现代研究】

1. 化学成分　枫香树脂含阿姆布酮酸、阿姆布醇酸、阿姆布二醇酸、路路通酮酸、路路通二醇酸、枫香脂熊果酸、枫香脂诺维酸等。

2. 药理作用　枫香脂及其挥发油体外实验可使兔血栓长度缩短和重量（湿重和干重）减轻，在体实验显示可明显抑制大鼠血栓形成；试管法实验表明可明显提高纤溶酶活性，显著提高血小板内cAMP含量。表明枫香脂及其挥发油抗血栓作用与促进纤溶活性和提高血小板cAMP有关，并提示挥发油可能是枫香脂的主要止血成分。

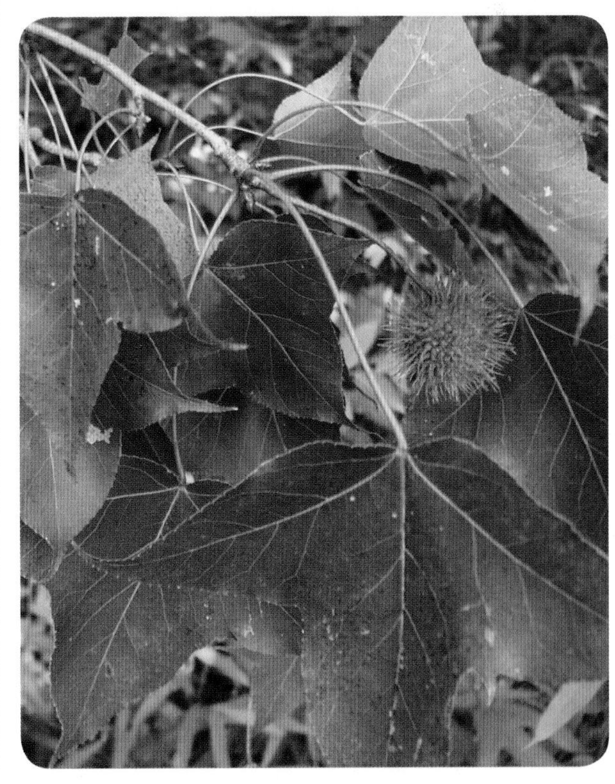

乳香

【基　　源】 本品为橄榄科植物乳香树及同属植物树皮渗出的树脂。

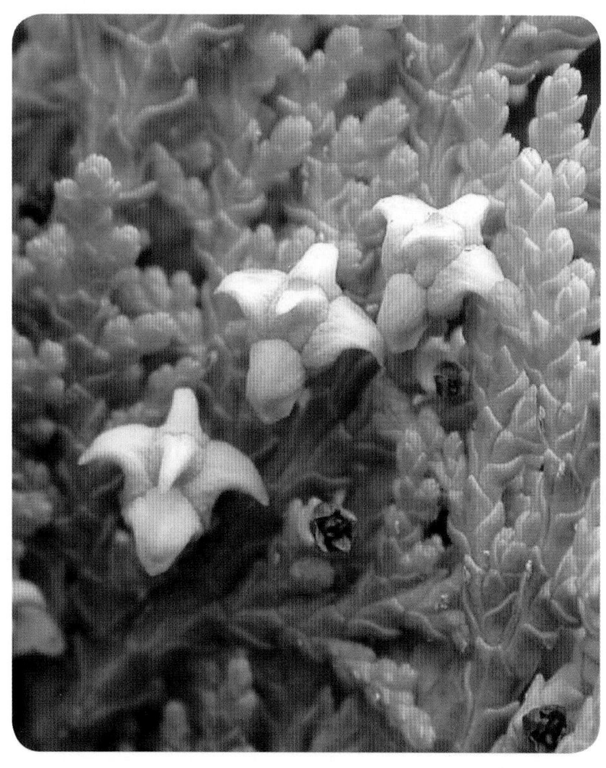

【原植物】 别名：熏陆香，马尾香，乳头香，天泽香。

1. 乳香树　矮小灌木，高4～5米，稀达6米。树于粗壮，树皮光滑，淡棕黄色，纸状，粗枝的树皮鳞片状，逐渐剥落。奇数羽状复叶互生，长15～25厘米；小叶15～21，基部者最小，向上渐大，长卵形，长达3.5厘米，顶端者长达7.5厘米，宽1.5米，先端钝，基部圆形、近心形或截形；边缘有不规则的圆锯齿或近全缘，两面均被白毛，或上面无毛。花小，排列成稀疏的总状花序；花萼杯状，5裂，裂片三角状卵形；花瓣5，淡黄色，卵形，长约为萼片的2倍，先端急尖；雄蕊10，着生于花盘外侧，花丝短；子房上位，3～4室，柱头头状，略3裂。核果倒卵形，长约1厘米，具3棱，钝头，果皮肉质，肥厚，每室具种子1颗。花期4月。

2. 鲍达乳香树　小乔木，枝条被白毛或无毛。小叶长方披针形至长方形，长2～4厘米，宽1～1.8厘米，基部圆形或截形，全缘或有锯齿，两面均具白毛，或仅下面呈灰色毡状。总状花序；花白色或绿色，具浅钟状被密毛的花盘，半包围子房。果实未成熟时近锤形，基部变成窄柄状。

【生境分布】 乳香树生于热带沿海山地，分布于红海沿岸至利比亚、苏丹、土耳其等地；鲍达乳香树生长于索马里及红海汾海的山地及石灰岩山地，分布于索马里、埃塞俄比亚及阿拉伯半岛南部以及土耳其、利比亚及苏丹等地。

【采收加工】 春、夏季均可采收，以春季为盛产期。采收时，于树干的皮部由下向上顺序切伤，并开一狭沟，使树脂从伤口渗出，流入沟中，数日后汇成干硬的固体，即可采取。落于地面者常黏附砂土杂质，品质较次。

【药材性状】 本品呈长卵形滴乳状、类圆形颗粒或黏合成大小不等的不规则块状物。大者长达2厘米（乳香珠）或5厘米（原乳香）。表面黄白色，半透明，被有黄白色粉末，久存则颜色加深。质脆，遇热软化。破碎面有玻璃样或蜡样光泽。具特异香气，味微苦。

【炮　　制】 醋乳香：取净乳香，照醋炙法炒至表面光亮。每100公斤乳香，用醋5公斤。

【性味功能】 味辛、苦，性温。有活血定痛，消肿生肌的的功能。

【主治用法】 用于胸痹心痛，胃脘疼痛，痛经经闭，产后瘀阻，风湿痹痛，筋脉拘挛，跌打损伤，痛肿疮痈。用量煎汤或入丸、散，3～5克；外用适量，研末调敷。

【现代研究】

1. 化学成分　本品树脂的主要成分为游离α、β-乳香脂酸33%、结合乳香脂酸1.5%、乳香树脂烃33%。树胶为阿糖酸的钙盐和镁盐20%、西黄芪胶黏素6%；此外，尚含苦味质0.5%。挥发油呈淡黄色，有芳香，含蒎烯、消旋-柠檬烯及α、β-水芹烯等。

2. 药理作用　乳香有镇痛、消炎、升高白细胞的作用，并能加速炎症渗出排泄，促进伤口愈合的作用；所含蒎烯有祛痰作用；乳香可减轻阿司匹林、保泰松、利血平所致胃黏膜损伤及应激性黏膜损伤等。

没药

【基　　源】 本品为橄榄科植物地丁树或哈地丁树的干燥树脂。

【原植物】 别名：末药。低矮灌木或乔木，高约3米。树干粗，具多数不规则尖刺状的粗枝；树皮薄，光滑，小片状剥落，淡橙棕色，后变灰色。叶散生或丛生，单叶或三出复叶；小叶倒长卵形或倒披针形、中央1片长7～18毫米，宽4～8毫米，远较两侧1对为大，钝头，全缘或末端稍具锯齿。花小，丛生于短枝上；萼杯状，宿存，上具4钝齿；花冠白色，4瓣，长圆形或线状长圆形，直立；雄蕊8，从短杯状花盘边缘伸出，直立，不等长；子房3室，花柱短粗，柱头头状。核果卵形，尖头、光滑，棕色。外果皮革质或肉质。种子1～3颗，但仅1颗成熟，其余均萎缩。花期夏季。

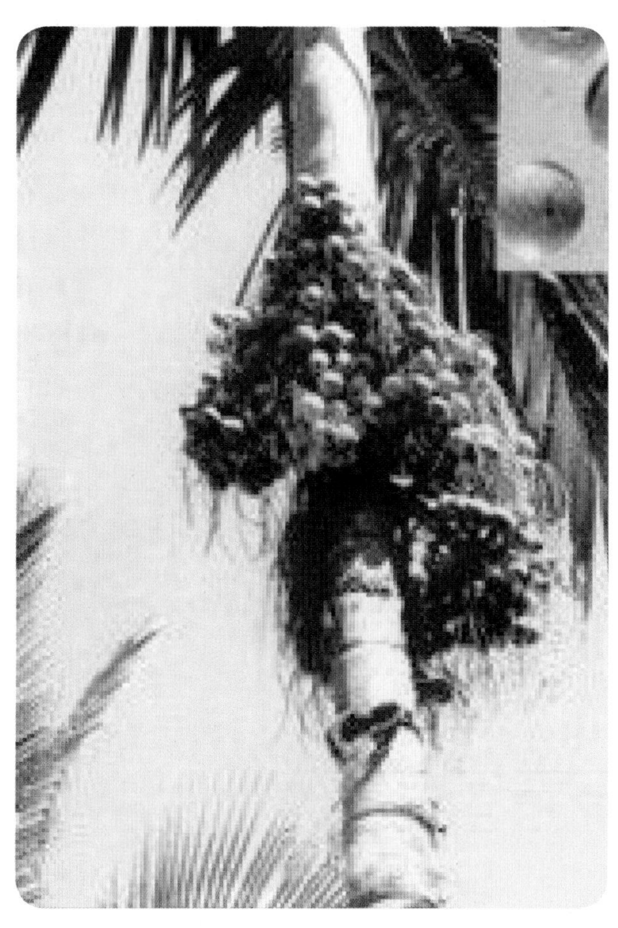

【生境分布】 生于海拔500～1500米的山坡地。分布于热带非洲和亚洲西部。

【采收加工】 11月至翌年2月采收。树脂可由树皮裂缝自然渗出；或将树皮割破，使油胶树脂从伤口渗出。初呈淡黄白色黏稠液，遇空气逐渐凝固成红棕色硬块。采得后去净杂质，置干燥通风处保存。

【药材性状】

1. 天然没药：呈不规则颗粒性团块，大小不等，大者直径长达6厘米以上。表面黄棕色或红棕色，近半透明部分呈棕黑色，被有黄色粉尘。质坚脆，破碎面不整齐，无光泽。有特异香气，味苦而微辛。

2. 脂质没药：呈不规则块状和颗粒，多黏结成大小不等的团块，大者直径长达6厘米以上，表面棕黄色至棕褐色，不透明，质坚实或疏松，有特异香气，味苦而有黏性。

【炮　　制】 醋没药：取净没药，照醋炙法炒至表面光亮。每100公斤没药，用醋5公斤。

【性味功能】 味苦，性平。有散瘀定痛，消肿生肌的功能。

【主治用法】 用于胸痹心痛，胃脘疼痛，痛经经闭，产后瘀阻，风湿痹痛，跌打损伤，痛肿疮疡。用量3～5克，炮制去油，多入丸散用。

【现代研究】

1. 化学成分　没药树含树脂、挥发油、树胶等。树脂的大部分能溶于醚，不溶性部分含α及β罕没药酸，可溶性部分含α，β与r没药酸、没药尼酸、α与β罕没药酚。尚含罕没药树脂、没药萜醇等。

2. 药理作用　没药对离体子宫先呈短暂的兴奋，后呈抑制现象；含油脂部分具有降脂、防止动脉内膜粥样斑块形成的作用；水浸剂对多种真菌有抑制作用，挥发油能轻度抑制霉菌；有局部刺激作用，能兴奋肠蠕动。

5 血竭

【基　　源】 本品为棕榈科植物麒麟竭果实及树干的树脂。

【原 形 态】 别名：麒麟竭、血竭粉、血竭块。羽状复叶在枝梢互生，基部有时近于对生；叶柄和叶轴均被稀疏小刺，小叶片多数，互生，条形至披针形。花单性，雌雄异株，肉穗花序形大，具有圆锥状分枝；基部外被长形蓖包，花黄色。果实核果状，阔卵形或近球形，果皮赤褐色，表皮密被复瓦状鳞片。

【生境分布】 多为栽培，分布于马来西亚、印度尼西亚、伊朗等地，我国广东、台湾等地也有栽培。

【采收加工】 采收成熟果实捣烂，置布袋中，榨取树脂，然后煎熬至胶状，冷却凝固成块状物；或取果实，置笼内蒸，使树脂渗出；也有将树干砍破或钻以若干个小孔，使树脂自然渗出，凝固而成。

【性味功能】 味甘、咸，性平。有活血疗伤，止痛生肌，敛疮止血的功能。

【主治用法】 用于跌打损伤，外伤出血，伤口久不愈合。内服，研末，1～2克，或入丸剂；外用研末撒或入膏药内敷贴。不宜入煎剂，应研末冲服；孕妇忌用。

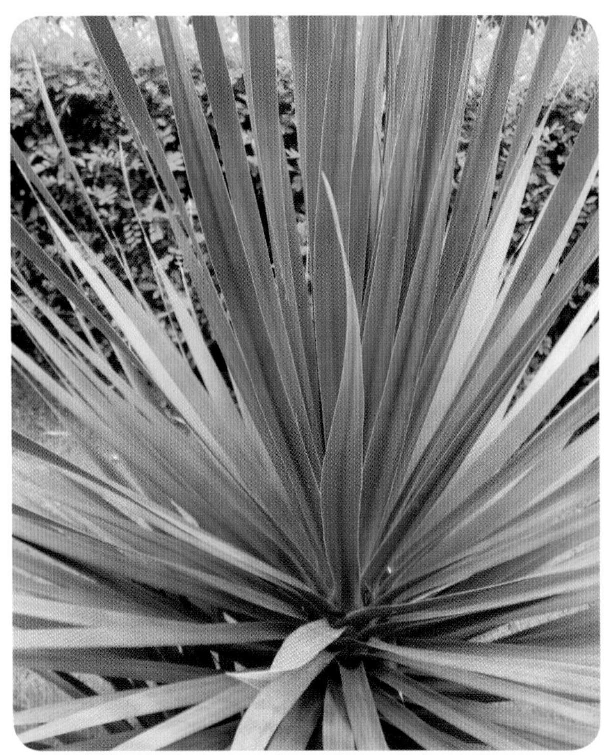

【现代研究】

1. 化学成分　麒麟竭果实表面鳞片所分泌的枝脂含血竭红素，血竭素，去甲基血竭红素，去甲基血竭素等。

2. 药理作用　能缩短家兔血浆再钙化时间，显著抑制血小板聚集，防止血栓形成。对多种致病真菌有不同程度的抑制作用。

【应　用】

1. 跌打损伤，筋骨疼痛：常配没药、乳香、儿茶等药用，如七厘散。

2. 产后瘀滞腹痛、痛经、经闭及其他瘀血心腹刺痛：配伍莪术、当归、三棱等同用。

3. 瘀血阻滞、血不归经之出血病证，如外伤出血、血痔肠风等：可单用研末外敷患处；也可配伍乳香、儿茶、没药等，如七厘散。

4. 疮疡久溃不敛之证：可单用本品研末外敷；也可配伍没药、乳香等，如血竭散。

【注意】 无瘀血者不宜用。

5 安息香

【基　源】 本品为安息香科植物白花树的干燥树脂。树干经自然损伤或于夏、秋二季割裂树干，收集流出的树脂，阴干。

【原植物】 别名：白花榔。乔木，高10～20米。树皮绿棕色，嫩枝被棕色星状毛。叶互生，长卵形，长达11厘米，宽达4.5厘米，叶缘具不规则齿牙，上面稍有光泽，下面密被白色短星状毛；叶柄长约1厘米。总状或圆锥花序腋生及顶生，被毡毛；苞片小，早落；花萼短钟形，5浅齿；花冠5深裂，裂片披针形，长约为萼筒的3倍；花萼及花瓣外面被银白色丝状毛，内面棕红色；雄蕊8～10，花药线形，2室；子房上位，卵形，密被白色茸毛，下部2～3室，上部单室，花柱细长，棕红色。果实扁球形，长约2厘米，灰棕色。种子坚果状，红棕色，具6浅色纵纹。

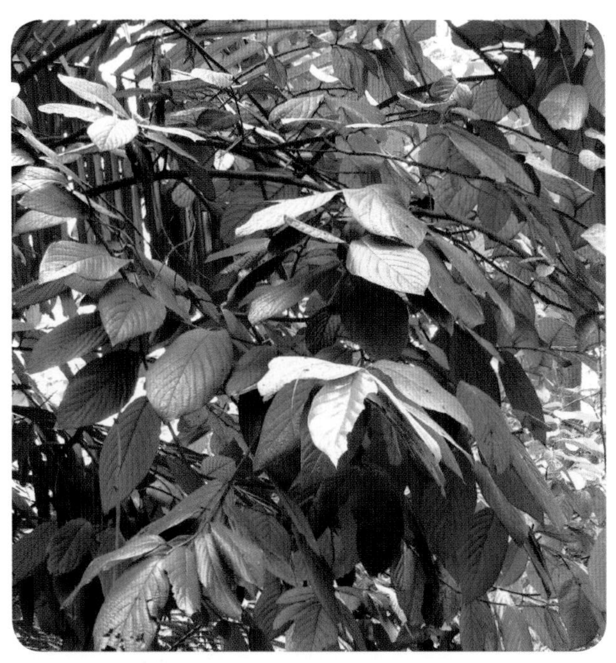

【生境分布】 野生或栽培于稻田边。分布于印度尼西亚的苏门答腊及爪哇，江西、福建、湖南、广东、海南、广西、贵州、云南等地。

【采收加工】 生长10年以上的健壮成龄树，在夏、秋两季割胀。割脂前，先进行乙烯利处理，于距离地面9～12厘米的树干基部，在同一水平线上按等距离用小刀浅刮树皮3处，然后将10%乙烯利油剂薄薄地在刮面上刷1层，刷药要在晴天进行，处理后9～11天，即可开割。一个割脂周期内平均单株产量200～250克。收集的液状树脂放阴凉处，自然干燥变白后，用纸包好放木箱内贮藏。树脂受热易融化，切忌阳光曝晒。

【药材性状】 不规则的小块，稍扁平，常黏结成团块。表面橙黄色，具蜡样光泽（自然出脂）；或为不规则的圆柱状、扁平块状，表面灰白色至淡黄白色（人工割脂）。质脆，易碎，断面平坦，白色，放置后逐渐变为淡黄棕色至红棕色。加热则软化熔融。气芳香，味微辛，嚼之有砂粒感。

【炮　　制】 酒制：取安息香加酒与水煮4～5小时至成粉膏状，或煮至沉于底部凝成块时，取出晒干。

【性味功能】 味辛、苦，性平。有开窍清神，行气活血，止痛的功能。

【主治用法】 用于中风痰厥，气郁暴厥，中恶昏迷，心腹疼痛，产后血晕，小儿惊风。用法用量，0.6～1.5克，多入丸散用。

【现代研究】

1. 化学成分　苏门答腊安息香含树脂约90%，主要成分为苏门树脂酸和桂皮酸松柏醇酯。还含桂皮酸苯丙酯2%～3%，香荚兰醛1%，和少量的桂皮酸桂皮醇酯、苏合香烯、苯甲醛、苯甲酸、桂皮酸。

2. 药理作用　安息香酊为刺激性祛痰药，置于热水中吸入其蒸气，则能直接刺激呼吸道黏膜而增加其分泌，可用于支气管炎以促进痰液排出。

苏合香

【基　　源】 本品为金缕梅科植物苏合香树的树干渗出的香树脂，经加工精制而成。

【原 植 物】 别名：苏合油、流动苏合香。乔木，高10～15米。叶互生；具长柄；托叶小，早落；叶片掌状5裂，偶为3或7裂，裂片卵形或长方卵形，先端急尖，基部心形，边缘有锯齿。花小，单性，雌雄同株，多数成圆头状花序，黄绿色。雄花的花序成总状排列；雄花无花被，仅有苞片；雄蕊多数，花药矩圆形，2室纵裂，花丝短。雌花的花序单生；花柄下垂；花被细小；雄蕊退化；雌蕊多数，基部愈合，子房半下位，2室，有胚珠数颗，花柱2枚，弯曲。果序圆球状，直径约2.5厘米，聚生多数蒴果，有宿存刺状花柱；蒴果先端喙状，成熟时顶端开裂。种子1或2枚，狭长圆形，扁平，顶端有翅。

【生境分布】 喜生于湿润肥沃的土壤。原产小亚细亚南部。我国广西有栽培。主产土耳其西南部。

【采收加工】 夏季将树皮划伤或割破使树脂渗入树皮部。秋季将树皮剥下，榨取树脂，即成为天然苏合香，进一步加工为精制苏合香。

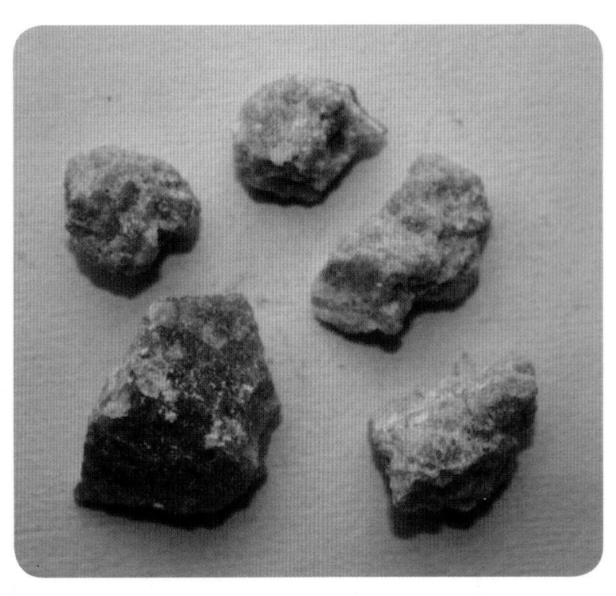

【药材性状】 半流动性的浓稠液体。棕黄色或暗棕色，半透明。质黏稠。气芳香。本品在90%乙醇、二硫化碳、氯仿或冰醋酸中溶解，在乙醚中微溶。

【炮　　制】 净制：取原药材，滤去杂质。

【性味功能】 味辛，性温。有开窍，辟秽，止痛的功能。

【主治用法】 用于中风痰厥，猝然昏倒，胸腹冷痛，惊痫。用法用量，0.3～1克，宜入丸散服。

【现代研究】

1. 化学成分　苏合香树脂含挥发油，内有α-及β-蒎烯、月桂烯、樟烯、柠檬烯、1，8-按叶素、对聚伞花素、异松油烯、芳樟醇、松油-4-醇、α-松油醇、桂皮醛、烯丙基苯酚、顺式桂皮酸、顺式桂皮酸桂皮醉酯；又含齐墩果酮酸、3-表齐墩果酸等。

2. 药理作用　本品有抗血小板聚集功能，并有较弱的抗菌作用，可用于各种呼吸道感染。与橄榄油混合后外用可治疥疮；本品有温和的刺激作用，用于局部可缓解炎症，如湿疹和瘙痒，并能促进溃疡与创伤的愈合。

龙脑香（冰片）

【基　　源】 本品为龙脑香科植物龙脑香的树脂

和挥发油加工品提取获得的结晶，是近乎于纯粹的右旋龙脑。

【原 植 物】 别名：冰片、片脑、桔片、梅花冰片、羯布罗香、梅花脑、冰片脑、梅冰。乔木，常有星状毛或盾状的鳞秕；木质部有树脂。单叶，革质，互生，全缘或具波状圆齿；托叶小或大，脱落。花两性，辐射对称，芳香，排成顶生或腋生的圆锥花序，稀为聚伞花序；苞片小或无，稀大而宿存；萼筒长或短，与子房离生或合生，花萼裂片5，结果时通常扩大成翅；花瓣5片，分离或稍合生，常被毛；雄蕊5～15或更多，下位或周位，子房上位，稀半下位，3室，每室有下垂或倒生的胚珠2颗。果不开裂或开裂，通常有种子1枚，常为增长的宿萼所围绕，花萼裂片中2或3枚或全部发育成狭长的翅。

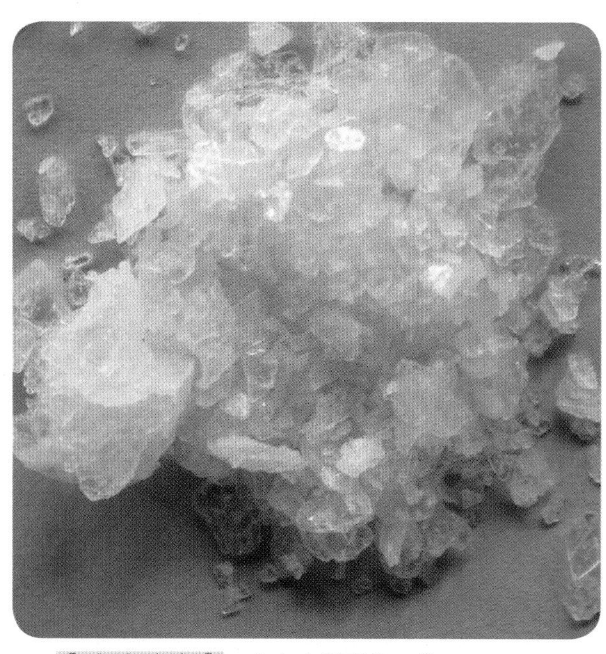

【生境分布】 分布南洋群岛一带。

【采收加工】 从龙脑香树干的裂缝处，采取干燥的树脂，进行加工。或砍下树干及树枝，切成碎片，经水蒸气蒸馏升华，冷却后即成结晶。

【药材性状】 为半透明似梅花瓣块状、片状的结晶体，故称“梅片”；直径0.1～0.7厘米，厚约0.1厘米；类白色至淡灰棕色，气清香，味清凉，嚼之慢慢溶化。燃烧时无黑烟或微有黑烟。

【炮　　制】 取树枝碎片，用水蒸气蒸馏升华，冷却后即成结晶而得。或取干燥树脂。亦可用化学方法合成。

【性味功能】 味辛苦，性凉。有开窍醒神，清热止痛的功能。

【主治用法】 用于热病神昏、痉厥，中风痰厥，气郁暴厥，中恶昏迷，目赤，口疮，咽喉肿痛，耳道流脓。用法用量，0.15～0.3克，入丸散用；外用研粉点敷患处。

【现代研究】

1. 化学成分　合成冰片主要含龙脑、异龙脑、樟脑；龙脑香的树脂和挥发油中含有多种萜类成分；除龙脑外，尚含有 草烯、β-榄香烯、石竹烯、等倍半萜类成分和齐墩果酸、麦珠子酸、积雪草酸、龙脑香醇酮、龙脑香二醇酮、古柯二醇等三萜类成分。

2. 药理作用　本品有抑菌、抗炎作用，合成冰片和天然冰片的抑菌作用相同，龙脑、异龙脑均有抗菌作用，并均能显著抑制大鼠蛋清性足跖肿胀，异龙脑对巴豆油耳廓肿胀亦有抑制作用；冰片可作为抗生育药应用；龙脑和异龙脑均能延长小鼠的耐缺氧时间。

5 樟（樟脑）

【基　　源】 樟脑为樟科植物樟的根、树干、枝及叶经加工制成的颗粒或透明块。

【原 植 物】 常绿乔木，有香气。叶互生，革质，长卵形或卵状椭圆形，先端长尖，基部广楔形，全缘，有光泽，脉腋有腺点。圆锥花序腋生，绿白色或黄绿色，花被片6。果实卵球形，紫黑色，基部有膨大花托。花期4～5月。果期10～11月。

【生境分布】 栽培或野生于河边或湿润地。分布于长江以南各省区。

【采收加工】 锯断树干、根、叶，切碎，蒸馏冷却，为粗樟脑；再进行升华得精樟脑粉；压模成块，即得樟脑块。

【性状鉴别】 本品为白色的结晶性粉末或为无色透明的硬块，粗制品则略带黄色，有光亮，在常温中易挥发，火试能发生有烟的红色火焰而燃烧。若加少量乙醇、乙醚或氯仿则易研成白粉。具窜透性的特异芳香，味初辛辣而后清凉。

【性味功能】 味辛，性热。有小毒。有开窍，除湿，止痛，止痒的功能。

【炮　　制】 将树根、树干、树枝，锯劈成碎片，置蒸馏器中进行蒸馏，樟木中含有的樟脑及挥发油随水蒸气馏出，冷却后，即得粗制樟脑。粗制樟脑再经升华精制，

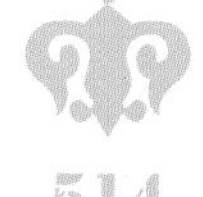

即得精制樟脑粉。将此樟脑粉入模型中压榨，则成透明的樟脑块。宜密闭瓷器中，放干燥处。

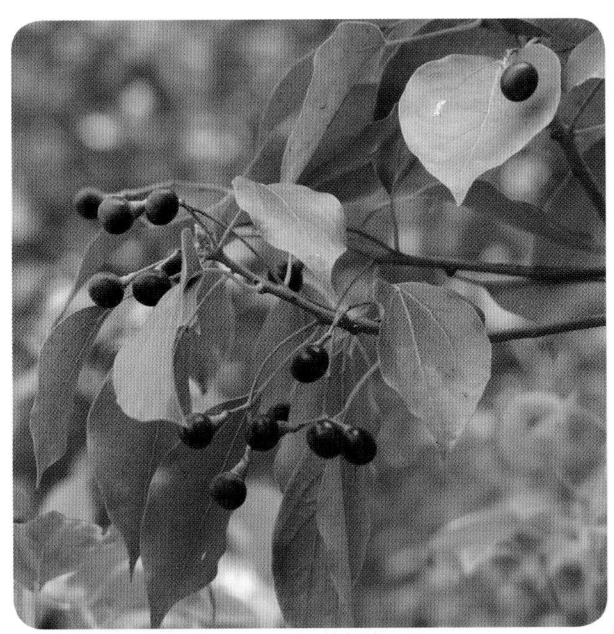

【主治用法】 用于霍乱，心腹诸痛。外用寒湿脚气，风湿骨痛，跌打损伤，疥癣痒疮等。内服宜慎，0.1～0.2克。外用适量。孕妇忌服。

【现代研究】

1. 化学成分 本品为一种环己烷单萜衍生物：1，7，7- 三甲基二环 [2，2，1] 庚烷 -2- 酮。

2. 药理作用 本品具有兴奋中枢神经系统作用，驱风作用以及轻微的祛痰作用，并有镇痛、止痒作用。

【应 用】

1. 风火牙痛：樟脑，细辛各6克；制成霜，用棉球裹，敷患牙处咬定。

2. 卒然昏倒，热病神智昏迷：樟脑与麝香等配合入散剂或丸剂用。

3. 慢性下肢溃疡：鲜树皮适量，洗净切碎，烤干研粉，洗净创面，药粉敷上，加些消炎粉包扎，每周3次。

5 阿魏

【基 源】 本品为伞形科植物新疆阿魏或阜康阿魏的树脂。

【原 植 物】 别名：臭阿魏，细叶阿魏。多年生草本，具强烈蒜臭味。根生叶近肉质，早落；近基部叶三至四回羽状全裂，长达50厘米，叶柄基部略膨大；末回裂片长方披针形或椭圆状披针形，灰绿色，下面常有毛；茎上部叶一至二回羽状全裂。花茎粗壮，高达2米，具纵纹。花单性或两性；复伞形花序顶生，中内花序有伞梗20～30枝，每枝又有小伞梗多枝；两性花和单性花各成单独花序，或两性花序中内着生1雌花序；两性花黄色；萼齿5，小；花瓣5，椭圆形；雄蕊5，长于花瓣；雄花与两性花相似；雌花白色，花盘肥大，2心皮合生，被毛。双悬果卵形、长卵形或近方形，长16～22毫米，宽6～12毫米，背面无毛，果棱10条，丝状，略突起，油管多数，极狭。花期3～4月，果期4～5月。

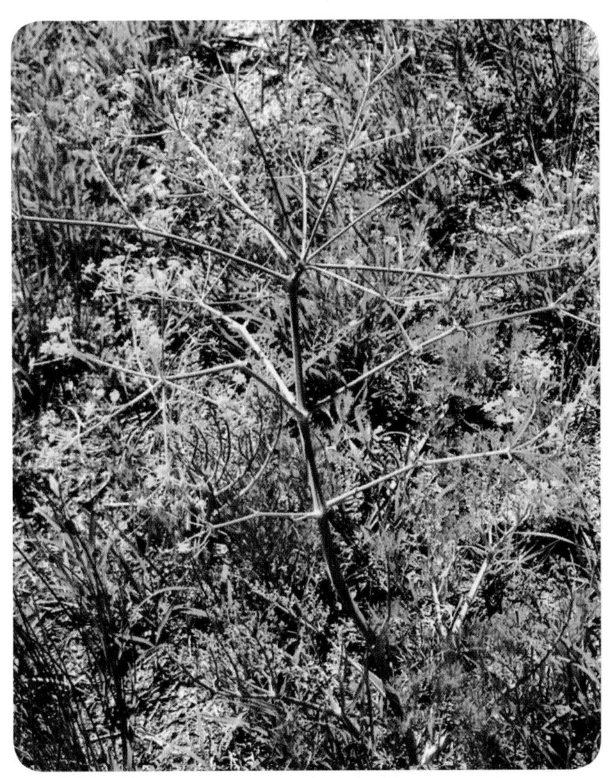

【生境分布】 生于戈壁滩及荒山上。主要分布于我国的新疆。

【采收加工】 春末夏初盛花期至初果期，分次由茎上部往下斜割，收集渗出的乳状树脂，阴干。

【药材性状】 本品为不规则的块状和脂膏状。颜色深浅不一，表面蜡黄色至棕黄色。块状者体轻、质地似蜡，断面稍有孔隙；新鲜切面颜色较浅，放置后色渐深。脂膏状者黏稠，灰白色。具强烈而持久的蒜样特异臭气，味辛辣，嚼之有灼烧感。

【炮 制】 拣去杂质，砍成小块。

【性味功能】 味苦、辛，性温。有消积，散痞，杀虫的功能。

【主治用法】 用于肉食积滞，瘀血癥瘕，腹中痞块，虫积腹痛。用法用量，1～1.5克。多入丸散和外用膏药。

【现代研究】

1. 化学成分 本品主要含挥发油、树脂及树胶，另含香豆精类化合物，树脂中含阿魏酸、阿魏酸酯等。

2. 药理作用 本品的挥发油有抗炎、抗过敏和免疫作用；有舒张平滑肌作用，可解痉。其水煎剂或水－醇提取液，对离体蛙心能降低其心跳振幅，增加心率，其脂溶性成分还有抗生育作用。

芦荟

【基　　源】 本品为百合科植物芦荟的鲜叶或叶的干浸膏。

【原 植 物】 别名：斑纹芦荟多年生肉质常绿草本，有短茎。叶莲座状，肥厚，多汁，叶片披针形，基部较宽，先端长渐尖，粉绿色，具白色斑纹，边缘疏生三角形齿状刺，刺黄色。花茎单一或分枝，有少数苞片；总状花序顶生，下垂，花被管状，花黄色或具红色斑点。蒴果三角形，室背开裂。花期7～8月。

【生境分布】 喜生于湿热地区，多栽培于温室中。

【采收加工】 随采随鲜用；或自基部切断叶，收集流出的汁，干燥。

【性状鉴别】 本品呈不规则的块状，大小不一。老芦荟显黄棕色、红棕色或棕黑色；质坚硬，不易破碎，断面蜡样，无光泽，遇热不易溶化。新芦荟显棕黑色而发绿，有光泽，粘性大，遇热易溶化；质松脆，易破碎，破碎面平滑而具玻璃样光泽；有显著的酸气，味极苦。

【炮　　制】

净制：拣去杂质，砍成小块。

炒制：取芦荟块用微火炒至焦黑色。

【性味功能】 味苦，性寒。有清肝热、通便的功能。

【主治用法】 用于头晕，头痛，耳鸣，烦燥，便秘，小儿惊痫。用量3～15克。外用于龋齿，疖痈肿毒，烧烫伤。

【现代研究】

1. 化学成分 本品含有芦荟大黄素、芦荟大黄素甙、大黄酚、大黄酚葡萄糖甙、蒽酚等蒽类以及葡萄糖、甘露糖、阿拉伯糖等糖类物质。

2. 药理作用 本品有泻下、抗菌、抗肿瘤作用；对实验性肝损伤的保护作用；能治疗创伤。

【应　　用】

1. 习惯性便秘、热积便秘：芦荟21克，朱砂15克，研细末，酒少许为丸，每服3.6克。

2. 小儿疳积：芦荟、白芍、独脚金、蓄、甘草、厚朴、山楂、布渣叶。水煎服。

3. 肝火旺，头痛，耳鸣，易怒，大便秘结：芦荟、大黄、青黛各15克，龙胆草、黄柏、黄芩、栀子各30克，木香6克，制丸，姜汤送服。

4. 胆道结石合并感染：芦荟、龙胆草。水煎服。

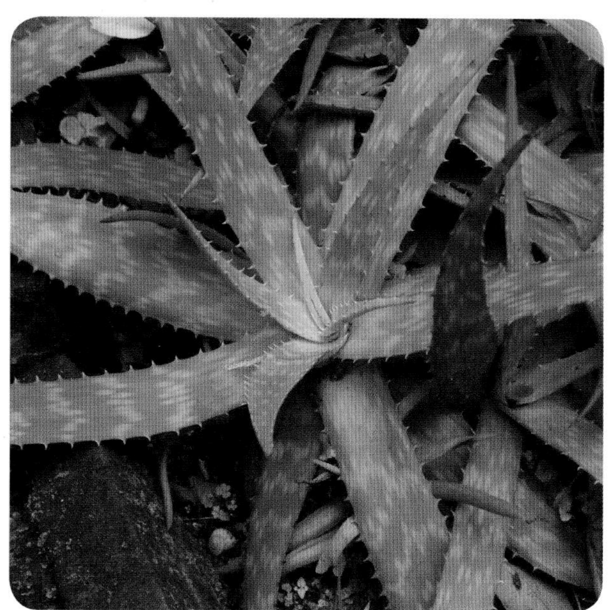

好望角芦荟（芦荟）

【基　　源】 芦荟为百合科植物好望角芦荟鲜叶或叶的液汁浓缩干燥物。

【原 植 物】 多年生肉质常绿草本，茎直立叶30～50片簇生于茎顶；叶片披针形，长达60～80厘米，宽12厘米，具刺，深绿色至蓝绿色，被白粉。圆锥状花序长约60厘米；花梗长约3厘米；花被6，呈管状，基部连合，上部分离，微外卷，淡红色至黄绿色，带绿色条纹；雄蕊6，花药与花柱外露。蒴果。花期7～8月。

【生境分布】 喜生于湿热地区，多栽培于温室中。

【采收加工】 四季可采，鲜用；夏末秋初将叶自基部切断，收集流出的叶汁，干燥。

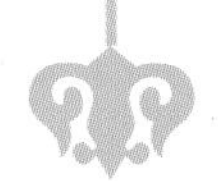

【性状鉴别】呈不规则块状，大小不一。表面呈暗褐色，略显绿色，有光泽。体轻，质松，易碎，断面玻璃样而有层纹。味极苦。

【炮　　制】　砍成小块。

【性味功能】　味苦，性寒。有清肝热、通便的功能。

【主治用法】　用于肝经实热头晕，头痛，耳鸣，烦燥，便秘，小儿惊痫。外用治龋齿，疖痈肿毒，烧烫伤，湿癣。用量3～15克用，煎服；外用适量，研末敷患处。

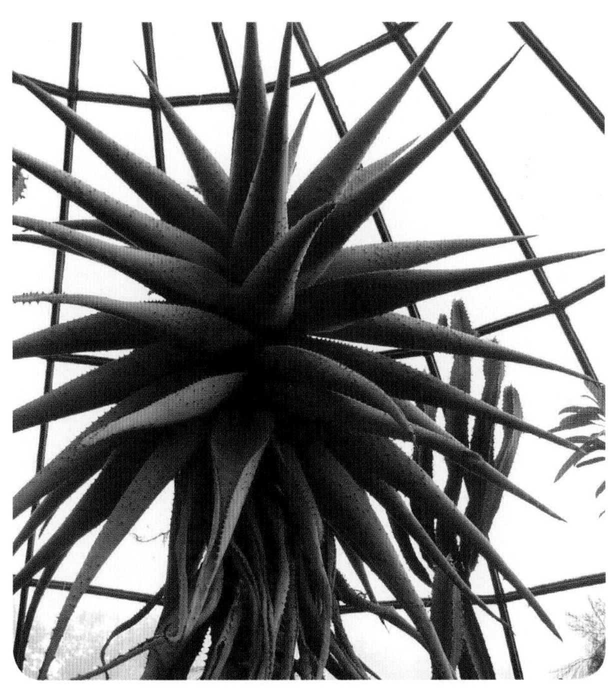

【现代研究】

1. 化学成分　本品芦荟叶的新鲜汁液含芦荟大黄素甙及异芦荟大黄素甙。

2. 药理作用　同"芦荟"。

【应　　用】

同库拉索芦荟。

5 库拉索芦荟（芦荟）

【基　　源】　芦荟为百合科植物库拉索芦荟的叶液汁浓缩干燥物或鲜叶。

【原 植 物】　多年生肉质常绿草本。茎极短，有匍枝。叶丛生于茎上，莲座状，肥厚，多汁，叶片披针形，基部较宽，先端长渐尖，灰绿色，边缘有刺状小齿。花红黄色带斑点，有少数苞片；总状花序顶生，花下垂，花被管状，6裂，裂片稍外弯；花黄色或具红色斑点。蒴果三角形，室背开裂。花期7～8月。

【生境分布】　喜生于湿热地区，多栽培于温室中。

【采收加工】　四季可采，鲜用；夏末秋初将叶自基部切断，收集流出的叶汁，干燥。

【性状鉴别】　本品呈不规则块状，常破裂为多角形，大小不一。表面呈暗红褐色或深褐色，无光泽。体轻，质硬，不易破碎，断面粗糙或显麻纹。富吸湿性。有特殊臭气，味极苦。

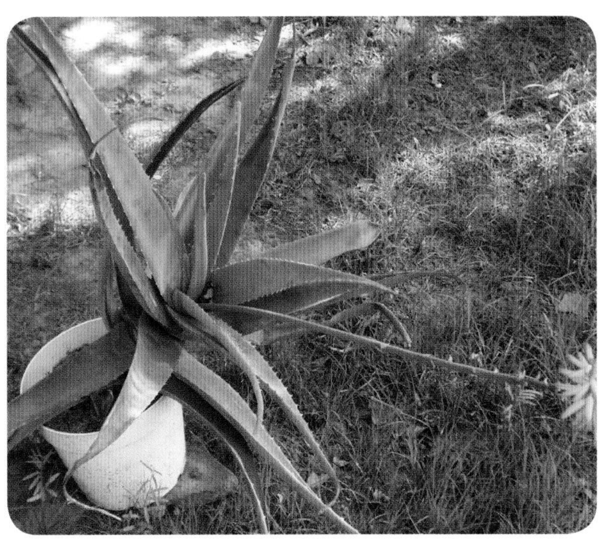

【炮　　制】　砍成小块。

【性味功能】　味苦，性寒。有清肝热、通便的功能。

【主治用法】　用于头晕，头痛，耳鸣，烦燥，便秘，小儿惊痫。外用于龋齿，疖痈肿毒，烧烫伤。用量3～15克。外用适量。

【现代研究】

1. 化学成分　库拉索芦荟叶的新鲜汁液含芦荟大黄素甙、对香豆酸、少量α-葡萄糖、一种戊醛糖、蛋白质及许多草酸钙的结晶。

2. 药理作用　同"芦荟"。

【应　　用】

1. 疳积，虫积：芦荟、砂仁、胡黄连、大黄、六曲、槟榔、山楂、麦芽、炒山楂、炙甘草、使君子。共研细粉，水泛为丸，每服1.5克。

2. 烧烫伤：鲜芦荟叶捣汁涂敷患处。

3. 湿癣：芦荟，研粉撒敷患处。

4. 蚊虫疔咬：鲜芦荟叶，抹擦患处。

5 黄柏（关黄柏）

【基　　源】 关黄柏为芸香科植物黄檗的树皮。

【原 植 物】 高大落叶乔木。树皮具厚栓皮，有弹性，内层鲜黄色。单数羽状复叶对生；小叶 5 ～ 13，长圆状披针形、卵状披针开或近卵形，有波状细钝锯齿及缘毛，齿缘有腺点，中脉基部有白色长柔毛。聚伞状圆锥花序顶生，花轴及花枝有毛；花单性，雌雄异株；花瓣 5，黄白色。浆果状核果圆球形，紫黑色，有特殊香气。花期 5 ～ 6 月。果期 9 ～ 10 月。

【生境分布】 生于杂木林或山间河谷有栽培。分布于东北、华北及山东、江苏、浙江等省区。

【采收加工】 3 ～ 6 月间剥取树皮，晒至半干，压平，刮净外层栓皮至露出黄色内皮，晒干。

【性状鉴别】 本品外表面黄绿色或淡棕黄色，较平坦，有不规则的纵裂纹，皮孔痕小而少见，偶有灰白色的粗皮残留。骨表面黄色或黄棕色。体轻，质较硬，断面鲜黄色或黄绿色。

【炮　　制】

黄柏：拣去杂质，用水洗净，捞出，润进，切片成切丝，晒干。

黄柏炭：取黄柏片，用武火炒至表面焦黑色（但须存性），喷淋清水，取出放凉，晒干。

【性味功能】 味苦，性寒。有清热燥湿，泻火除蒸，解毒疗疮的功能。

【主治用法】 用于湿热泻痢，黄疸，带下，热淋，脚气，风湿性关节炎，泌尿系感染，骨蒸劳热，盗汗，遗精。用量 3 ～ 12 克。外用于疮疡肿毒，湿疹，瘙痒，口疮，黄水疮，烧、烫伤。外用适量。

【现代研究】

1. 化学成分　含小檗碱，尚含掌叶防己碱、黄柏碱、药根碱、黄柏酮、蝙蝠葛碱、白栝楼碱、木兰碱、柠檬苦素等。

2. 药理作用　本品具有抗菌、抗真菌、镇咳降压、抗滴虫、抗肝炎、抗溃疡等作用，并可以增强免疫功能。

【应　　用】

1. 热痢：黄柏、白头翁、秦皮。水煎服。

2. 湿热黄疸：黄柏、栀子各 6 克，甘草 3 克。水煎服。

3. 皮肤湿疹，泌尿系感染：黄柏、苦参、荆芥、苏叶，水煎服，并水煎洗患处或湿敷。

4. 流行性结膜炎：黄柏。水煎，洗眼。

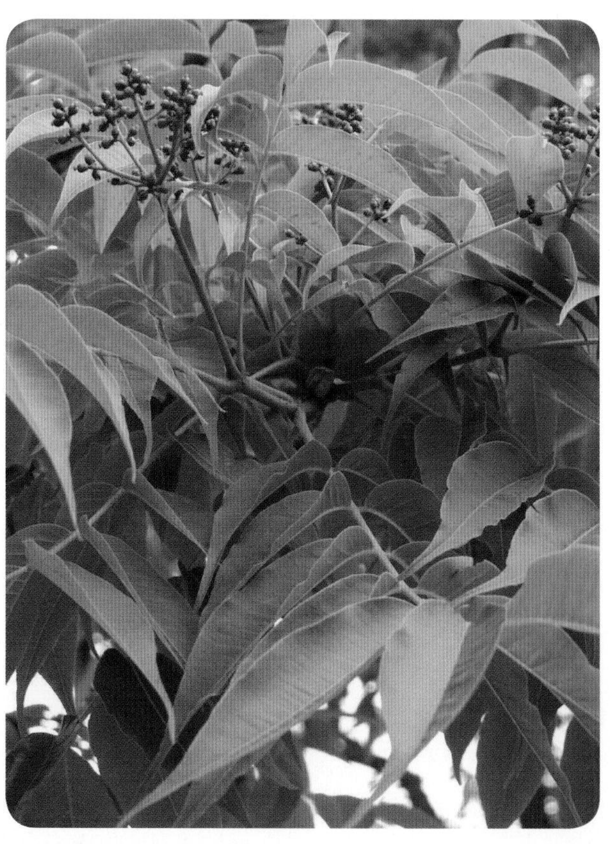

川黄柏（黄柏）

【基　　源】 黄柏为芸香科植物黄皮树的干燥树皮。

【原 植 物】 别名：黄皮树。高大落叶乔木。树皮灰棕色，木栓层厚，内层薄，鲜黄色，有粘性。小枝通常暗红棕色或紫棕色，无毛。奇数羽状复叶对生，小叶7～15，长圆状披针形至长圆状卵形，全缘，下面有长柔毛。花序圆锥状；花小，黄绿色，5数，雌雄异株。果轴及果枝密生短毛。浆果状核果球形，密集成团，紫黑色。花期5～6月，果期10月。

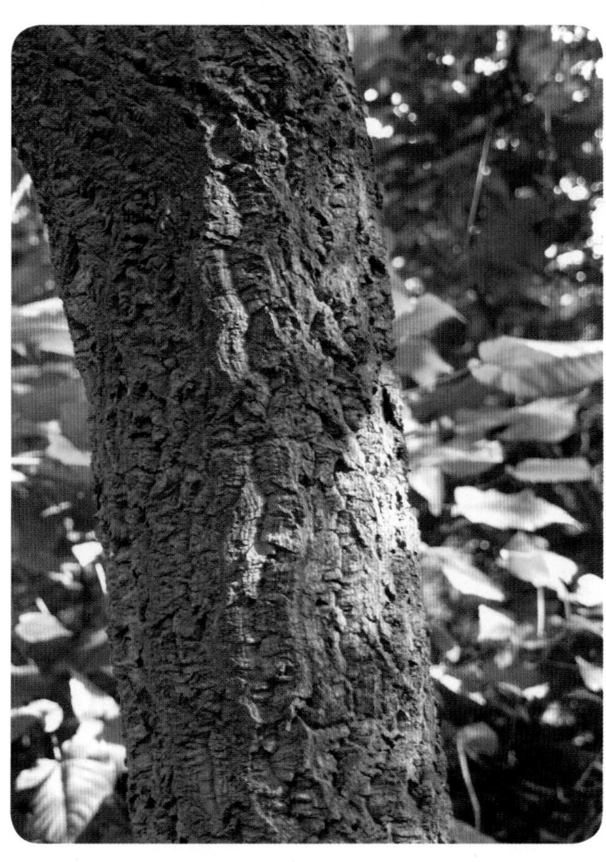

【生境分布】 生于杂木林中，有栽培。分布于陕西、浙江、江西、湖北、四川、贵州、云南等省。

【采收加工】 夏至，剥取树皮后，趁鲜除去粗皮，晒干。

【性状鉴别】 本品呈板片状或浅槽状，长宽不一，厚3～6毫米。外表面黄褐色或黄棕色，平坦或具纵沟纹，有的可见皮孔痕及残存的灰褐色粗皮。内表面暗黄色或淡棕色，具细密的纵棱纹。体轻，质硬，断面纤维性，呈裂片状分层，深黄色。气微，味甚苦，嚼之有粘性。

【炮　　制】

黄柏：拣去杂质，用水洗净，捞出，润进，切片成切丝，晒干。

黄柏炭：取黄柏片，用武火炒至表面焦黑色（但须存性），喷淋清水，取出放凉，晒干。

盐黄柏：取黄柏片，用盐水喷洒，拌匀，置锅内用文火微炒，取出放凉，晾干（每黄柏片100斤用食盐2斤半，加适量开水溶化澄清）。

酒黄柏：取黄柏片，用黄酒喷洒拌炒如盐黄柏法（每黄柏片100斤用黄酒10斤）。

【性味功能】 味苦，性寒。有清热燥湿，泻火除蒸，解毒，消炎杀菌，镇咳祛痰的功能。

【主治用法】 用于湿热泻痢，黄疸，风湿性关节炎，泌尿系感染，遗精，赤白带下，盗汗，热淋，骨蒸劳热，痔疮，便血，足膝肿痛，目赤肿痛，口舌生疮，痈肿疮毒，湿疹瘙痒等症。用量3～12克。

【现代研究】

1. 化学成分　本品含小檗碱、另含黄柏碱、木兰花碱、药根碱、掌叶防己碱（N）-甲基大麦芽碱、蝙蝠葛碱等多种生物碱；尚含黄柏内酯、黄柏酮、黄柏酮酸以及7-脱氢豆甾醇、β-谷甾醇、菜油甾醇、青萤光酸、白鲜交酯等。

2. 药理作用　本品具有抗菌、抗真菌、镇咳降压、抗滴虫、抗肝炎、抗溃疡等作用，并可以增强免疫功能。

【应　　用】

同黄柏。

黄栌（黄栌叶）

【基　　源】 黄栌叶为漆树科植物黄栌的嫩枝及叶；根也供药用。

【原 植 物】 落叶灌木或小乔木。单叶互生，卵圆形或倒卵形，先端圆或微凹，基部近圆形或宽楔形，全缘，两面被灰色柔毛。圆锥花序顶生，被柔毛，花杂性；花萼5，裂片卵状三角形；花瓣5，黄绿色，卵形或卵状披针形。果序紫绿色。核果肾形，熟时红色。花期4～5月，果期6～7月。

【生境分布】 生于向阳山坡、疏林中或栽培。分布于华北及山东、浙江、湖北、贵州、四川、云南等省。

【采收加工】 夏季枝叶茂盛时砍下枝条，摘下叶晒干。

【性状鉴别】 本品叶片呈纸质多缩皱，破碎，完整者展平后卵圆形至倒卵形，长3～8厘米，宽2.5～10厘米。灰绿色，两面均被白色短柔毛，下表面沿叶脉处较密；叶柄长1.4～7.5厘米。气微香，味涩、微苦。

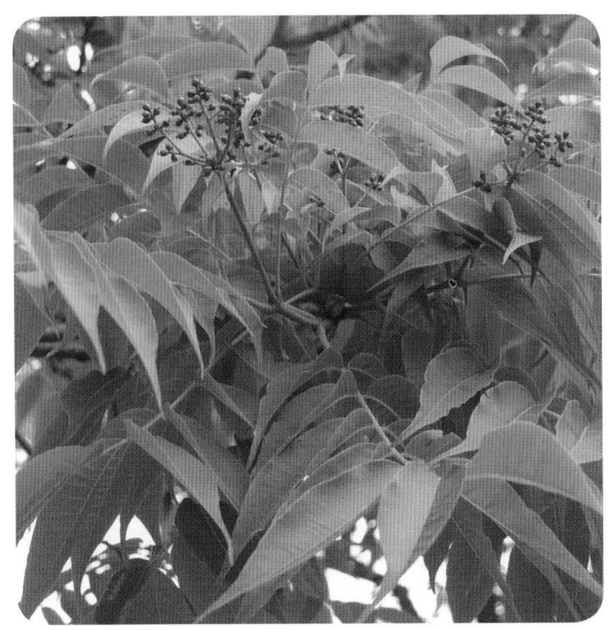

【炮　　制】 叶：采收，扎成把，晒干；根：洗净，切段晒干。

【性味功能】 味辛，苦，性凉。有清热解毒，散瘀止痛的功能。

【主治用法】 用于急性黄疸型肝炎，慢性肝炎，无黄疸型肝炎，麻疹不出。外用水、火烫伤，漆疮，丹毒，煎水洗患处。用量15～30克。外用适量。

【现代研究】

1. 化学成分　本品含硫黄菊素及其葡萄糖甙、杨梅树皮素及没食子酸等鞣质成分，主要成为三没食子酰葡萄糖；又含杨梅树甙、杨梅树素、异槲皮素、山柰素，漆树素及二氢漆树素等，另含挥发油，油中含香叶烯、α-蒎烯、莰烯、芳樟醇及萜品醇等成分。

2. 药理作用　本品具有抗炎、抑制细胞增生作用，也有收敛、抗菌作用。

【应　　用】

1. 急性黄疸型肝炎：制成黄栌糖浆，水丸或片剂。成人每次3克，儿减半，或枝叶30克，水煎服。

2. 漆疮，烫伤：枝叶适量，煎水洗患处。

厚朴（厚朴，厚朴花）

【基　　源】 厚朴为木兰科植物厚朴的树皮、根皮及枝皮。

【原 植 物】 别名：川朴。乔木。单叶互生；革质，倒卵形或倒卵状椭圆形，先端圆，有短尖，基部楔形。花与叶同时开放，花大，杯状，白色，芳香；花被片9～12，或更多，厚肉质，外轮3片，淡绿色，内两轮乳白色，倒卵状匙形。聚合果长椭圆状卵形，外皮鲜红色，内皮黑色。花期5～6月。果期8～9月。

【生境分布】 生于温暖、湿润的山坡。全国大部分地区有栽培。

【采收加工】

厚朴：5～6月剥取树皮；堆放“发汗”后晒干。

厚朴花 春末夏初花蕾未开摘下，稍蒸后，晒干或烘干。

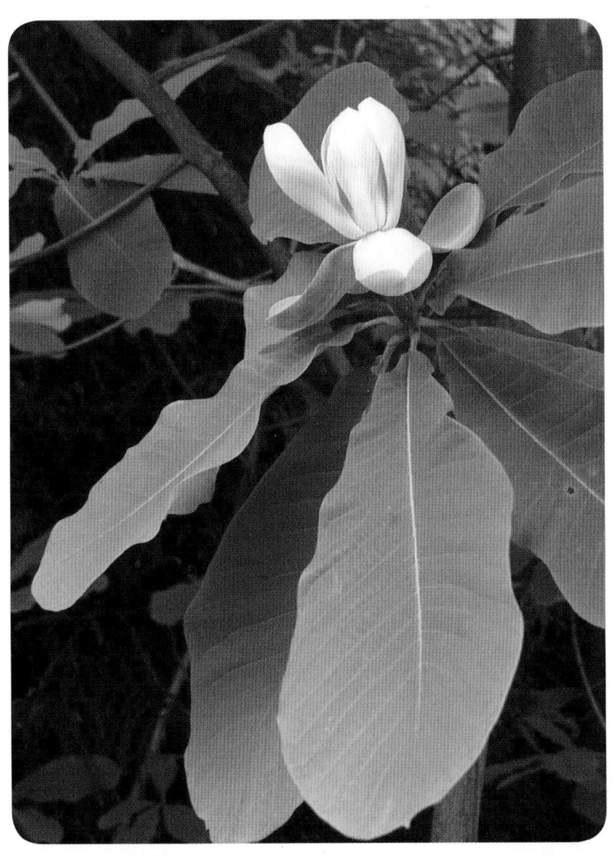

【性状鉴别】 本品干皮呈卷筒状或双卷筒状。外表面粗糙，灰棕色或灰褐色。内表面紫棕色或深紫褐色，较平滑，具细密纵纹，划之显油痕。质坚硬，不易折断，断面颗粒性，有油性。气香，味辛辣、微苦。根皮呈单筒状或不规则块片；有的弯曲似鸡肠，习称“鸡肠朴”。质

硬，较易折断，断面纤维性。枝皮呈单筒状。质脆，易折断，断面纤维性。

【炮 制】

厚朴：刮去粗皮，洗净，润透，切丝，晒干。

姜厚朴：取生姜切片煎汤，加净厚朴，煮透，待汤吸尽，取出，及时切片，晾干。

【性味功能】 味苦、辛，性温。厚朴有温中燥湿，下气散满，消积，破滞的功能。

【主治用法】 厚朴用于胸腹胀满，反胃呕吐，食积不消，肠梗阻，痢疾，喘咳痰多等症。厚朴花用于胸脘痞闷胀满，纳谷不香等症。用量3～9克。

【现代研究】

1. 化学成分 本品树皮含厚朴酚、异厚朴酚、四氢厚朴酚等挥发油，还含有木兰箭毒碱。

2. 药理作用 本品煎剂对多种细菌有抑制作用，对皮肤真菌也有一定的抑制活性；其醇提取物在体外对结核杆菌也有一定的抑制作用。

【应 用】

1. 阿米巴痢疾：厚朴6克。水煎服。

2. 腹满痛大便闭者：厚朴、大黄、枳实。水煎服。

3. 虫积腹痛：厚朴、槟榔各6克，乌梅2个。水煎服。

凹叶厚朴（厚朴，厚朴花）

【基 源】 厚朴为木兰科植物凹叶厚朴的干燥树皮、根皮及枝皮。厚朴花为其干燥花蕾。

【原植物】 落叶乔木，高达15米。树皮较薄，淡褐色。叶互生；生白色毛；叶片革质，狭倒卵形，顶端凹缺成2钝圆浅裂片，基部楔形。花单生枝顶，白色，芳香；花被片9～12，披针状倒卵形或长披针形。聚合果圆柱状卵形；果木质，有短尖头。花期4～5月，果期10月。

【生境分布】 生长或栽培于温暖、湿润、酸性肥沃沙壤土地。分布于陕西、甘肃及长江流域各省。

【采收加工】 4～6月剥取树皮、根皮及枝皮，直接阴干；置沸水中微煮后，堆置阴湿处，“发汗”至内表面变紫褐色或棕褐色时，蒸软，取出，卷成筒状，干燥。

【性味功能】 味苦、辛，性温。厚朴有温中燥湿，下气散满，消积，破滞的功能。厚朴花有理气，化湿的功能。

【主治用法】 厚朴用于胸腹胀满，反胃呕吐，食积不消，肠梗阻，痢疾，喘咳痰多等症。厚朴花用于胸脘痞闷胀满，纳谷不香等症。用量3～9克。

【现代研究】

1. 化学成分 本品树皮含挥发油，如β－桉叶醇、厚朴酚、四氢厚朴酚及异厚朴酚。此外，尚含生物碱和皂甙。

2. 药理作用 暂无。

【应 用】

同厚朴。

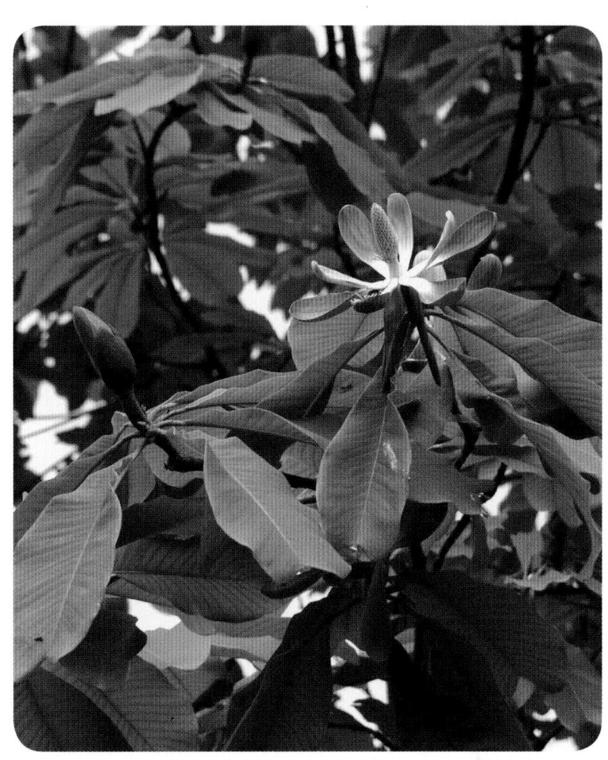

杜仲

【基 源】 本品为杜仲科植物杜仲的干燥树皮。

【原植物】 落叶乔木。树皮折断后有银白色橡胶丝。小枝具片状髓心。单叶互生，卵状椭圆形，先端锐尖，基部宽楔形或圆形，边缘有锯齿，背面脉上有长柔毛。雌雄异株，无花被。小坚果具翅，扁平。花期4～5月，果期9～10月。

【生境分布】 生于山地林中或栽培。分布于陕西、甘肃、河南、湖北、湖南、四川、云南、贵州、浙江等。

【采收加工】 4～6月剥取树皮堆置“发汗”，经5～7天，至内皮层紫褐色时取出，晒干，再刮去粗皮。

【性状鉴别】 本品呈扁平的板块状、卷筒状，或两边稍向内卷的块片，大小不一，厚2～7毫米。外表面淡灰棕色或灰褐色，平坦或粗糙，有明显的纵皱纹或不规则的纵裂槽纹，未刮去粗皮者有斜方形、横裂皮孔，有时并可见淡灰色地衣斑。内表面暗紫褐色或红褐色，光滑。质脆，易折断，折断面粗糙，有细密银白色并富弹性的橡胶丝相连。气微，味稍苦，嚼之有胶状残余物。

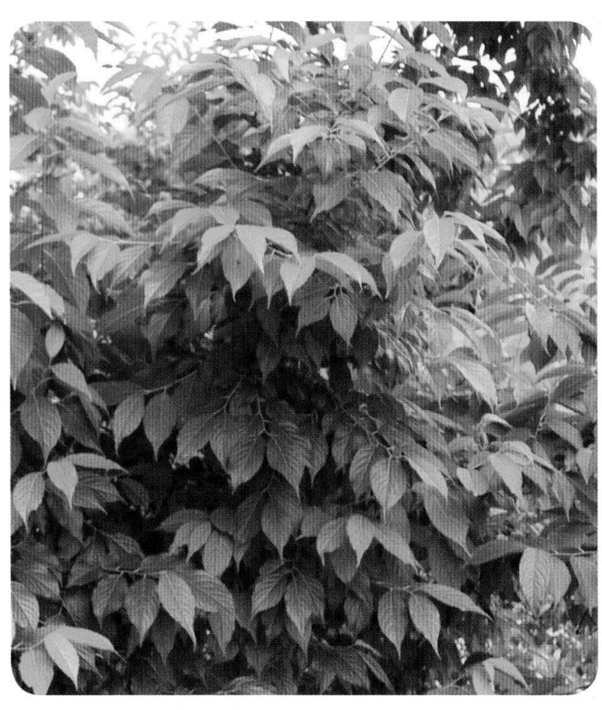

【性味功能】 味甘、微辛，性温。有补肝肾，强筋骨，安胎，降血压的功能。

【炮　　制】 杜仲：除去粗皮，洗净，润透，切成方块或丝条，晒干。

盐杜仲：先用食盐加适量开水溶化，取杜仲块或丝条，使与盐水充分拌透吸收，然后置锅内，用文火炒至微有焦斑为度，取出晾干。

杜仲炭：取杜仲块，置锅内用武火炒至黑色并断丝，但须存性，用盐水喷洒，取出，防止复燃，晾干即得，或取杜仲块，先用盐水拌匀吸尽后置锅中，用武火炒至黑色并断丝存性，用水喷灭火星，取出晾干。

【主治用法】 用于肾虚腰痛，筋骨痿弱，阳痿，梦遗，胎动不安，妊娠漏血，小便余沥，高血压等。用量6～10克。

【现代研究】

1. 化学成分　本品含有木脂素及其甙类成分：右旋丁香树脂酚，还含多种环烯醚萜类成分：桃叶珊瑚甙，杜仲甙，都桷子素，杜仲醇，杜仲醇甙Ⅰ等。又含酚性成分：消旋的苏式 1－(4- 愈创木酚基）甘油，还含杜仲胶。

2. 药理作用　本品具有中枢镇静作用、强壮作用，增强免疫功能，也有抗肿瘤、抗炎、降压、抑制子宫作用，尚可增加抵抗能力。

【应　　用】

1. 肾虚腰痛、足膝痿软、头晕耳鸣：杜仲、续断、菟丝子、肉苁蓉。水煎服。

2. 先兆性流产：杜仲、续断、桑寄生各9克，菟丝子6克。水煎服。

3. 强壮、安胎：杜仲、当归、白术、泽泻。水煎服。

4. 肾虚型高血压：杜仲、黄芩、夏枯草、桑寄生、牛膝。水煎服。

5　香椿

【基　　源】 本品为楝科植物香椿的根皮、叶、嫩枝及果实。

【原 植 物】 乔木。双数羽状复叶，互生，有特殊香气；小叶5～11对，对生；纸质，长圆形或披针状长圆形，先端长渐尖，基部偏斜不对称，一边圆形，另一边楔形，边缘有疏细锯齿或近全缘，圆锥花序顶生或腋生，常下垂，花两性；萼片短小；花瓣5，白色或绿白色。果序下垂，蒴果狭椭圆形，5瓣开裂。种子椭圆形，一边有膜质长翅。花期6～7月。果期8～9月。

【生境分布】 生于村边、路旁、宅院等，多为栽培。分布于华北、华东、中南及西南等省区。

【采收加工】 根皮全年均可采剥，洗净，晒干。嫩枝、叶夏、秋季采，晒干。果实秋、冬季采摘，晒干。

【性状鉴别】 本品干燥果实，果皮开裂为5瓣，裂片披针形，先端尖，外表黑褐色，有细纹理，内表黄棕色，光滑，质脆。果轴呈圆锥形，顶端钝尖，黄棕色，有5条棕褐色棱线。断面内心松泡色黄白。种子生于果轴及果瓣之间，5列，有极薄的种翅，黄白色，半透明，基部斜口状，气微弱。

【炮　　制】 采收，洗净，晒干。

【性味功能】 味苦、涩，性温。有祛风利湿，止血止痛的功能。

【主治用法】 根皮用于痢疾，肠炎，泌尿感染，便血，白带，血崩，风湿腰腿痛。嫩枝及叶用于痢疾。果实用于胃及十二指肠溃疡，慢性胃炎。

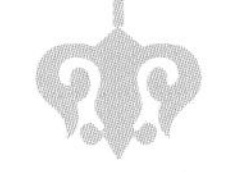

【现代研究】

1. 化学成分 本品含有多酚类成分。

2. 药理作用 本品具有镇痛和抗氧化作用。

【应 用】

1. 急性细菌性痢疾：香椿15克，水煎服。

2. 唇上生疔：鲜香椿叶捣烂，和酒饮服。

3. 小儿头生白秃，发不生出：香椿、楸叶、桃叶，捣烂取汁敷患处。

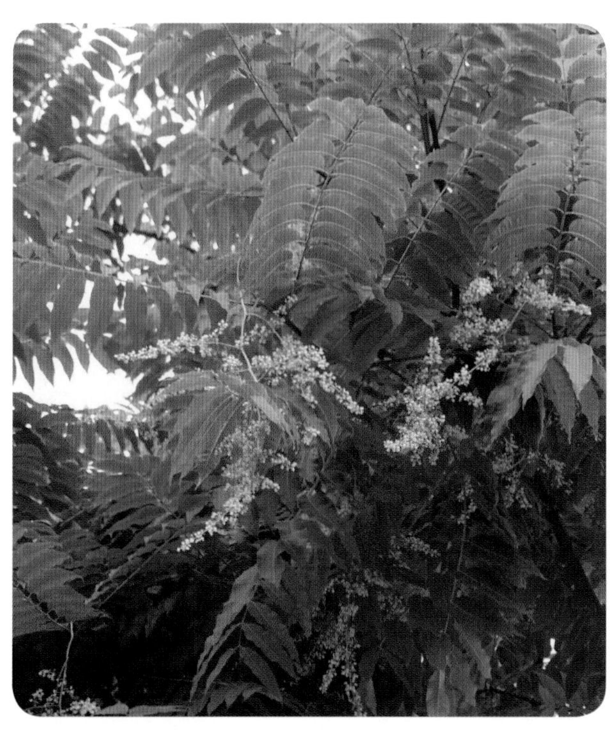

5 椿皮

【基 源】 椿皮为苦木科植物臭椿的干燥根皮或干皮。

【原植物】 别名：臭椿，椿根皮，樗白皮，樗根皮，樗木。落叶乔木，高达20米。树皮灰褐色，光滑，有纵裂纹，幼枝有细毛。单数羽状复叶，互生，小叶13～21，小叶柄短；小叶卵状披针形，长7～12厘米，宽2～5厘米，先端渐尖，基部偏斜，一边圆形，另一边楔形，近基部处常有1～2对粗齿，齿端有1圆形腺体，全缘，有时稍皱缩或反卷，搓碎有臭味。圆锥花序顶生，花小，杂性；萼片5～6，三角状卵形，边缘有细毛；花瓣5～6，绿白色；雄花有雄蕊10，着生于花盘基部；两性花雄蕊较短，且少于10枚；雌蕊有5～6心皮，基部多少连合，柱头5裂。翅果扁平，长椭圆形，淡黄绿色或淡红褐色，每个翅果中部有1种子。种子卵圆形或近圆形，扁平，淡褐色，光滑。花期6～7月。果期8～9月。

【生境分布】 生于山坡、林中。分布于全国各地。

【采收加工】 春季剥取根皮或干皮，刮去或不刮去外面粗皮，晒干。

【药材性状】 椿皮为不整齐的片状或卷片状，长宽不一，厚0.3～1厘米。外表面灰黄色或黄褐色，粗糙，有多数突起的纵向皮孔及不规则纵、横裂纹，除去粗皮者显黄白色；内表面淡黄色，较平坦，密布梭形小孔或小点。质硬而脆，断面外层颗粒性，内层纤维性。气微，味苦。

【炮 制】

1. 椿皮：除去杂质，洗净，润透，切丝或段，干燥。

2. 麸炒椿皮：取麸皮，撒在热锅中，加热至冒烟时，加入净椿皮丝，迅速翻动，炒至微黄色时，取出，筛去麸皮，放凉。

【性味功能】 味苦、涩，性寒。有清热燥湿，涩肠，止血的功能。

【主治用法】 用于慢性痢疾，肠炎，腹泻，胃及十二指肠溃疡，便血，遗精，白带。用量6～9克，水煎服。

【现代研究】

1. 化学成分 本品含有川楝素、甾醇及鞣质。

2. 药理作用 本品有抗菌、抗肿瘤等作用。临床上可用于治疗痢疾、滴虫性阴道炎、疮癣、子宫颈癌等。

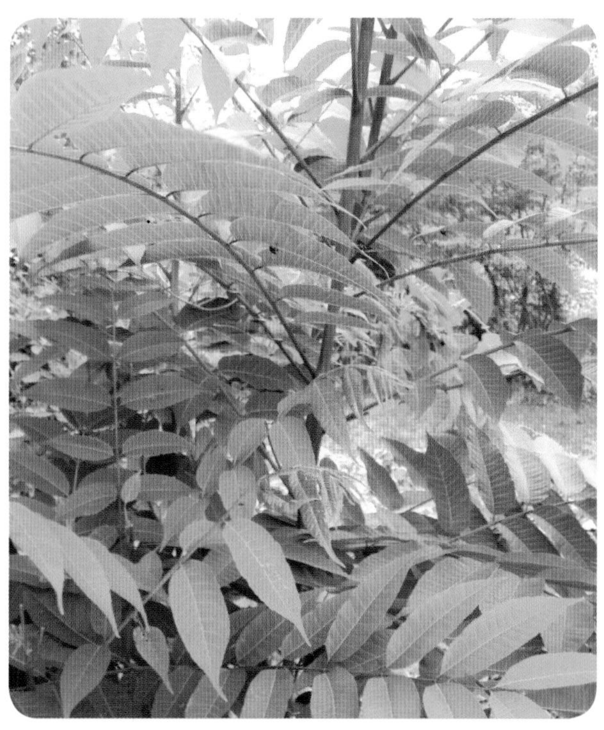

梓树

【基　源】 本品为紫葳科植物梓树的果实、树白皮、根白皮。

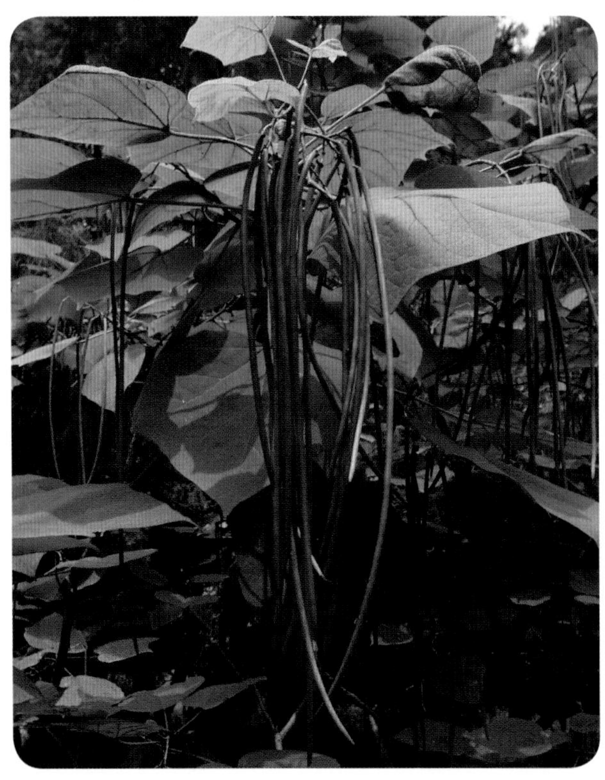

【原植物】 别名：臭梧桐、黄金树、豇豆树。落叶大乔木，树冠扩张。叶对生，有长柄；叶广卵形或近圆形，先端突尖或长尖，基部心形或近圆形，全缘有波齿或3～5浅裂，上面有灰白色柔毛。圆锥花序顶生，淡黄白色；花冠钟形，内有橘黄色条纹及紫色斑点；发育雄蕊2，内藏；子房2室。蒴果细长，长20～30厘米，径5～9毫米；深褐色，幼时生长白毛。种子扁平长椭圆形，两端各有一束白色丝光长毛。花期6～8月。果期8～9月。

【生境分布】 有栽培。分布于东北、华北、西北及长江流域各省。

【采收加工】 秋季果实成熟时摘下果实，阴干或晒干；冬春季可采剥树皮及根皮，刮去外层粗皮，晒干。

【性状鉴别】 本品根皮呈块片状，大小不等。长约20～30厘米，宽2～3厘米，厚3～5毫米，皮片多呈卷曲状。外表栓皮棕褐色，皱缩，有小支根脱落的痕迹，但不具明显的皮孔，栓皮易脱落；内表面黄白色，平滑细致，有细小的网状纹理；断面不平整，有纤维（即皮层及韧皮部纤维），撕之不易成薄片。叶对生或近于对生，有时轮生；叶柄长6～18厘米；叶片阔卵形，长宽近相等，长约25厘米，先端渐尖，基部心形，全缘或浅波状，常3浅裂，两面均粗糙，微被柔毛或近无毛，侧脉4～6对，基部掌状脉5～7条。

【炮　制】 将皮剥下，晒干。

【性味功能】 果实味甘，性平。有利尿，消种的功能。梓白皮味苦，性寒。有利湿热，杀虫的功能。

【主治用法】 果实用于浮肿，慢性肾炎，膀胱炎，肝硬化腹水，用量9～15克。树皮用于湿疹，皮肤瘙痒，小儿头疮。

【现代研究】

1. 化学成分　本品茎皮含羽扇豆醇，三十烷酸酯，9-甲氧基-α-拉杷醌，阿魏酸，6-阿魏酰梓醇，梓果甙，6-阿魏酰基蔗糖，梓果甙，根皮含异阿魏酸，对-羟基苯甲酸和谷甾醇；梓叶含对-香豆酸，对-羟基苯甲酸等成分。

2. 药理作用　本品具有利尿作用和抑菌作用。

【应　用】

1. 慢性肾炎，浮肿，蛋白尿：梓实25克。水煎服。
2. 湿疹，皮肤瘙痒：梓白皮适量，煎水外洗患处。
3. 小儿头疮：鲜梓白皮，加水捣烂取汁，外敷患处。
4. 肾炎水肿：梓白皮、梓实、玉蜀黍须。水煎服。

刺楸（川桐皮）

【基　源】 川桐皮为五加科植物刺楸的树皮。

【原植物】 落叶乔木，枝干有粗大硬刺。单叶在长枝上互生，短枝上簇生，叶片直径7～20厘米，或更大，掌状5～7裂，裂片三角状卵圆形至椭圆卵形，先端渐尖或长尖，边缘有细锯齿，无毛或下面基部脉腋有簇毛，叶柄长30～60厘米。伞形花序聚生为顶生圆锥花序；花白色或淡黄绿色，花萼5齿；花瓣5；雄蕊5，花丝长于花瓣1倍以上；子房下位，2室，花柱2，合生成柱状，顶端分离。果球形，成熟时蓝黑色，直径约5毫米。花期7～8月，果期9～10月。

【生境分布】 生于山谷、溪旁、林缘或疏林中。分布于东北、华北、华中、华南和西南。

【采收加工】 全年可采，多在初夏。剥取树皮，洗净，晒干。

【性状鉴别】 本品干燥树皮呈卷筒状或条块状，厚1～2毫米。栓皮粗糙，表面灰白色至灰棕色，有较深

的纵裂纹及横向小裂纹，散生黄色圆点状皮孔，并有纵长的钉刺；钉刺灰白色，有黑色斑点，顶端尖锐或已磨成钝头，基部长圆形；钉刺脱落，露出黄色内皮。内表而黄色或紫红色，光滑，有纵纹。质坚硬，折断面裂片状。气弱，味苦。

【炮 制】 用水洗净，去刺，润透，切丝，晒干。

【性味功能】 味辛、苦，性凉。有祛风，除湿，通络，止痛，杀虫的功能。

【主治用法】 用于风湿痹痛、腰膝酸痛；外治皮肤湿疹、疥癣。用量9～15克，外用适量。

【现代研究】

1. 化学成分 本品含鞣质，多炔化合物，脂肪油等，尚含黄酮甙、香豆精甙、少量生物碱、挥发油、三萜皂甙、树脂、淀粉等成分。

2. 药理作用 本品具有抗炎、抗菌、抗类风湿和镇痛作用，并有抗癌作用。

【应 用】

1. 风湿痹痛、腰膝酸痛：川桐皮9克。水煎服。

2. 皮肤湿疹、疥癣：川桐皮适量，水煎洗患处。

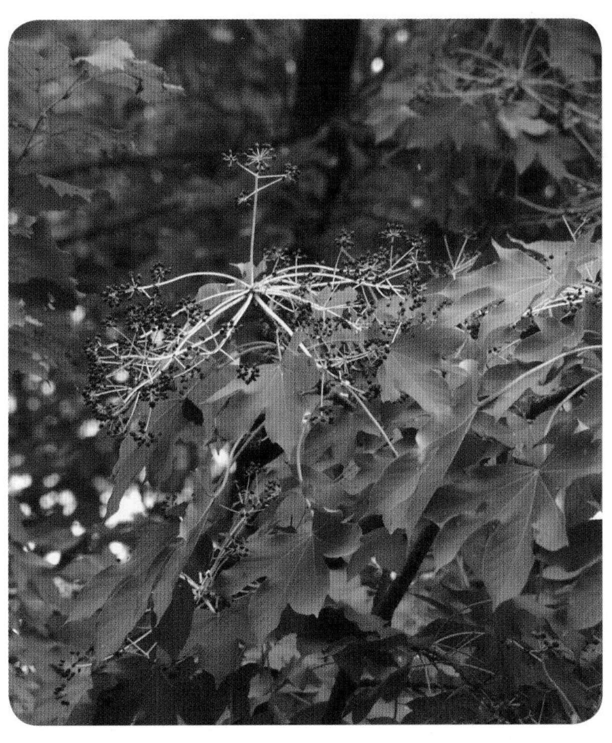

5 掌楸

【基 源】 本品为木兰科植物鹅掌楸的根和树皮。

【原 植 物】 别名：马褂木。大乔木。叶互生，马褂状，先端平截或微凹，基部浅心形，边缘2裂片，裂片先端尖。花单生于枝顶，杯状；花被片9，外3片萼片状；绿色。内6片花瓣状，直立，黄色。聚合果黄褐色，卵状长圆锥形，由具翅的小坚果组成，小坚果含种子1～2粒。花期5月。果期9～10月。

【生境分布】 生于山林或阴坡水沟边；或栽培观赏。分布于安徽、浙江、江西、湖北、四川等地。

【采收加工】 秋季采收根，晒干。夏、秋季采剥树皮。晒干。

【性味功能】 味辛、性温。有祛风除湿、强壮筋骨、止咳的功能。

【主治用法】 根用于风湿关节炎；皮用于因水湿风寒所引起的咳嗽，气急，口渴，四肢微浮。用量25～50克。

【现代研究】

1. 化学成分 本品叶含土里比诺内酯及表土里比诺内酯。树皮含大牻儿内酯、广木香内酯、鹅掌楸内酯等。木部含鹅掌楸碱、海罂粟碱、白兰花碱等。

2. 药理作用 暂无。

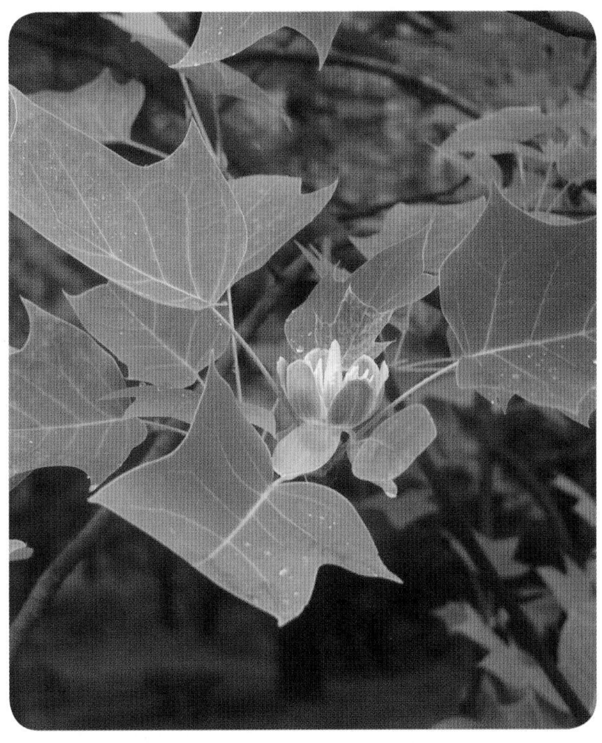

【应 用】

1. 风寒咳嗽：鹅掌楸树皮50克，芫荽15～20克，老姜三片，甘草10克，水煎，冲红糖，早、晚饭前服。

2. 痿症（肌肉萎缩）：鹅掌楸根、大血藤各 50 克，茜草根 10 克，豇豆、木通各 15 克，红花 25 克。泡酒服。

3. 风湿关节痛：鹅掌楸根、刺桐各 50 克。煨水服。

花楸

【基　　源】　蔷薇科植物花楸的果实和茎皮。

【原 植 物】　乔木。单数羽状复叶，托叶大，近半圆形，有粗大锯齿；小叶 5 ～ 7 对，卵状披针形至披针形，先端渐尖，基部圆形，偏斜，边缘有细锯齿，有时具重锯齿，上面无毛，下面苍白色，有稀疏柔毛或沿中脉有密集的柔毛。复伞房花序，密集花；花梗密被白色绒毛，萼筒钟状，萼片三角形，内外密生绒毛；花瓣白色。果实近球形，红色或桔红色，顶端宿存萼片闭合。花期 6 月，果期 9 ～ 10 月。

【生境分布】　生于山坡和山谷杂木林中。分布于东北、华北及甘肃、山东等省区。

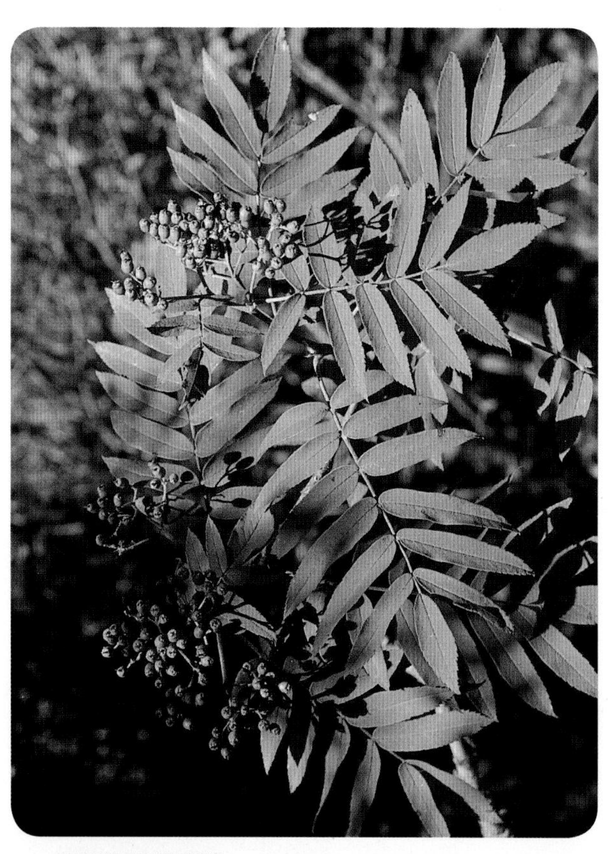

【采收加工】　秋季采收，晒干备用。

【性状鉴别】　本品树皮灰色；嫩枝有绒毛；冬芽大，四锥形，密生白色绒毛。单数羽状复叶，小叶 11 ～ 15，长圆形至长圆状披针形，小叶长 2 ～ 5.5 厘米，宽 1 ～ 1.7 厘米，基部圆楔形，先端急尖，边缘 1 / 3 以上有锯齿，上面暗绿色，下面带苍白色，被白色柔毛或无毛；托叶大，近于卵形，有齿牙，宿存，至少开花后始脱落。梨果近球形，长 6 ～ 8 毫米，橙色或红色，顶端带有残存花被。

【炮　　制】　去杂质，晒干。

【性味功能】　味甘、苦，性平。果实有健胃补虚的功能。茎皮有镇咳祛痰，健脾利水功能。

【主治用法】　果实用于胃炎，维生素 A、C 缺乏症，水肿等。茎皮用于慢性气管炎，肺结核，哮喘，咳嗽，水肿等。用量：果实 30 ～ 60 克；茎皮 9 ～ 15 克。

【现代研究】

1. 化学成分　本品含挥发油，还含甾体、香豆精、黄酮甙、强心甙、皂甙等成分。

2. 药理作用　本品具有镇咳祛痰作用。

【应　　用】

1. 浮肿：花楸成熟果实 25 克，水煎服。

2. 肺结核：花楸树皮 15 克，水煎服，日服一次。

3. 慢性气管炎：花楸树皮制成糖衣片（每片含生药 2.7 克），每次服 6 ～ 7 片，每日三次。

梧桐（梧桐子）

【基　　源】　梧桐子为梧桐科植物梧桐的种子。

【原 植 物】　高大落叶乔木。叶互生，心形，掌状 3 ～ 5 裂，裂片三角形，先端渐尖，基部心形，全缘或微波状，圆锥花序顶生，花单性或杂性，淡黄绿色；花萼管状，萼片 5，向外卷曲，无花瓣。成熟前每心皮由腹缝开裂成叶状果瓣。种子球形，有皱纹。花期 6 ～ 7 月。果期 9 ～ 10 月。

【生境分布】　栽培于庭园的观赏树木。分布于河北、山西、河南、山东及长江以南各省区。

【采收加工】　种子成熟时，打下果实，拾取种子，晒干。

【性状鉴别】　品多皱缩、卷曲，展平后叶片呈广卵形或椭圆形，上表面绿黑色，下表面黄棕色，先端极尖，基部宽楔形或楔形，全缘或略有波状齿，两面均被茸毛，尤以叶脉处为多，叶柄长 2 ～ 8 厘米，具纵沟，密被茸毛。枝类圆柱形或类方柱形，黄绿色，有纵向细皱纹，并分布黄色细点状皮孔，密被锈色短柔毛，稍老则毛茸脱落。质

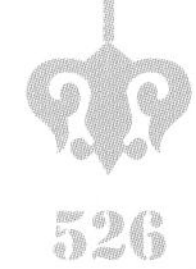

硬而脆，折断面木部淡黄色，髓部白色。气清香，味苦而涩。

【炮　　制】 拣去杂草，用清水略浸，润透，切成1厘米长的小段，晒干，生用。

【性味功能】 味甘，性平。有顺气和胃，消食，补肾的功能。

【主治用法】 用于食伤腹泻，胃痛，疝气；外用于小儿口疮。用量3～9克。外用适量。

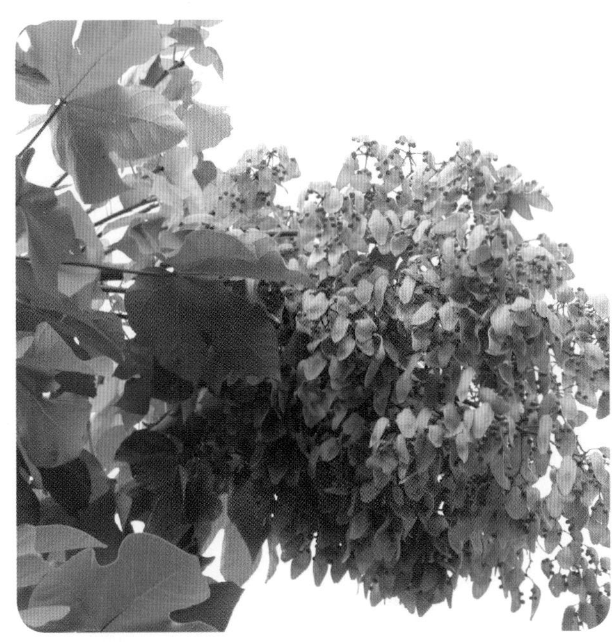

【现代研究】

1. 化学成分　本品叶含甜菜碱、胆碱、β-香树脂醇、β-谷甾醇及芸香甙等。子含有脂肪油、蛋白质、咖啡碱等。花含有芹菜素、β-谷甾醇、齐墩果酸等。

2. 药理作用　本品用于治疗小便不利，无名肿毒，创伤红肿，头癣，汤火灼伤，止血，降压等。

【应　　用】

1. 疝气：梧桐子炒香，剥壳食之。

2. 食伤腹泻：梧桐子炒焦研粉，每次3克，开水冲服。

3. 白发：梧桐子、黑芝麻各9克，何首乌、熟地黄各15克。水煎服。

4. 小儿口疮：梧桐子6～9克，煅存性研末敷，调敷患处。

附注：梧桐叶：有清热解毒，降压的功能。用于高血压，偏头痛。根有除风祛湿的功能。用于风湿性关节痛，跌打损伤。

5 海洲常山（臭梧桐）

【基　　源】 臭梧桐为马鞭草科植物海洲常山的叶。

【原 植 物】 别名：臭梧桐、八角梧桐。灌木或小乔木。叶对生，纸质，广卵形或三角状卵形，先端渐尖，基部楔形或；全缘或有波状齿。伞房状聚伞花序，常二歧分枝，疏散，末次分枝着花3朵；苞片叶状，花萼蕾时绿白色，后紫红色，基部合生，中部略膨大，有5棱脊，5深裂；花冠白色，稍带粉红色，5裂。浆果状核果近球形，包藏于增大的宿萼内，蓝紫色。花期6～8月，果期9～11月。

【生境分布】 生于向阳山坡灌丛中，路边或林间。分布于辽宁、河北、陕西、甘肃、山西、河南、山东及长江以南各省区。

【采收加工】 开花前，采叶晒干。

【性味功能】 味苦、微甘，性平。有祛风湿，止痛，降血压的功能。

【主治用法】 用于风湿痹痛，高血压，疟疾等。用量9～15克。

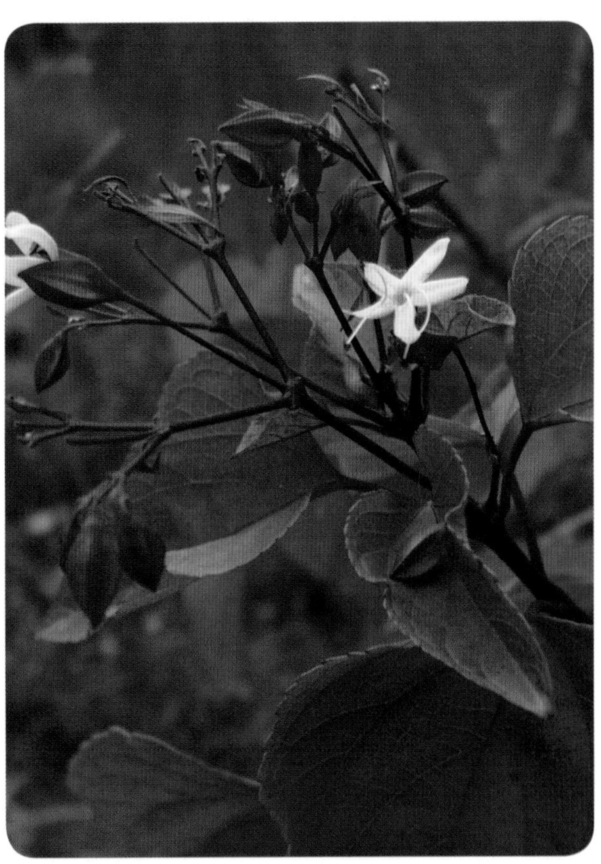

【应　　用】

1. 高血压：臭梧桐鲜叶 9 克，水煎当茶饮服。

2. 风湿性关节炎：臭梧桐 500 克，烯莶草 400 克，磨末和匀，炼蜜丸内服。

3. 内外痔：臭梧桐叶七片，瓦松七枝，皮硝 9 克，水煎薰洗患处。

4. 下腿溃疡：臭梧桐鲜叶捣烂拌桐油贴敷患处。

附注：根和茎亦供药用，与叶有相同的性能。

鹦哥花（海桐皮）

【基　　源】 海桐皮为豆科植物鹦哥花的干燥树皮或根皮。

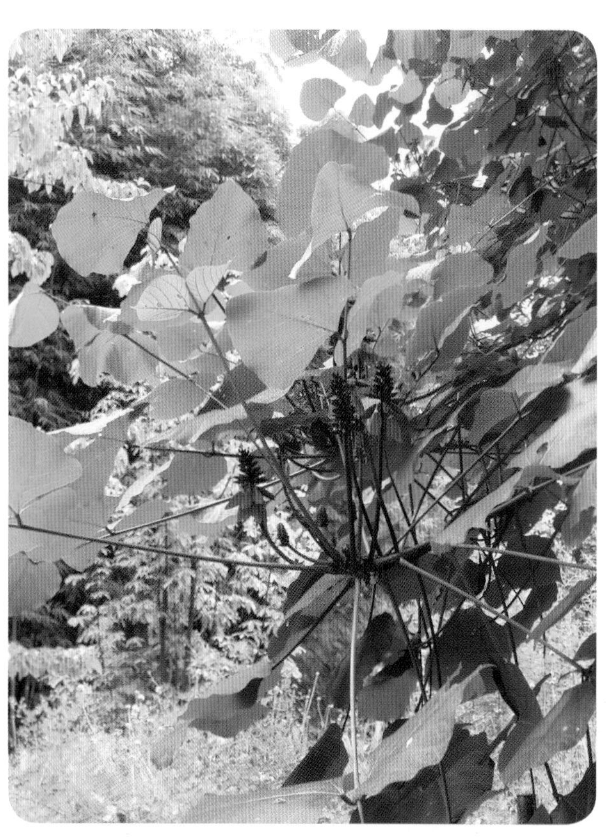

【原 植 物】 乔木，高 7 ～ 8 米，茎干有粗锐硬刺。复叶互生，小叶 3，肾状扁圆形，基部近圆形或截形，小叶柄粗短，有腺体。总状花序腋生，密生于总花梗上部；花萼钟状，2 唇形；花冠红色，旗瓣矩圆状椭圆形，翼瓣短小，龙骨连合，菱形。荚果棱形，种子 1 ～ 2 粒，肾形，黑色有光泽。花期 8 ～ 9 月，果期 10 月。

【生境分布】 生于山坡、沟谷或栽培作行道树。分布于四川、贵州、云南等省。

【采收加工】 全年可砍枝或挖根，剥下树皮或根皮，晒干。

【性味功能】 味苦、辛，性平。有祛风湿，通经络，止痒的功能。

【主治用法】 用于风湿痹痛，腰膝疼痛。外用治疥癣、湿疹。用量 6 ～ 12 克，外用适量。

【应　　用】

同刺桐。

刺桐（海桐皮）

【基　　源】 海桐皮为豆科植物刺桐的干燥树皮或根皮。

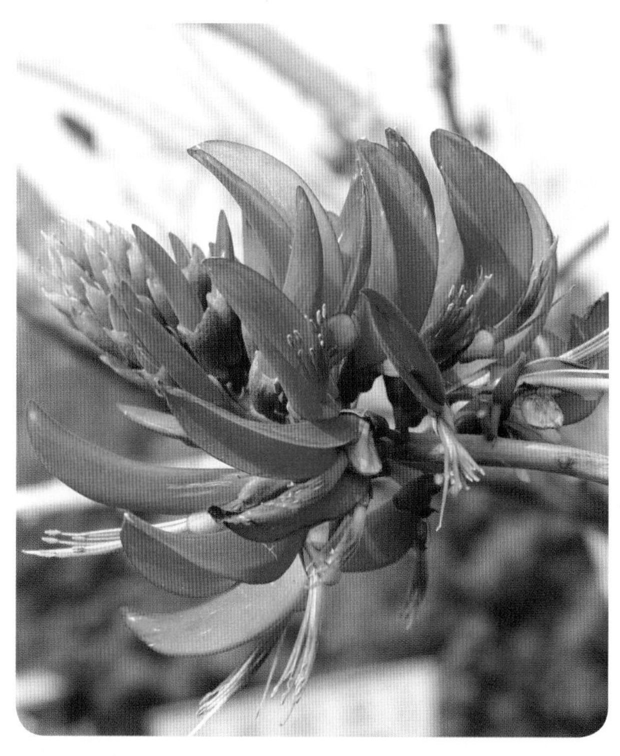

【原 植 物】 高大乔木。枝上有叶痕及皮刺。复叶互生，密集枝端，基部有一对膨大密槽；小叶 3，菱状肾形，顶端尖，基部圆，稍偏斜，基出脉 3 条。总状花序顶生，密生黄色星状柔毛；花萼佛焰苞状，萼齿 3 ～ 5；花冠蝶形鲜红色，旗瓣倒卵状披针形，翼瓣与龙骨瓣近等长。荚果串珠状，木质，肥厚，长达 30 厘米。种子圆肾形，红褐色。花期 3 ～ 9 月，果期 4 ～ 10 月。

【生境分布】 生于山地、村旁、山坡林中，也有栽培。分布于浙江、福建、湖南、湖北、广东、广西、贵

州及云南等省区。

【采收加工】 全年可砍枝或挖根，剥下树皮或根皮后晒干。

【性味功能】 味苦、辛，性平。有祛风湿，通经络，止痒的功能。

【主治用法】 用于风湿痹痛，腰膝疼痛。外用于疥癣，湿疹。用量6～12克；外用适量。

【应　　用】

1. 跌打肿痛，风湿性腰腿痛：海桐皮9克，酒浸二周，外揉患处研粉。

2. 小儿疳积、蛔虫病：海桐皮3克，冲服。

3. 中恶霍乱：海桐皮，煮汁服。

4. 产后关节风痛：海桐皮9克，五加皮、钻地风适量，水煎服。

油桐

【基　　源】 大戟科植物油桐的根、叶、花、果壳及种子入药。

【原 植 物】 乔木。单叶互生，卵状心形，先端急尖，基部心形，全缘或3浅裂，密生细毛，顶端有2腺体。聚伞状圆锥花序顶生；花单性，雌雄同株，先叶开放；花萼2～3裂，花瓣5，白色稍带红色。核果近球形，有短尖头，光滑。种子阔卵圆形，种皮厚壳状。花期4～5月。果期6～10月。

【生境分布】 生于山坡、路旁、村边。分布于陕西、甘肃、河南及江南各省区。

【采收加工】 根全年可采，切片晒干。叶夏秋季采，晒干。花凋落时收集。果实秋冬季采摘，晒干。

【性状鉴别】 本品单叶互生，具长柄，初被毛，后渐脱落；叶片卵形至心形，长8～20厘米，宽6～15厘米，先端尖，基部心形或楔形，不裂或有时3浅裂，全缘，上面深绿色，有光泽，初时疏生微毛，沿脉较密，后渐脱落，下面有紧贴密生的细毛。气微，味苦、涩。根条粗实，表面褐黑色，根皮厚，断面内心白色，较泡松，有绵性。

【炮　　制】 去杂质，晒干。

【性味功能】 根味辛，性温，有小毒。有消食利水，化痰，杀虫的功能。叶有杀虫的功能。花有清热解热，生肌的功能。种子有大毒，有催吐，消肿毒的功能。

【主治用法】 根用于黄疸，风湿筋骨痛。叶用于痈肿，漆疮，肠炎。花用于烧烫伤，新生儿湿疹，秃疮毒疮，天疱疮。果外用于癣疥，烫伤，脓疮。果壳用于丹毒。种子用于疥癣，瘰疬。用量6～12克。

【现代研究】

1.化学成分　本品含有脂肪酸和萜类，还有少量黄酮、甾醇、香豆素等类型化合物成分。

2. 药理作用　本品具有消炎、抗癌、镇痛和抗病毒作用。

【应　　用】

1. 黄疸：油桐根、柘树根各30克，水煎服。

2. 烫火伤：生油桐适量，加花生油适量，调涂患处。

3. 新生儿湿疹，天疱疮：油桐花，麻油调敷患处。

4. 疥癣，瘰疬：油桐子适量，煎水洗。

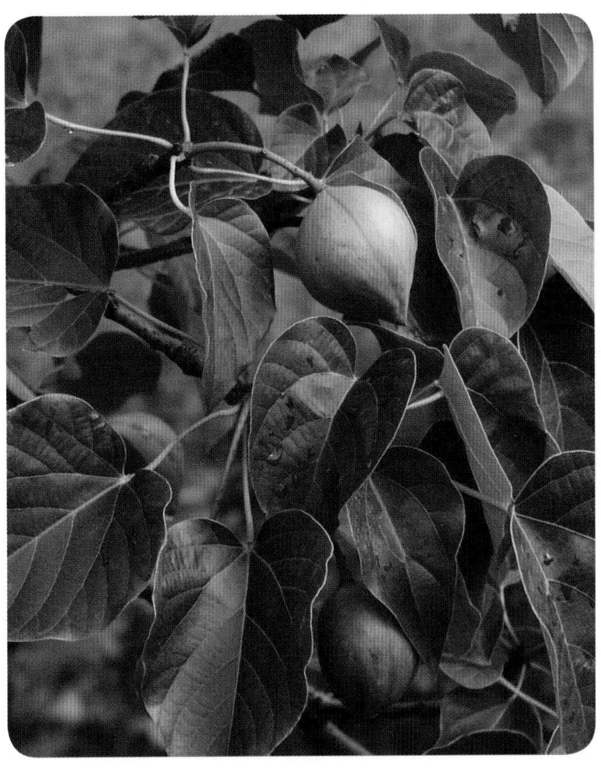

苦楝（苦楝皮）

【基　　源】 苦楝皮为楝科植物苦楝的树皮及根皮。

【原 植 物】 别名：楝树、楝。高大落叶乔木。树皮纵裂，小枝绿色，有星状细毛，老枝紫褐色。叶互生，2～3回羽状复叶，卵形或椭圆形，先端长尖，基部圆形，两侧常不等，边缘有锯齿。圆锥伞形花序腋生或顶生；花淡紫色或紫色；花萼5，有柔毛；花瓣5，宽线形或倒披针形，平展或反曲，有柔毛。核果椭圆形或球形，淡黄色；内果皮坚硬。种子线状棱形，黑色。花期 4 ～ 5 月。果期 10 ～ 11 月。

【生境分布】 生于山坡、路旁、田野。多有栽培。分布于河北、陕西、甘肃、河南、山东及长江以南各地区。

【采收加工】 春、秋季剥取树皮，除去粗皮，晒干。

【性状鉴别】 本品呈不规则板片状、槽状或半卷筒状，长宽不一，厚 2 ～ 6 毫米。外表面灰棕色或灰褐色，粗糙，有交织的纵皱纹及点状灰棕色皮孔，除去粗皮者淡黄色；内表面类白色或淡黄色。质韧，不易折断，断面纤维性，呈层片状，易剥离。无臭，味苦。

【炮　　制】 除去杂质，洗净，润透，切丝，干燥。

【性味功能】 味苦，性寒。有毒。有清热，燥湿，杀虫的功能。

【主治用法】 用于蛔虫病，钩虫病，蛲虫病，阴道滴虫病，风疹，疥癣等症。用量 4.5 ～ 9 克；外用适量，研末，用猪脂调敷患处。肝炎，肾炎患者慎用。

【现代研究】

1. 化学成分　本品含有川楝素，苦楝酮，苦楝萜酮内酯，苦楝萜醇内酯，苦楝植酸甲酯，苦楝子三醇，异川楝素，另有 β- 谷甾醇，正十三烷及水溶性成分。

2. 药理作用　本品具有驱虫作用和抗肉毒中毒作用，并对中枢有抑制作用。

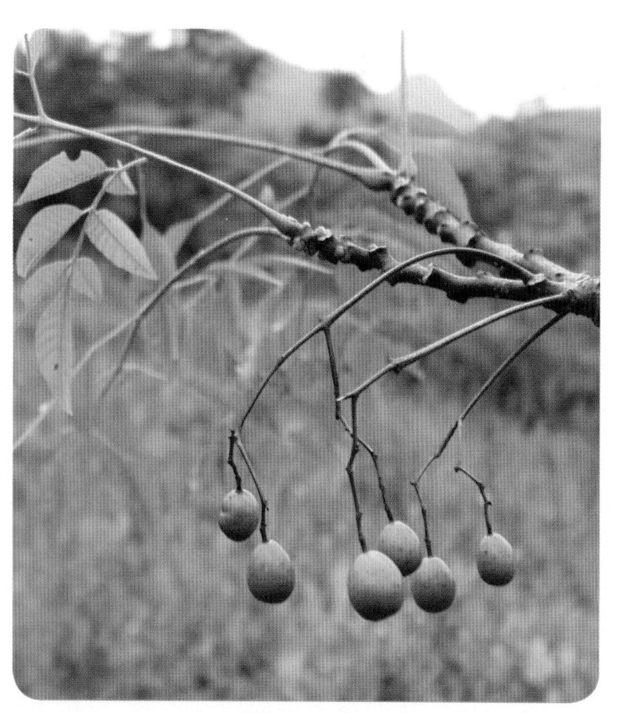

【应　　用】

1. 胆道蛔虫病：苦楝皮，水煎服。

2. 小儿蛔虫性肠梗阻：苦楝皮，水煎服。

3. 蛇咬伤：苦楝皮、韭菜各 200 克，米酒 250 克，醋 200 克，炖热放凉，药酒外擦，药渣外敷，内服少许药酒。

4. 顽固性湿癣：苦楝皮。烧灰，调茶油涂抹患处。

川楝（川楝子）

【基　　源】 川楝子为楝科植物川楝的果实。

【原 植 物】 高大落叶乔木。2 回羽状复叶；小叶 5 ～ 11，狭卵形或长卵形，先端渐尖，基部圆形，偏斜，全缘或小有疏齿，幼时两面密被黄色星状毛。圆锥花序腋生；花萼 5 ～ 6；花瓣 5 ～ 6，紫色或淡紫色。核果椭圆形或近圆形，黄色或黄棕色；内果皮木质坚硬，有棱。种子扁平，长椭圆形，黑色。花期 3 ～ 4 月。果期 9 ～ 11 月。

【生境分布】 生于平原，丘陵地或栽培。分布于陕西、甘肃、河南、湖北、湖南、贵州、四川、云南等省区。

【采收加工】 果实成熟呈黄色时采，晒干。

【性状鉴别】 本品核果呈类圆形，直径 2 ～ 3.2 厘米。表面金黄色至棕黄色，微有光泽，皱缩，或略有凹陷，具深棕色小点。顶端有花柱残痕，基部凹陷，有果梗痕。外果皮革质，与果肉间常有空隙；果肉松软，淡黄色，遇水润湿显粘性。果核球形或卵圆形，质坚硬，两端平截，有 6 ～ 8 条纵校，内分 6 ～ 8 室，每室含黑棕色长圆形的种子 1 颗。气特异，味酸、苦。

【炮　　制】

川楝子：拣去杂质，洗净，烘干，轧碎或劈成两半；

炒川楝子：将轧碎去核的川楝肉，用麸皮拌炒至深黄色为度，取出放凉。

【性味功能】 味苦，性寒，有小毒。有清肝火，除湿热，止痛，杀虫的功能。

【主治用法】 用于热证脘腹胁肋诸痛，虫积腹痛，疝痛，痛经。用量 4.5 ～ 9 克。外敷治秃疮。

【现代研究】

1. 化学成分　本品含有川楝素、异川楝素，以及多种苦味的三萜成分：苦楝子酮、脂苦楝子醇，21-O- 乙酰川楝子三醇，21-O- 甲基川楝子五醇。

2. 药理作用　本品具有驱虫作用，对呼吸中枢的抑制作用和抗肉毒中毒作用。

【应　　用】

1. 慢性肝炎，尤其肝区疼痛、自觉痛处有热者：川楝子、延胡索各6克，研末，温开水送服。

2. 睾丸鞘膜积液、小肠疝气所致疼痛：川楝子9克，小茴香、吴茱萸各4.5克，木香3克（后下）。水煎服。

3. 头癣：川楝子。烤黄研末，调油成膏，外擦患处。

4. 胆石病：川楝子、木香、枳壳、黄芩各9克，金钱草30克，生大黄6克，水煎服。

附注：树皮及根皮作苦楝皮药用。有杀虫的功能。用于蛔虫病。

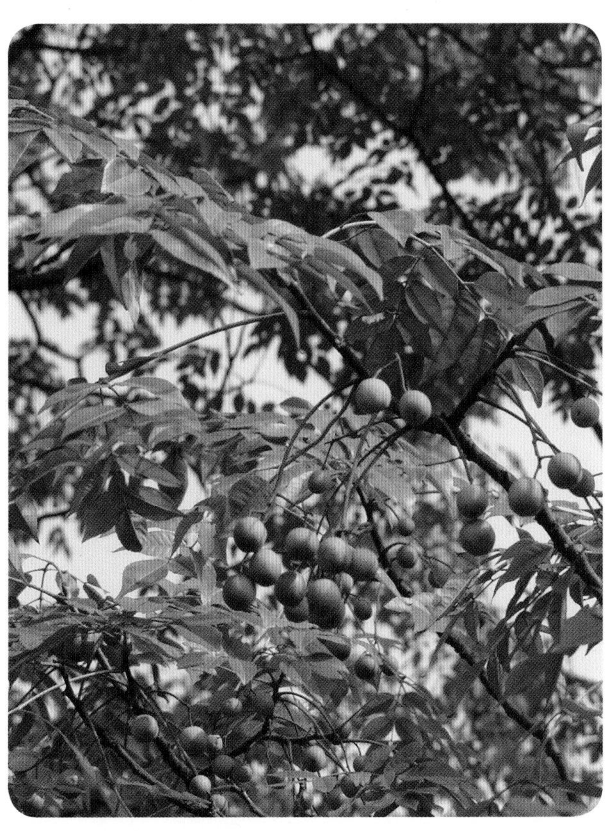

5 槐（槐花）

【基　　源】 槐花为豆科植物槐的干燥花及花蕾，其果实为槐角。

【原 植 物】 大落叶乔木。树皮暗灰色或黑褐色，成块状裂。小叶7～15，卵状长圆形或卵状披针形，长宽1.2～3厘米，先端急尖，基部圆形或宽楔形，下面有伏毛及白粉；圆锥花序顶生，有柔毛。花黄白色，有短梗。萼长有柔毛。花冠蝶形，旗瓣近圆形，先端凹，基部具短爪，有紫脉纹，翼瓣与龙骨瓣近等长，同形，具2耳。荚果，念珠状，皮肉质不裂有粘性。种子1～6粒，肾形，黑褐色。花期7～8月，果期10月。

【生境分布】 生于山坡、平原或栽培于庭院，全国各地有种植。

【采收加工】

槐花：夏季花开放或花蕾形成时采收，干燥。

槐角：冬季采收，除去杂质，干燥。

【性状鉴别】 槐花：本品皱缩而卷曲，花瓣多散落。完整者花萼钟状，黄绿色，先端5浅裂；花瓣5，黄色或黄白色，1片较大，近圆形，先端微凹，其余4片长圆形。雄蕊10，其中9个基部连合，花丝细长。雌蕊圆柱形，弯曲。体轻。无臭，味微苦。槐米：呈卵形或椭圆形，长2～6毫米，直径约2毫米。花萼下部有数条纵纹。萼的上方为黄白色未开放的花瓣。花梗细小。体轻，手捻即碎。无臭，味微苦涩。

【性味功能】 槐花味苦，性寒。有凉血止血，清肝明目的功能。

【炮　　制】

槐花：除去杂质及灰屑。炒槐花：取净槐花，照清炒法炒至表面深黄色。

槐花炭：取净槐花，照炒炭法炒至表面焦褐色。

【主治用法】 用于吐血，衄血，便血，痔疮出血，血痢，崩漏，风热目赤，高血压。用量9～15克。

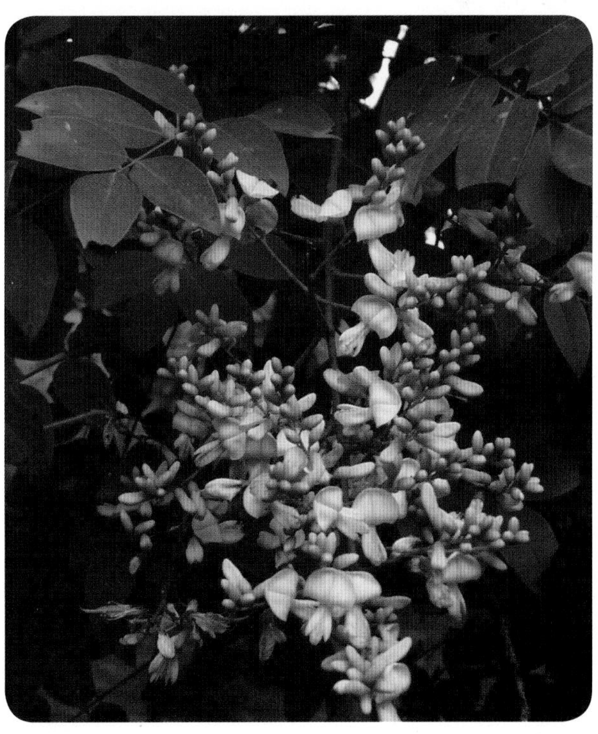

【现代研究】

1. 化学成分　本品含鞣质、芸香甙。另外花蕾中还含有槐花米甲素、乙素和丙素。

2. 药理作用　本品能保持毛细血管正常的抵抗力，减少血管通透性；有抗炎、解痉、抗溃疡等作用；对心传导系统有阻滞作用；对实验性动脉硬化症有预防及治疗效果。

【应　　用】

1. 头癣：槐花，炒后研末，油调成膏，涂敷患处。

2. 痔疮出血：槐花、侧柏叶、地榆，水煎服。

3. 急性泌尿系感染：槐角浸膏。内服。

4. 高血压病：槐角，旱莲草，桑椹，女贞子。水煎浓缩，烘干制成颗粒，每服3～4片，每日3次。

水曲柳皮

【基　　源】　水曲柳皮为木犀科植物水曲柳的干燥枝皮或干皮。

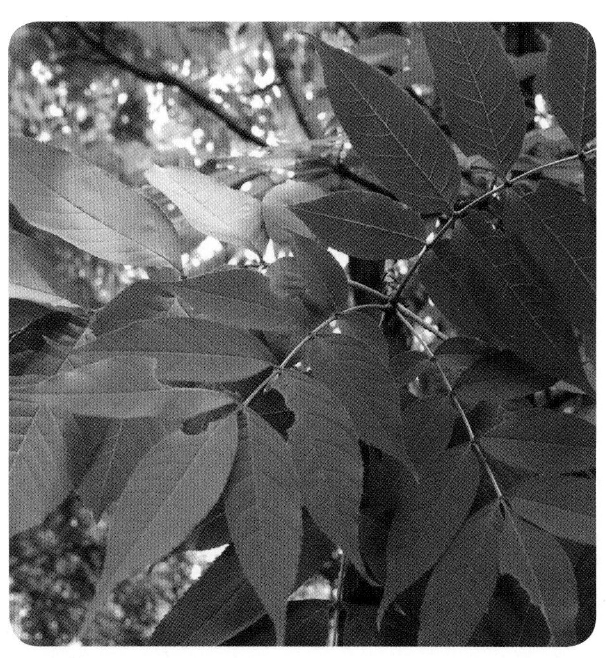

【原 植 物】　高大乔木，枝皮有明显突起的红棕色皮孔及马蹄形叶痕。小叶7～13，卵状披针形，背面沿叶脉有褐色毛。圆锥花序生于去年枝上，花无花萼。雌雄异株，无花瓣。翅果矩圆形，常扭曲。

【生境分布】　生于中山区杂木林中。分布于东北小兴安岭、长白山地区及内蒙古、河北、山西、陕西、河南等地。

【采收加工】　春季剥取枝皮或干皮，晒干。

【性状鉴别】　本品树皮呈卷筒状或槽状，厚约2毫米。外表面灰褐色，有浅裂纹及皮孔；内表面发棕色，较平滑。质坚硬，断面纤维性。气微，味苦。

【炮　　制】　剥取枝皮或树干皮。晒干或鲜时切成丝状，再晒干。

【性味功能】　味苦，性寒。有清热燥湿、明目的功能。

【主治用法】　用于湿热痢疾、目赤红肿。用量6～12克。

【现代研究】

1. 化学成分　本品含有马粟树皮甙和微量的马粟树皮素；也含有虫白蜡，虫白蜡含酯类、游离酸、游离醇、烃类和树脂等成分。

2. 药理作用　本品具有抗炎、抗菌等作用，临床组方可用于痢疾、月经不调、白带、慢性支气管炎、急性结膜炎、疟疾等疾病。

【应　　用】

同花曲柳。

白蜡树（秦皮）

【基　　源】　秦皮为木樨科植物白蜡树的干燥树皮。

【原 植 物】　高大落叶乔木；树皮灰褐色，纵裂。单数羽状复叶，先端尖，基部钝圆或楔形，边缘具整齐锯齿，下面无毛或沿中脉两侧被白色长柔毛。圆锥花序顶生或腋生枝梢；雌雄异株；雄花密集，花萼小钟状，无花冠；雌花疏离，花萼大，筒状，4浅裂。翅果匙形，上中部最宽，先端锐尖，呈犁头形，基部渐狭，翅平展，下延至坚果中部，坚果圆柱形；宿萼紧贴坚果基部。花期4～5月，果期7～9月。

【生境分布】　生于山间向阳路旁、坡地阴湿处或栽培。分布于河北、陕西、宁夏、河南、山东、江苏、安徽、浙江、湖北、广东、四川、贵州、云南等省区。

【采收加工】　春、秋季修整树枝时剥取树皮，晒干或鲜时切丝晒干。

【性状鉴别】　本品枝皮呈卷筒状或槽状，长10～60厘米，厚1.5～3毫米。外表面灰白色、灰棕色至黑棕色或相间斑状，平坦或稍粗糙，并有灰白色圆点状皮孔及细斜皱纹，有的具分枝痕；内表面黄白色或棕色，平滑。质硬而脆，断面纤维性，黄白色。无臭，味苦。干皮为长条状块片，厚3～6毫米。外表面灰棕色，有红棕色圆形或横长的皮孔及龟裂状沟纹。质坚硬，断面纤维性较强。

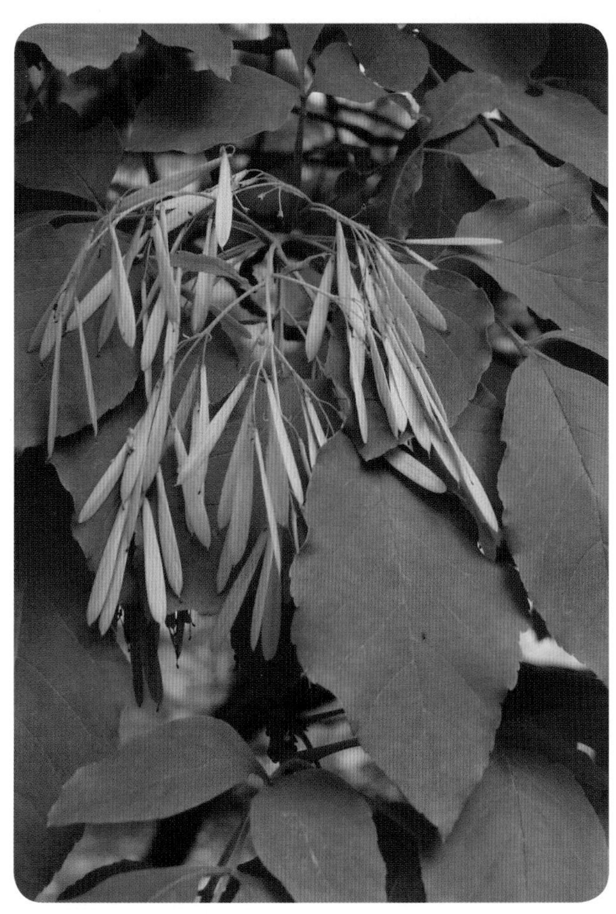

【炮　　制】 除去杂质，入水略浸，洗净，润透，展平，切成2～3厘米长条，顶头切0.5厘米厚片，晒干，筛去灰屑。

【性味功能】 味苦涩，性微寒。有清肝明目，利水燥湿的功能。

【主治用法】 用于湿热痢疾，目赤红肿，肺热咳嗽。用量10～15克。

【现代研究】

1. 化学成分　本品含有七叶树内酯和秦皮素（秦皮亭，白蜡树内酯），又谓含虫白蜡，虫白蜡含酯类、游离酸、游离醇和树脂等成分。

2. 药理作用　本品具有抗菌、抗病原微生物和抗炎镇痛作用，临床可用于“痛风”等关节炎，也有止咳祛痰平喘、保护心血管等作用。

【应　　用】

同花曲柳。

5 合欢（合欢皮）

【基　　源】 合欢皮为含羞草科植物合欢的干燥树皮。

【原 植 物】 别名：绒花树、芙蓉花。落叶乔木。2回羽状复叶互生；羽片5～15对；每羽片小叶10～30对，镰刀状长圆形，全缘，有短柔毛。头状花序腋生或顶生伞房状；花淡红色。荚果扁平，黄褐色。扁种子椭圆形，褐色，光滑。花期6～8月。果期8～10月。

【生境分布】 生于山谷、林缘，栽培。分布于辽宁、河北、甘肃、宁夏、陕西、山东、河南及长江以南各省区。

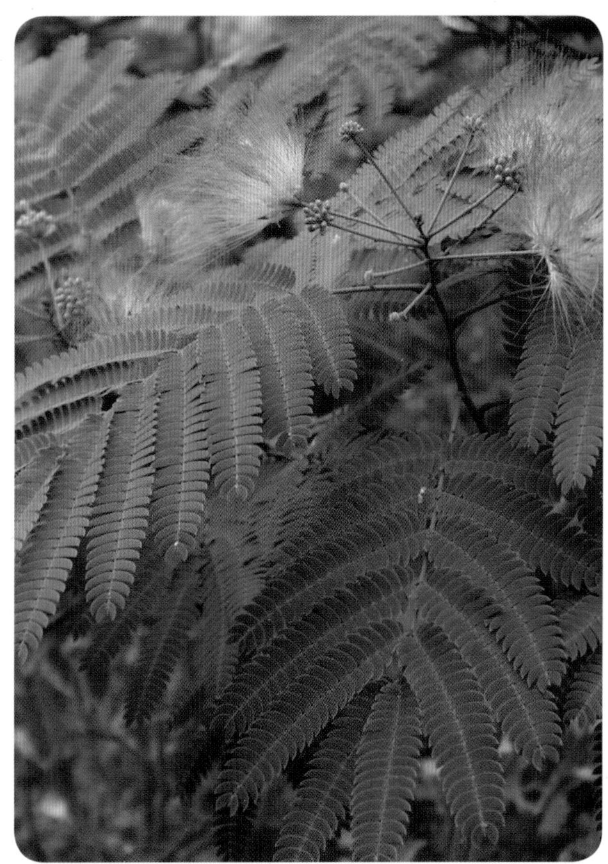

【采收加工】 夏、秋二季采收，剥取树皮，晒干。

【性状鉴别】 本品呈卷曲筒状或半筒状，长40～80厘米，厚0.1～0.3厘米。外表面灰棕色至灰褐色，稍有纵皱纹，有的成浅裂纹，密生明显的椭圆形横向皮孔，棕色或棕红色，偶有突起的横棱或较大的圆形枝痕，常附

有地衣斑；内表面淡黄棕色或黄白色，平滑，有细密纵纹。质硬而脆，易折断，断面呈纤维性片状，淡黄棕色或黄白色。气微香，味淡、微涩、稍刺舌，而后喉头有不适感。

【炮　　制】　除去杂质，洗净，润透，切丝或块，干燥。

【性味功能】　味甘，性平。有解郁安神，活血消肿的功能。

【主治用法】　用于心神不安，忧郁失眠，健忘，肺脓疡，咯脓痰，痈肿，心胃气痛，风火眼疾，咽痛，瘰疬，跌扑伤痛。用量 6 ～ 12 克。

【现代研究】

1. 化学成分　本品中主要含有三萜及其苷类化合物、黄酮及其苷类化合物、生物碱、有机酸、甾醇类化合物、木脂素、鞣质及挥发性成分等。

2. 药理作用　本品有抗生育、抗过敏和抗肿瘤作用。

【应　　用】

1. 神经衰弱，失眠，抑郁：合欢皮 30 克，丹参、夜交藤各 15 克，柏子仁 9 克，水煎服。

2. 关节肌肉慢性劳损性疼痛：合欢皮、乳香、没药、木瓜、赤芍、红枣等，水煎服

3. 骨伤：合欢皮、白蔹各 9 克，研末，酒调外敷患处。

4. 筋骨损伤：合欢皮、芥菜子，炒后研细末，酒调，临卧服酒，药渣敷患处。

附注：合欢花为其干燥花序。味甘，性平。有解郁安神的功能。用于心神不安，忧郁失眠。用量 4.5 ～ 9 克。

6 皂荚（猪牙皂，皂角刺）

【基　　源】　猪牙皂为豆科植物皂荚的干燥畸形果实；其干燥棘刺为皂角刺。

【原 植 物】　别名：皂角、天丁。落叶乔木。树干有坚硬的棘刺，刺圆柱形，常分枝。偶数羽状复叶，近革质，长卵状或卵形，总花序顶生或腋生，荚果长条状，肥厚，膨起，紫黑色，有灰色粉霜。或稍弯曲呈新月形，内无种子，称猪牙皂。

【生境分布】　生于山坡、溪谷等地。分布于全国大部分地区。

【采收加工】　秋季采收荚果，干燥。皂角刺：全年可采，干燥。

【性状鉴别】　本品果实呈扁长的剑鞘状而略弯曲，表面深紫棕色至黑棕色，被灰色粉霜，种子所在处隆起，基部渐狭而略弯，有短果柄或果柄痕。两侧有明显的纵棱线，摇之有响声，质硬，剖开后，果皮断面黄色，纤维性。种子多数，扁椭圆形，黄棕色，光滑。气特异，有强烈刺激性，粉末嗅之有催嚏性，味辛辣。

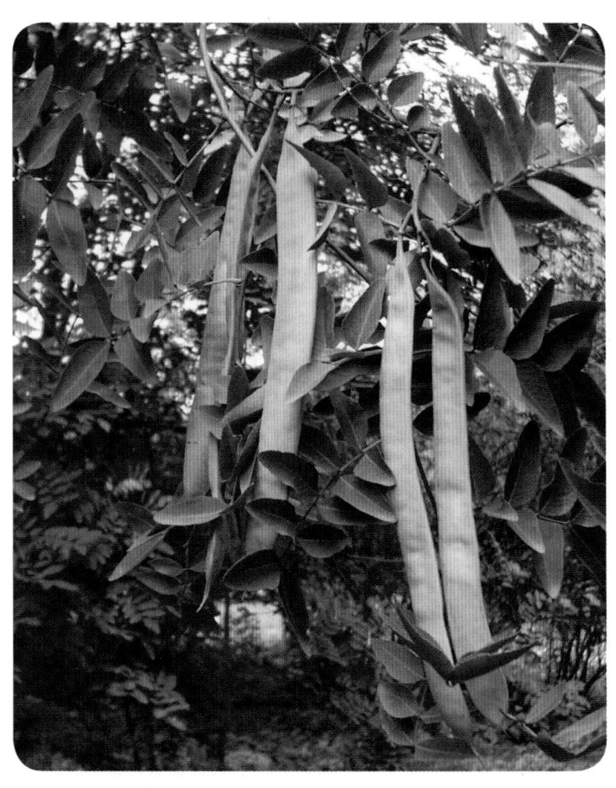

【炮　　制】　拣去杂质，洗净，晒干。用时捣碎。

【性味功能】　味辛，性温；有小毒。猪牙皂有开窍，祛痰，消肿散结的功能。皂角刺有活血消肿，排脓通乳的功能。

【主治用法】　猪牙皂用于突然昏厥，中风牙关紧闭，喘咳痰壅，癫痫等，用量 1 ～ 3 克。皂角刺用于痈肿疮毒，乳汁不下，急性扁桃腺炎等。用量 4.5 ～ 9 克。孕妇忌用。

【现代研究】

1. 化学成分　本品荚果含三萜皂甙、鞣质。此外，尚含蜡醇、廿九烷、豆甾醇、谷甾醇等。

2. 药理作用　本品有祛痰、抗菌作用和显著的溶血作用。

【应　　用】

1. 中风牙关紧闭：猪牙皂、明矾，研末，温水调灌。

2. 湿痰壅滞，胸闷咳喘：猪牙皂角1克，焙干研末，红枣汤调服。

3. 疔疮：皂角刺、酢酱草各60克。捣烂敷患处。

4. 痈疽肿毒，疮疡将溃未溃：皂角刺、穿山甲、当归、黄芪、川芎。研细末，调油外涂敷患处。

无患子

【基　源】 本品为无患子科物无患子的种子。

【原植物】 高大落叶乔木。双数羽状复叶互生；小叶8～16，互生或近对生，纸质，卵状披针形或长圆状披针形，先端尖，基部偏楔形，稍不对称，无毛。圆锥花序顶生，被短柔毛，花小，杂性同株；花瓣5，黄白色或淡黄色，边缘有睫毛。核果球形，肉质，有棱，黄色或棕黄色。种子球形，黑色，坚硬。花期5～6月。果期10～11月。

【生境分布】 生于山坡疏林中，村边向阳处或有栽培。分布于长江以南各省区。

【采收加工】 果实秋、冬季采摘，除去果肉果皮，取种子晒干。

【性状鉴别】 本品种子球形或椭圆形，直径约1.5厘米。表面黑色，光滑，种脐线形，附白色绒毛。质坚硬。剖开后，子叶2枚，黄色，肥厚，叠生，背面的1枚较大，半抱腹面的1枚；胚粗短，稍弯曲。气微，味苦。

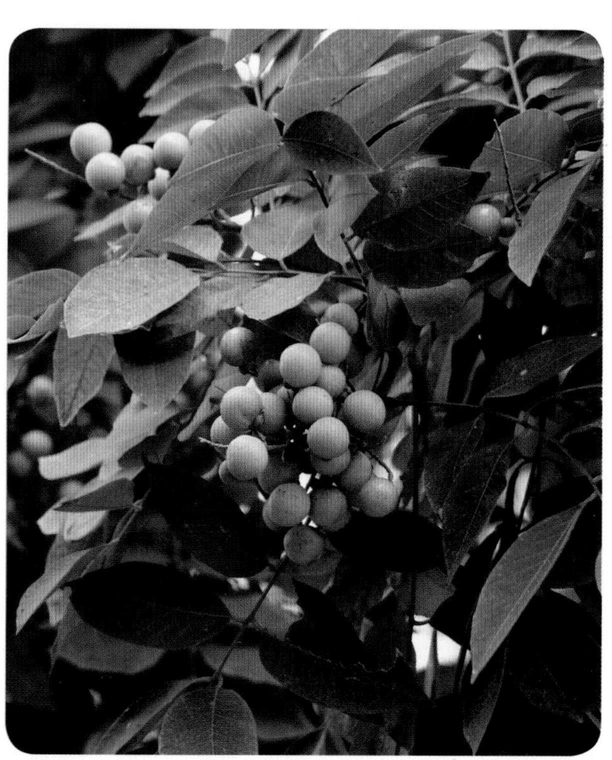

【炮　制】 除去果肉、杂质，取种子晒干。

【性味功能】 味苦，微辛，性寒，有小毒。有清热祛痰，利咽止泻的功能。

【主治用法】 用于白喉，咽喉炎，扁桃体炎，支气管炎，百日咳，急性肠胃炎（煅炭用）。用量6克。

【现代研究】

1. 化学成分　本品种仁含蛋白质，灰分，总非纤维碳水化合物，戊聚糖，淀粉，粗纤维。此外，尚含有脂肪酸，山萮酸及二十四烷酸等成分，种子含脂肪油及糖脂，并含天然表面活性物质。

2. 药理作用　本品具有降压及降血脂和抗血作用，并有一定的溶血作用。

【应　用】

1. 白喉，扁桃体炎：无患子。多次蒸晒去毒，研粉。

2. 滴虫性阴道炎：无患子。水煎浓液，冲洗阴道。

诃子

【基　源】 本品为使君子科植物诃子的果实。

【原植物】 别名：诃黎勒、藏青果。落叶乔木，叶有锈色短柔毛，顶端处有2腺体；叶卵形、椭圆形或长椭圆形，先端短尖，基部钝圆或楔形。穗状花序组成圆锥花序；淡黄色；花萼杯状，5齿裂，无花瓣；雄蕊10；子房下位。核果卵形或椭圆形，粗糙，灰黄色或黄褐色，有5～6条纵棱及纵皱纹，基部有圆形果柄痕。果核易剥离，长纺锤形，浅黄色，粗糙，种子1，白色。花期4～5月。果期7～9月。

【生境分布】 生于林缘。分布于广东、海南、广西、云南等地。

【采收加工】 秋冬季果实成熟时采摘，开水烫5分钟，晒干或烘干。

【性状鉴别】 本品干燥果实为长圆形或卵圆形。表面黄棕色或暗棕色，略具光泽，有5～6条纵棱线及不规则的皱纹，基部有圆形果梗痕。质坚实。果核长1.5～2.5厘米，直径1～1.5厘米，浅黄色，粗糙，坚硬。种子狭长纺锤形；种皮黄棕色，子叶2，白色，相互重叠卷旋。无臭，味酸涩后甜。

【炮　制】

诃子：除去杂质，洗净，干燥。用时打碎。

诃子肉：取净诃子，稍浸，闷润，去核，干燥。

【性味功能】 味苦、酸、涩，性温。有涩肠，止血，化痰的功能。

【主治用法】 用于久泻，久痢，脱肛，便血，白带，慢性气管炎，哮喘，慢性喉炎，溃疡病，久咳失音等症。用量3～9克。

【现代研究】

1. 化学成分 本品含大量鞣质，其主要成分为诃子酸、原诃子酸等。尚含诃子素、鞣酸酶、番泻苷A等。

2. 药理作用 本品所含鞣质有收敛、止泻作用；有抗菌、抗肿瘤及强心作用。诃子素，对平滑肌有罂粟碱样的解痉作用。

【应　　用】

1. 久痢脓血：诃子，五倍子，乌梅，樗根白皮。

2. 肺结核之干咳、痰血：诃子，海浮石，瓜蒌皮。

3. 慢性咽喉炎久咳失音：诃子4个，桔梗、甘草各30克。共研末，每次6克，水煎服。

4. 慢性支气管炎合并肺气肿之久咳：诃子3克，五味子9克，猪肺。同煮极烂，食肺喝汤。

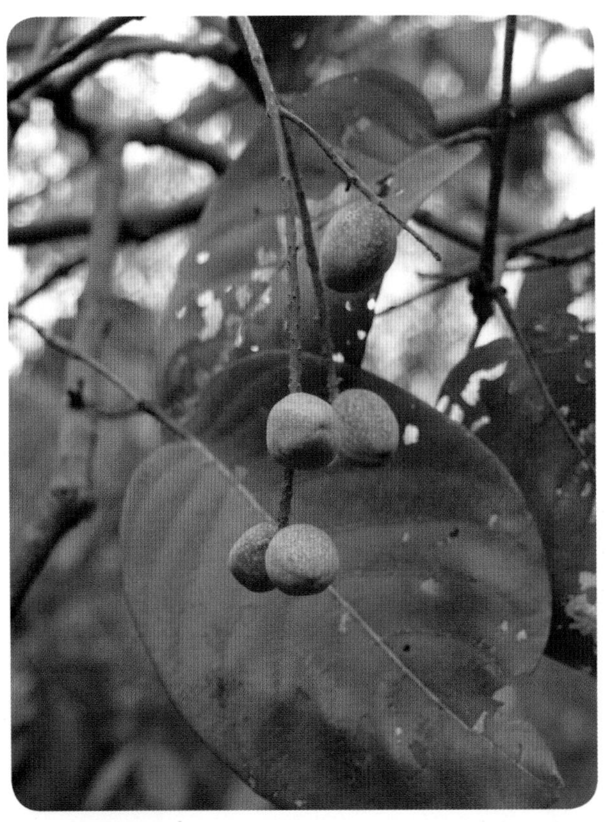

5 垂柳

【基　　源】 本品为杨柳科植物垂柳的枝、叶、树皮。

【原 植 物】 落叶乔木。叶互生，线状被针形，先端长渐尖，基部楔形，具细锯齿。花单性，雌雄异珠；雄花序有短梗；苞片外面有毛，边缘有睫毛，雄蕊2；雌花序基部有3～4小叶，轴有毛，苞片披针形，外面有毛，腺体1。蒴果2瓣裂，黄褐色。花期3～4月，果期4～5月。

【生境分布】 生于水边湿地，分布于长江流域与黄河流域，其他各地均栽培。

【采收加工】 柳枝，柳叶夏季采；树皮，根皮和根须全年可采。

【性味功能】 味苦，性寒。有清热解毒，祛风利湿的功能。

【主治用法】 叶用于慢性气管炎，尿道炎，膀胱炎，膀胱结石，高血压；外用治关节肿痛，痈疽肿毒，皮肤瘙痒，灭蛆等。根及树枝用于风湿骨痛，黄疸，淋浊，乳痛；外用烧烫伤。根须用于风湿拘挛，筋骨疼痛，湿热带下及牙龈肿痛。树皮用于黄水疮。

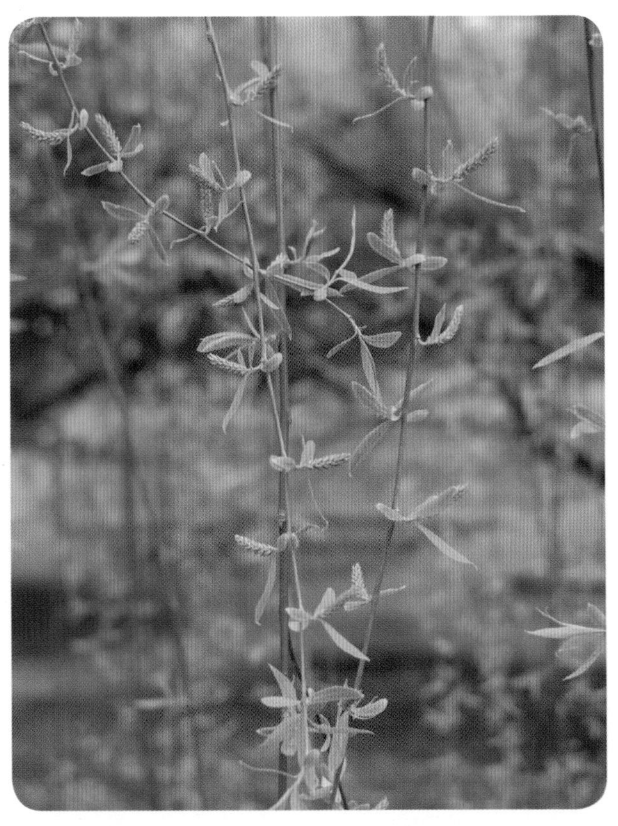

【应　　用】

1. 老年慢性气管炎：鲜垂柳叶、鲜栗叶、鲜侧柏叶各60克，水煎服，

2. 黄水湿疮：树皮烧存性研末，麻油调涂。

柽柳

【基　　源】 本品为为柽柳科植物柽柳的干燥细嫩枝叶。

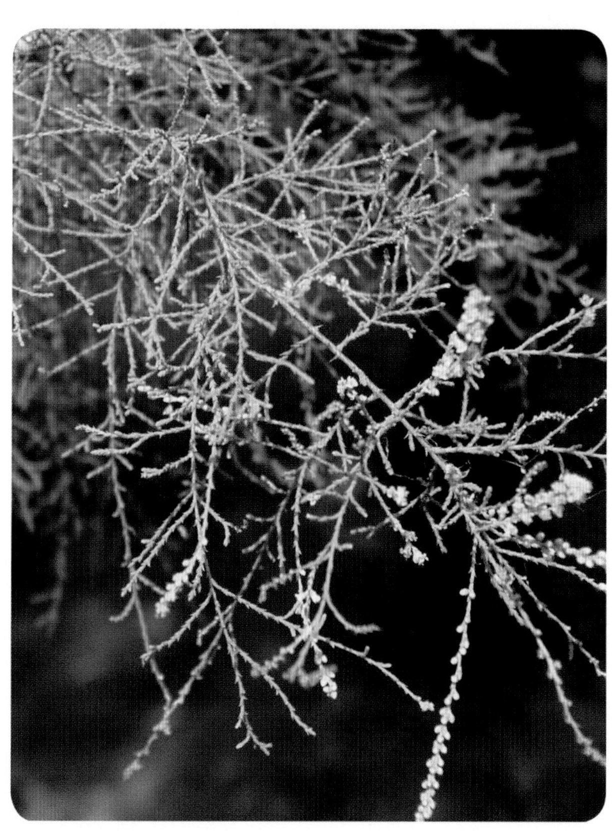

【原 植 物】 别名：西河柳、山川柳。落叶灌木或小乔木，高2～5米。老枝深紫色或紫红色，嫩枝绿色，有疏散开张下垂的枝条。茎多分枝，枝条柔弱。单叶互生，无柄，抱茎，蓝绿色，细小鳞片状，基部鞘状抱茎。复总状花序排列成圆锥形，生于当年嫩枝端；常松散下垂。花小，粉红色，花瓣5；雄蕊5；雌蕊1，柱头3裂。蒴果长圆锥形。花期一年3次，4月、6月、8月各一次。

【生境分布】 生于荒原砂质盐碱地或栽培于庭园。分布于华北、西北及河南、山东、安徽、江苏、湖北、广东、四川、云南、西藏等省、自治区。

【采收加工】 夏季花未开时采收幼嫩枝，晒干。

【性状鉴别】 本品干燥的枝梗呈圆柱形。表面灰绿色，生有许多互生的鳞片状的小叶。质脆，易折断。粗梗直径约3毫米，表面红褐色，叶片常脱落而残留叶基呈突起状。粗梗的横切面黄白色，木质部占绝大部分，有明显的年轮，皮部与木质部极易分离，中央有髓。气微弱，味淡。

【炮　　制】 拣去杂质，去梗，喷润后切段，晒干。

【性味功能】 味辛，性平。有发汗透疹，解表散风，解毒利尿功能。

【主治用法】 用于麻疹不透，感冒，风湿关节痛，小便不利。用量3～9克。外用于风疹瘙痒，煎水洗。

【现代研究】

1. 化学成分　本品含柽柳酚、柽柳酮、柽柳醇、槲皮素、硬脂酸、β-谷甾醇及其葡萄糖苷以及树脂、鞣质等。

2. 药理作用　本品煎剂有明显的止咳作用；对肺炎球菌、甲型链球菌、白色葡萄球菌及流感杆菌均有抑制作用。其浸膏溶液给人工发热家兔皮下注射，有一定的解热作用。

【应　　用】

1. 慢性气管炎：柽柳50克，白矾0.5克。水煎服。

2. 鼻咽癌：柽柳、地骨皮各50克，水煎服。

3. 小儿痧疹不出，躁乱：柽柳，芫荽，水煎服。

4. 感冒：柽柳2克，薄荷，荆芥各6克，生姜3克。水煎服。

旱柳

【基　　源】 杨柳科植物旱柳的嫩叶或枝叶入药。

【原 植 物】 乔木。枝细长，直立或斜展。叶互生，叶柄短，上面有长柔毛，托叶披针形或缺，边缘有细锯齿，叶披针形，先端长渐尖，基部窄圆形或楔形，叶缘有细腺齿，上面绿色，下面苍白色或带白色。花序与叶同时开放；雄花序圆柱形，轴有长毛；腺体2；雌花序较雄花序短，轴有长毛，苞片同雄花，腺体2，背生和腹生。果序长达2.5厘米。花期4月，果期4～5月。

【生境分布】 生于河岸及高原、固定沙地。分布于长江以北地区。

【采收加工】 嫩叶春季采，枝叶春、夏、秋三季均采，鲜用或晒干。

【性味功能】 味微苦，性寒。有散风，祛湿，清湿热的功能。

【主治用法】 用于黄疸型肝炎，风湿性关节炎，急性膀胱炎，小便不利，外用于黄水疮，牙痛，湿疹等。用量 9 ～ 15 克；外用适量。

【应　　用】

1. 预防及治疗黄疸型肝炎：旱柳叶 10 克，开水泡，当茶喝，亦可酌加红糖。

2. 风湿性关节炎，发烧怕冷：旱柳叶 15 克，水煎服。

3. 关节炎肿痛：鲜旱柳枝叶，煎汤外洗。

4. 甲状腺肿大：鲜旱柳叶 500 克，加水 2500 毫升煎至 1000 毫升，每次服 200 毫升。

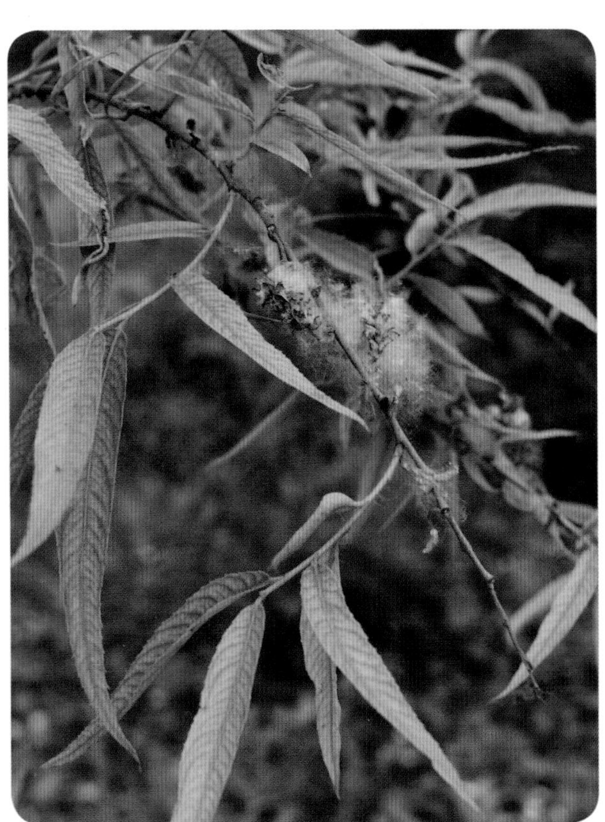

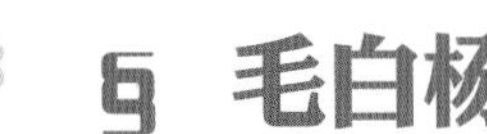

5 毛白杨

【基　　源】 本品为杨柳科植物毛白杨的花，树皮。

【原 植 物】 高大乔木。长枝的叶革质，三角卵形或阔卵形，先端渐尖，基部稍心形或截形，叶缘有深齿，上面暗绿色，光滑，下面密被灰白色毡毛，后渐脱落；老树叶缘有波状齿，下面稍有绒毛；短枝叶较小，卵形或三角状卵形，有波状齿。雌雄异株，苞片深棕色，有长睫毛；子房长椭圆形。蒴果长卵形或圆锥形，2 瓣裂。花期 3 月，果期 4 ～ 5 月。

【生境分布】 生于平原和低海拔丘陵或栽培于路旁、庭园。分布于辽宁、华北、西北、华东等地。

【采收加工】 春季花开时采集雄花序，晒干；树皮四季可采。

【性状鉴别】 本品树皮板片状或卷筒状，厚 2 ～ 4 毫米，外表面鲜时暗绿色，干后棕黑色，常残存银灰色的栓皮，皮孔明显，菱形，长 2 ～ 14.5 毫米，宽 3 ～ 13 毫米；内表面灰棕色，有细纵条纹理。质地坚韧，不易折断。断面显纤维性及颗粒性。气微，味微。

【炮　　制】 采剥树皮，刮去粗皮，鲜用或晒干。

【性味功能】 有祛痰的功能。

【主治用法】 用于咳嗽痰喘等。用量 50 ～ 100 克。

【现代研究】

1. 化学成分　本品树皮含总甙、皂甙、强心甙、黄酮甙、酚类、蛋白质、氨基酸。

2. 药理作用　本品有祛痰、抗菌作用，用于治疗慢性气管炎。

【应　　用】

1. 慢性气管炎：鲜毛白杨树皮，水煎服。

2. 习惯性便秘：毛白杨，水煎服。

3. 痔疮：毛白杨，水煎服。并煎水洗患处。

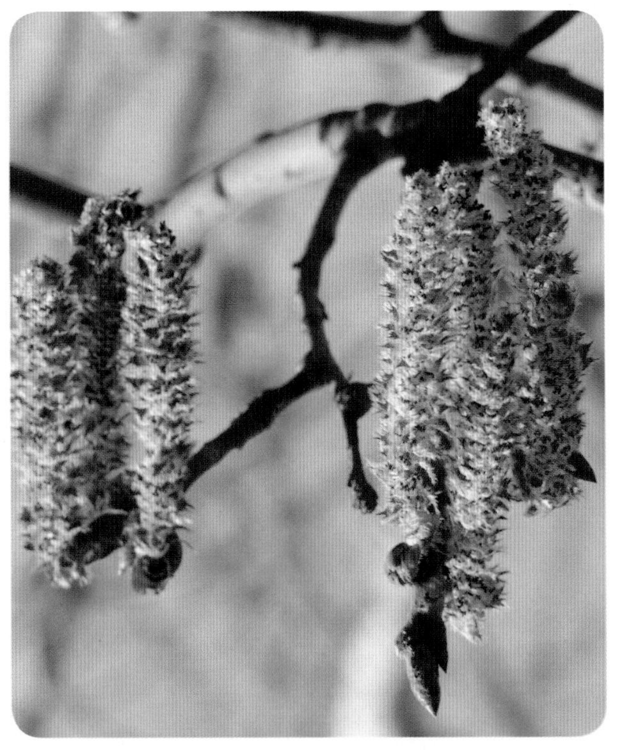

榆树（榆白皮）

【基　　源】 榆白皮为榆科植物榆树的树皮或根皮的韧皮部。

【原 植 物】 落叶乔木，高达20米。单叶互生；叶柄长1～8毫米，有毛；托叶披针形，有毛。叶倒卵形，椭圆状卵形或椭圆状披针形，长2～8厘米，宽2～2.5厘米，先端尖，基部圆形或楔形，边缘具单锯齿。花先叶开放，簇生；花萼4～5裂；雄蕊4～5；子房扁平，花柱2。翅果倒卵形或近圆形，光滑，先端有缺口。种子位于中央，与缺口相接。花期3～4月，果期4～6月。

【生境分布】 生于河边、路边。分布于东北至西北，华南至西南各地区，多为栽培。

【采收加工】 春季剥皮，除去粗皮，晒干或鲜用。

【性味功能】 味甘，性平。有利水，通淋，消肿的功能。

【主治用法】 用于小便不通，淋浊，水肿，痈疽发背，丹毒，疥癣等症。用量9～15克；外用适量，煎汤洗或捣末外敷。

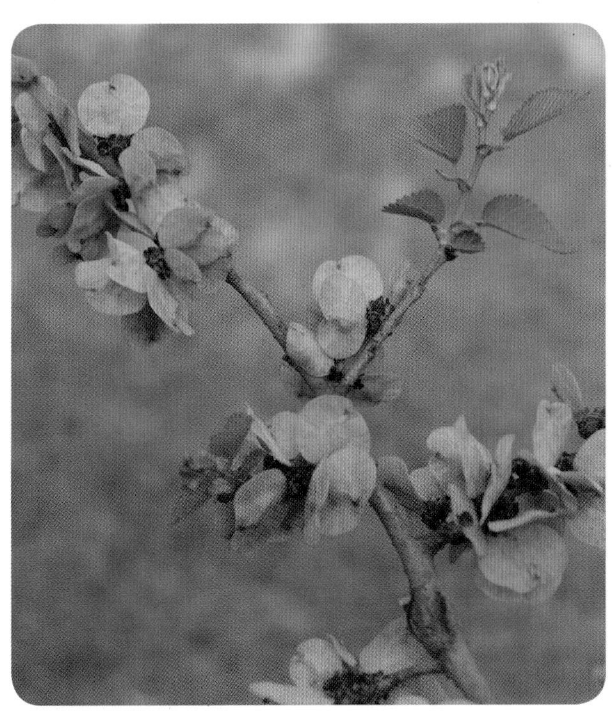

【应　　用】

1. 血淋、尿淋、小便不通：榆白皮6克，研末，水煎服。

2. 丹毒，淋巴结核，疥癣：榆白皮60克，研末，调鸡蛋清敷患处。或鲜榆白皮，捣烂外敷。

3. 小儿秃疮：榆白皮研末，加醋外敷患处。

附注：果实有安神，健脾，清湿热，杀虫的功能。用于神经衰弱，失眠，体虚浮肿，白带，小儿疳热等症。

芜荑

【基　　源】 本品为榆科落叶小乔木或灌木植物大果榆果实的加工品。

【原 植 物】 别名：臭芜荑、白芜荑。落叶小乔木或灌木状，高15～30米。大枝斜向，开展，小枝淡黄褐色或带淡红褐色，有粗毛，枝上常有发达的木栓质翅。叶互生；叶柄长2～6毫米，密生短柔毛；叶片阔倒卵形，长5～9厘米，宽4～5厘米，先端突尖，基部狭，两边不对称或浅心形，边缘具钝单锯齿或重锯齿，两面粗糙，有粗毛。花5～9朵簇生，先叶开放；花大，长达15毫米，两性，花被4～5裂，绿色；雄蕊与花被片同数，花药大，带黄玫瑰色；雌蕊1，绿色，柱头2裂。翅果大形，倒卵形成近卵形，长2.5～3.5厘米，宽2～3厘米，全部有毛，有短柄。种子位于翅果中部。花期春季。

【生境分布】 生长于山地、山麓及岩石地。分布黑龙江、吉林、辽宁、河北、山西等地。

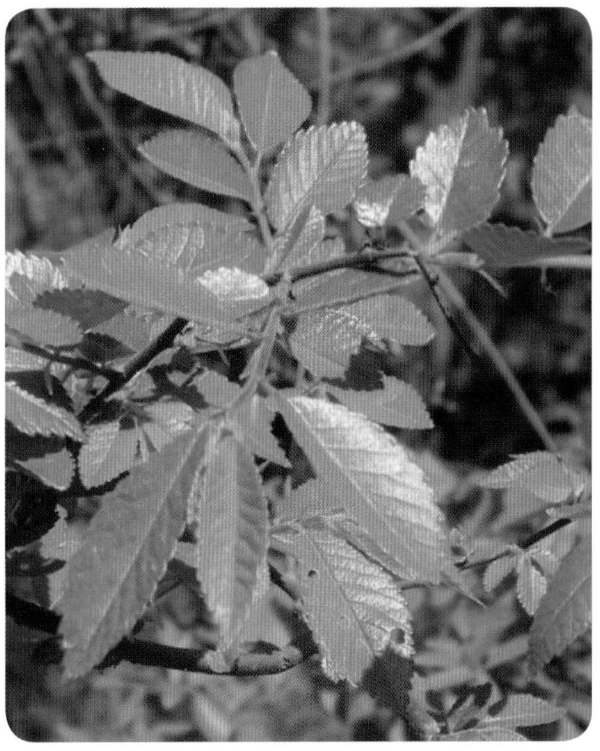

【采收加工】 夏季果实成熟时采集，晒干，搓去膜翅，取出种子浸于水中，待发酵后，加入榆树皮面、红土、菊花末，用温开水调成糊状，摊于平板上，切成小方块，晒干入药。

【性状鉴别】 加工品呈扁平方块状，表面黄褐色，有多数小孔和空隙，杂有纤维和种子。体质松脆而粗糙，断面黄黑色，易成鳞片状剥离。气特异，味微酸涩。

【性味功能】 味辛、苦，性温。有杀虫消积的功能。

【主治用法】 用于杀蛔虫、绦虫，并治疳积。配槟榔用于蛔虫病、蛲虫病。3～10克，煎服；或入丸、散，每次2～3克。外用：研末调涂。

【现代研究】

1. 化学成分　暂无。

2. 药理作用　驱虫作用：芜荑醇浸提取物在体外对猪蛔虫、蚯蚓、蚂蟥皆有显著杀灭效力。抗真菌作用：芜荑浸液（1∶2）在试管内对堇色毛癣菌、奥杜盎氏小芽孢癣菌等12种皮肤真菌有不同程度的抑制作用。

【应　　用】

1. 蛔虫、蛲虫、绦虫之面黄、腹痛：可单用本品和面粉炒成黄色，为末，米饮送服；也可与木香、槟榔研末，石榴根煎汤送服，如芜荑散。

2. 小儿疳积腹痛有虫、消瘦泄泻者：与白术、茯苓、甘草、芦荟、人参、使君子、夜明砂同用，如布袋丸。

3. 疥癣瘙痒、皮肤恶疮：本品研末，用醋或蜜调涂患处。

【注意】　脾胃虚弱者慎用。

5 苏木

【基　　源】 为豆科植物苏木的干燥心材。

【原 植 物】 别名：红苏木、苏方木、红柴。小乔木。2回复数羽状复叶互生，小叶长圆形，先端钝圆或微凹，基部截形，全缘，有腺点。圆锥花序顶生或腋生，花黄色。荚果，扁斜状倒卵圆形，厚革质，红棕色，有短柔毛，背缝线处明显，不裂。种子椭圆形，褐黄色。花期4～6月，果期8～11月。

【生境分布】 生于坡地。分布于福建、台湾、广东、海南、广西、贵州、四川、云南等省区。

【采收加工】 5～7月，将树干砍下，取心材，晒干。

【性状鉴别】 本品呈长圆柱形或对剖半圆柱形，长10～100厘米，直径3～12厘米。表面黄红色至棕红色，具刀削痕，常见纵向裂缝。横断面略具光泽，年轮明显，有的可见暗棕色、质松、带亮星的髓部。质坚硬。无臭，味微涩。

【炮　　制】 锯成长约3厘米的段，再劈成片或碾成粗粉。

【性味功能】 味甘、咸、微辛，性平。有活血通经，消肿止痛的功能。

【主治用法】 用于瘀血腹刺痛，产后瘀阻，慢性肠炎，吐血，黄疸型肝炎，痢疾，贫血，尿路感染，刀伤出血。用量3～9克。

【现代研究】

1. 化学成分　木部含无色的原色素：巴西苏木素约2%。另含苏木酚和挥发油，油的主要成分为水芹烯及罗勒烯。还含鞣质。

2. 药理作用　本品有催眠作用、有麻醉作用和抗菌作用；能使血管收缩，还能解除水合氯醛、毛果芸香碱、毒扁豆碱等对离体蛙心的毒性。

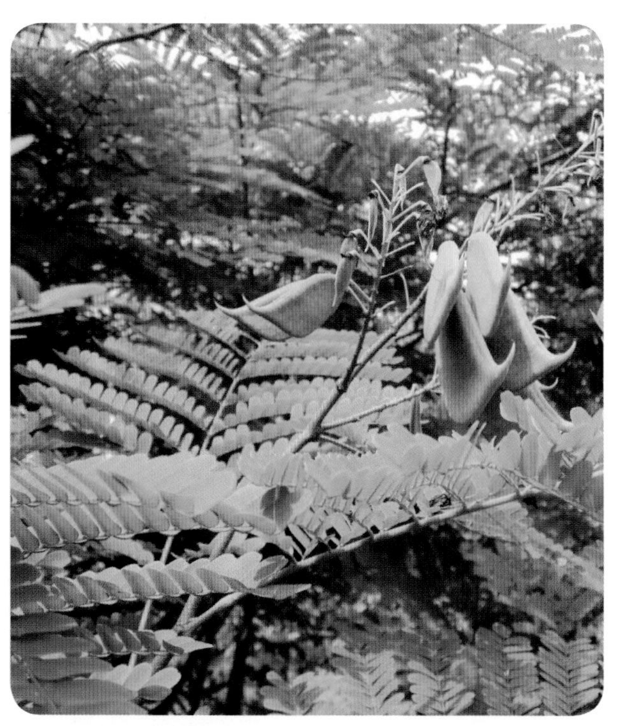

【应　　用】

1. 跌打损伤所致瘀肿疼痛：苏木、乳香、没药、桃仁、红花，水煎服。

2. 筋骨折伤已愈合，关节强直，肌肉挛缩：苏木、赤芍、没药、乳香、刘寄奴各9克，归尾12克，泽兰6克，一边熏洗，一边按摩。

3. 产后流血过多，头晕，目眩：苏木、党参、麦冬。

4. 血滞经闭腹痛：苏木、红花、香附、归尾、赤芍、牛膝、桃仁、生地、琥珀、五灵脂，水煎服。

白桦（桦木皮）

【基　　源】 桦木皮为桦木科植物白桦的树皮。

【原 植 物】 落叶乔木。叶互生；三角状卵形，先端渐尖，基部宽楔形，边缘有重锯齿，柔荑花序，花单性，雌雄同株；雄花3朵聚生于每1鳞片内，雌花生于枝顶。果穗长圆柱状，常下垂；果苞长3～7毫米，中裂片三角形，侧裂片半圆形、长圆形或卵形。小坚果长圆形或卵形，有翅。花期4～5月。果期8～10月。

【生境分布】 生于山地林区湿润地。分布于东北、华北、西北、西南等省区。

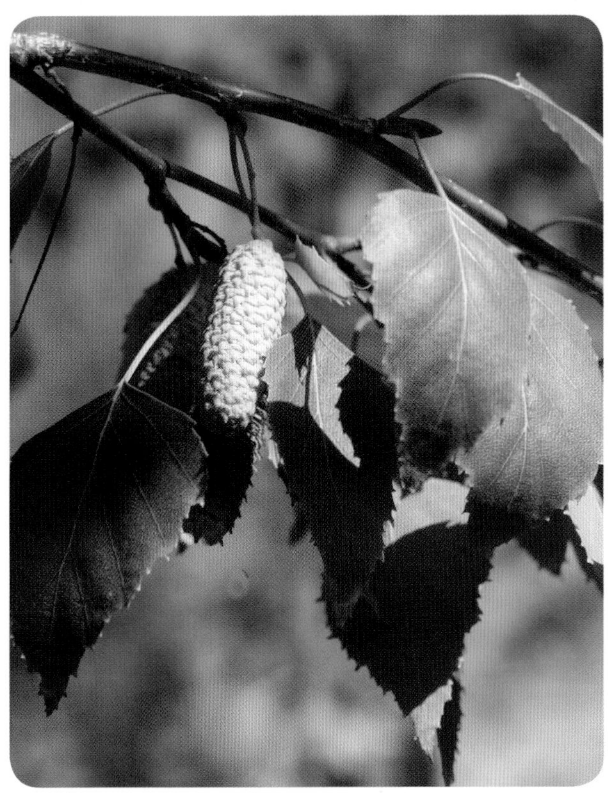

【采收加工】 秋季剥取树皮，晒干。

【性味功能】 树皮味苦，性平。有清热利湿，解毒的功能。

【主治用法】 用于急性扁桃腺炎，支气管炎，肺炎，肠炎，痢疾，肝炎，尿少色黄，急性乳腺炎。外用于烧、烫伤，痈疖肿毒。干品研末调敷。用量9～15克。外用适量。

【应　　用】

1. 急性肠炎：桦木皮9～12克，水煎服。

2. 急性扁桃腺炎，肺炎，急性乳腺炎，痈肿：桦木皮水煎服。

3. 慢性支气管炎：桦木皮30克。水煎服。

棕榈（棕榈皮，棕榈子）

【基　　源】 棕榈皮为棕榈科植物棕榈的叶鞘纤维。棕榈子为棕榈科植物棕榈的成熟果实。

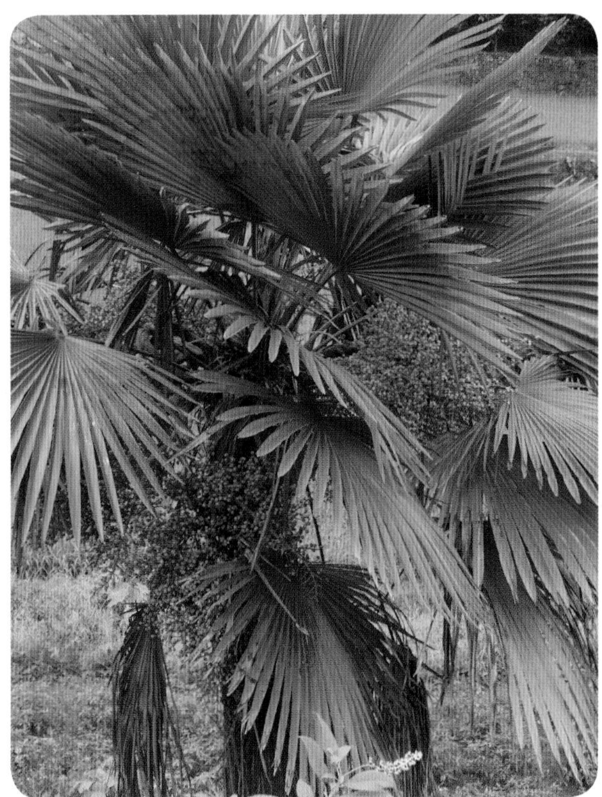

【原 植 物】 常绿乔木。叶簇生于茎顶，叶柄坚硬，边缘有小齿，基部具褐色纤维状叶鞘；叶片圆扇形，革质，具多数皱褶，掌状分裂至中部，先端再浅2裂。肉穗花序自茎顶叶腋抽出，基部具多数大型鞘状苞片，淡黄色，具柔毛；雌雄异株。核果球形或近肾形熟时外果皮灰蓝色，被蜡粉。花期4～5月，果熟期10～12月。

【生境分布】 生于向阳山坡及林间，常栽培于村边或庭院中。分布于华东、华南、西南及河南、湖北、湖南等地区。

【采收加工】 11～12月间，采收果实，晒干，除去杂质。

【性状鉴别】 棕榈皮：呈长条板状，一端较窄而厚，另端较宽而稍薄，大小不等。表面红棕色，粗糙，有纵直皱纹；一面有明显的凸出纤维，纤维的两侧着生多数棕色茸毛。质硬而韧，不易折断，断面纤维性。无臭。味淡。

【炮　　制】

棕榈：除去杂质，洗净，干燥。

棕榈炭：取净棕榈，照煅炭法制炭。

【性味功能】 味苦、涩，性平。有收敛，止血的功能。

【主治用法】 用于子宫出血，带下，吐衄，便血，痢疾，腹泻。用量10～15克。外用适量。

【现代研究】

1. 化学成分　地下部分含薯蓣皂甙和甲基原棕榈皂甙B。

2. 药理作用　本品根注射液有抑制生育的作用。

【应　　用】

1. 功能性子宫出血：棕榈子、血余炭各6克，荷叶30克。水煎服。

2. 高血压：棕榈果50克，水煎服。

3. 多梦遗精：棕榈果15克，泡汤代茶。

4. 痢疾：棕榈果9克，水煎服。

附注：其叶柄称棕板做药用，棕板：收涩止血。用于吐血，衄血，尿血，便血，崩漏下血，水肿。

棕榈炭

【基　　源】 本品为棕榈科植物棕榈的叶柄基部的棕毛经煅制成的炭剂。

【原 植 物】 同棕榈。别名：陈棕炭。

【生境分布】 栽培于村边、溪边、田边、丘陵地或山地。分布于华东、华南及西南各地。

【采收加工】 冬至前后采收棕皮，晒干，切成小片。煅炭存性。

【性味功能】 味苦、涩，性平。有收敛止血的功能。

【主治用法】 用于吐血，咯血，便血崩漏。用法3～10克，煎服；1～1.5克，研末服。

【应　　用】

1. 崩漏不止：以本品为末，空心淡酒送服；也常配侧柏叶、血余炭等同用。

2. 血热妄行之吐血、咯血：与山栀、小蓟等同用，如十灰散。

3. 属虚寒性出血，冲任不固之崩漏下血：常配乌梅、炮姜同用，如如圣散。

4. 便血：可与艾叶、附子、熟鸡子同用，如棕艾散（《圣济总录》）。

5. 泻痢：单用本品，烧研，以水调服。

6. 赤白带下：以本品与蒲黄各等份，用酒调服，如棕毛散。

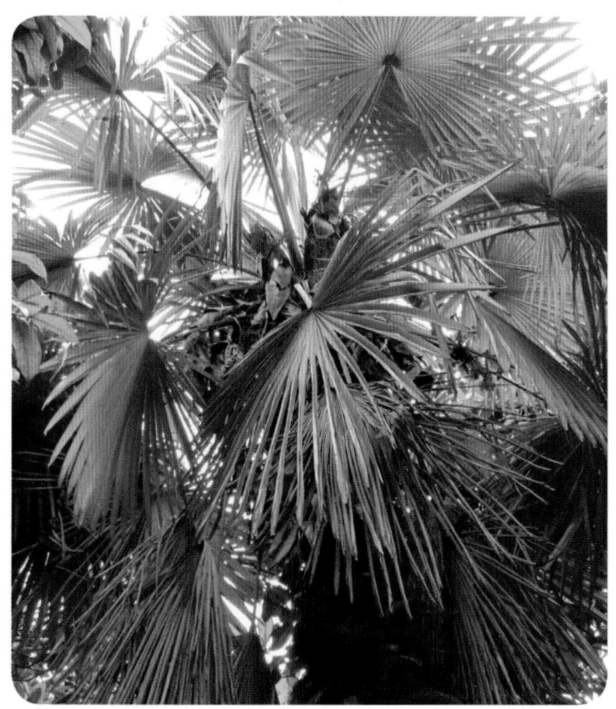

乌桕

【基　　源】 大戟科植物乌桕的根皮，树皮及叶入药。

【原 植 物】 落叶乔木，有乳汁。幼枝淡黄绿色。单叶互生，纸质，菱状卵形或菱状卵圆形，先端长渐尖，基部宽楔形，全缘，两面无毛。穗状花序顶生；花单性，雌雄同株，无花瓣及花盘，雄花生于花序上部，雌花1～4，生于花序基部；着生处两侧各有肾形腺体1枚，花萼3深裂；子房光滑，3室，柱头3裂。蒴果卵球形或椭圆形，先端尖，室背开裂成3瓣。花期4～5月。果期8～10月。

【生境分布】 生于村边、堤岸、溪边或山坡上。

分布于陕西、河南及华东、中南、华南、西南等省区。

【采收加工】 根皮或树皮全年可采，切片晒干。叶夏秋季采，鲜用。

【性状鉴别】 本品根皮呈不规则块片或卷成半筒状。外表面土黄色，有纵横纹理，并有横长皮孔；内表面较平滑，淡黄色，微有纵纹。折断面粗糙。干燥叶多破碎，呈茶褐色，具长柄。完整的叶片为卵状菱形，长 3 ～ 8 厘米，宽约 3 ～ 7 厘米，先端长渐尖，基部阔楔形，叶片基部与叶柄相连处，常有干缩的小腺体 2 枚，全缘。纸质，易碎。气微，味微苦。

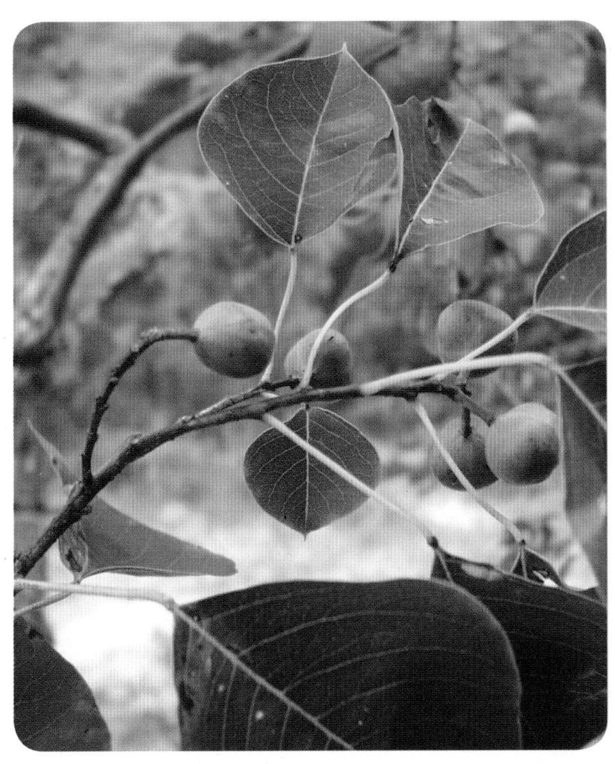

【性味功能】 味微苦，性寒，有毒。有破积逐水杀虫解毒的功能。

【炮　　制】 洗净，切片，晒干。

【主治用法】 用于血吸虫病，肝硬化腹水，传染性肝炎，大小便不利，毒蛇咬伤。外用于疔疮，鸡眼，乳腺炎，跌打损伤，湿疹，皮炎。用量，根皮或树皮 3 ～ 9 克。叶 9 ～ 15 克。外用适量。

【现代研究】

1. 化学成分　本品含有花椒油素，没食子酸甲酯，β-谷甾醇，无羁醇，尚含白蒿香豆精，东莨菪素，莫雷亭酮，莫雷亭醇及 3- 表莫雷亭醇，脂类，脂肪油等成分。

2. 药理作用　本品具有杀肠虫作用和泻下作用。

【应　　用】

1. 传染性肝炎：乌桕鲜根 30 克，加红糖炖服。

2. 疔疮：乌桕树内皮捣烂（或烤干研粉），加少量冰片，用蛋清调匀外敷。

3. 血吸虫病：乌桕叶 9 ～ 30 克，水煎服，20 ～ 30 天 1 个疗程。

4. 湿疹、皮炎：外用鲜叶捣烂敷患处或煎水洗。

5 山乌桕

【基　　源】 大戟科植物山乌桕的根皮、树皮及叶入药。

【原 植 物】 落叶乔木。叶互生，纸质，长椭圆形，基部宽楔形，全缘。叶柄顶端有 1 ～ 2 腺体。穗状花序顶生；花单性，雌雄同株，大部分为雄花，花萼杯状，无花瓣及花盘。花序近基部有雌花。萼片 3，三角形。蒴果近球形，黑色，有 3 棱。花期 5 ～ 6 月。果期 7 ～ 8 月。

【生境分布】 生于山坡疏林中，河谷或杂木林中。分布于浙江、江西、福建、湖南、广东、海南、广西、贵州等省区。

【采收加工】 根皮或树皮全年可采，晒干。叶夏秋季采，晒干或鲜用。

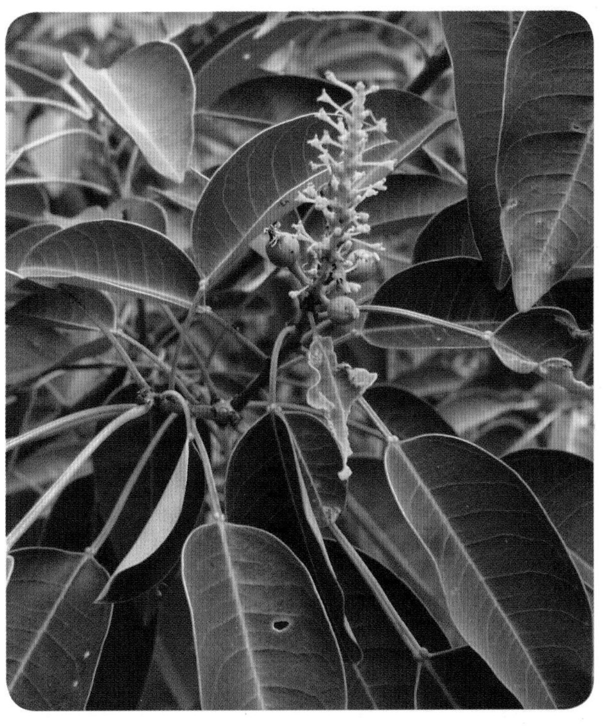

【性状鉴别】 本品叶片菱状卵形，长3～9厘米，宽2.5～5厘米，先端长尖，基部楔形，全缘，上面暗绿色，微有光泽，下面黄绿色，基部有密腺1对。气微，味苦。

【炮　　制】 洗净，晒干或鲜用。

【性味功能】 味苦，性寒，有毒。有泻下逐水，散瘀消肿的功能。叶有散瘀消肿，祛风止痒的功能。

【主治用法】 根皮、树皮用于肾炎水肿，肝硬化腹水，大小便不利，痔疮，皮肤湿疹。叶外用于乳痈，跌打肿痛，湿疹，过敏性皮炎，带状疱疹，毒蛇咬伤。孕妇及体虚者忌服。用量，根皮、树皮3～9克。叶外用适量。鲜叶捣烂敷患处或煎水洗。

【现代研究】

1. 化学成分　本品叶含蒲公英赛醇，β-谷甾醇和并没食子酸等成分。

2. 药理作用　本品具有抗菌活性。

【应　　用】

1. 大便秘结：山乌柏根50克，水煎服。

2. 痔疮，皮肤湿痒：山乌柏根、金银花等各适量，水煎洗患处。

3. 毒蛇咬伤：山乌柏根9～15克，水煎冲酒服，并用鲜叶捣烂敷伤口周围。

5 巴豆

【基　　源】 本品为大戟科植物巴豆的干燥成熟果实。

【原 植 物】 别名：猛子仁、巴仁小乔木。叶卵形至矩圆状卵形，顶端渐尖，掌状3出脉，被稀疏星状毛，基部两侧各有1无柄腺体。总状花序顶生；花小，单性，雌雄同株；萼片5；雄蕊多数；雌花无花瓣，子房3室，密被星状毛。蒴果矩圆状，有3棱，种子长卵形，淡褐色。花期3～6月。果期6～9月。

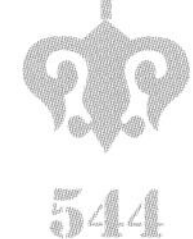

【生境分布】 生于山谷、林缘、溪旁或密林中，常栽培。分布于浙江、江苏、福建、台湾、湖南、湖北、广东、广西、云南、贵州、四川等省区。

【采收加工】 秋季果实成熟时采收，堆置2～3天，摊开，干燥。

【性状鉴别】 本品卵圆形，一般具三棱。表面灰黄色或稍深，粗糙，有纵线6条，顶端平截，基部有果梗痕。破开果壳，可见3室，每室含种子1粒。种子呈略扁的椭圆形，表面棕色或灰棕色，一端有小点状的种脐及种阜的疤痕，另端有微凹的合点，其间有隆起的种脊；外种皮薄而脆，内种皮呈白色薄膜；种仁黄白色，油质。无臭，味辛辣。

【炮　　制】 晒干后，除去果壳，收集种子，晒干。

巴豆仁：拣净杂质，用黏稠的米汤或面汤浸拌，置日光下曝晒或烘裂，搓去皮，簸取净仁；

巴豆霜：取净巴豆仁，碾碎，用多层吸油纸包裹，加热微炕，压榨去油，每隔2天取出复研和换纸1次，如上法压榨六、七次至油尽为度，取出，碾细，过筛。

【性味功能】 味辛，性热，有大毒。有泻下祛积，逐水消肿的功能。

【主治用法】 用于寒积停滞，胸腹胀痛，腹水肿胀，喉痹。外用于疮毒，顽癣。巴豆种子有大毒。内服务必去油用（巴豆霜）。用量巴豆霜0.15～0.3克入丸、散剂。

【现代研究】

1. 化学成分　本品含有巴豆油：为巴豆油酸，巴豆酸等组成的甘油酯，巴豆醇-12，13-二酯，巴豆醇三酯，巴豆醇酯，尚含巴豆毒素以及巴豆甙、生物碱、β-谷甾醇、氨基酸和酶等成分。

2. 药理作用　本品具有泻下作用、抗病原微生物和抗肿瘤作用。

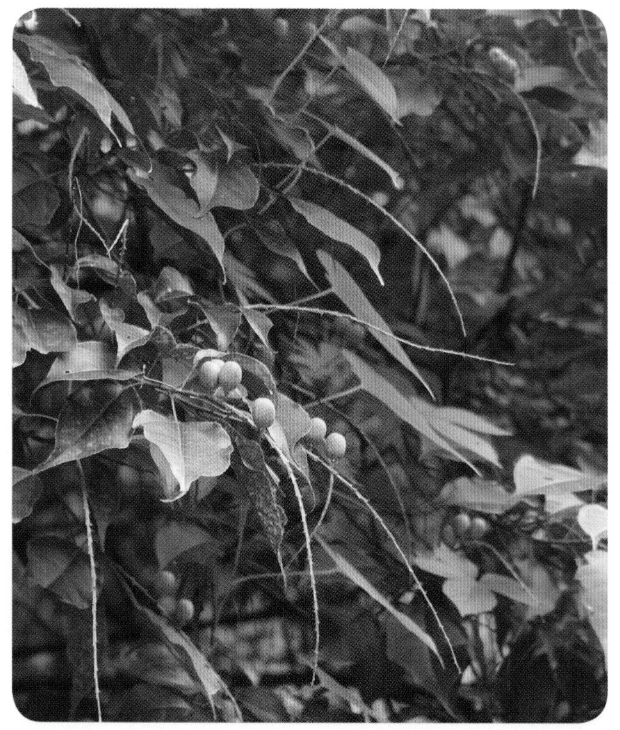

【应　用】

1. 恶疮疥癣：巴豆，碾轧成细泥状，去油，涂敷患处。

2. 神经性皮炎：巴豆 50 克，去壳，雄黄 3 克，磨碎用纱布包裹，擦患处。

3. 腹水膨胀，二便不通，实症水肿：巴豆 90 枚，杏仁 60 枚，去皮心炙黄，捣烂为丸，每服 1 丸。

泰国大风子（大风子）

【基　源】 大风子为大风子科植物泰国大风子的干燥成熟种子。

【原植物】 常绿乔木。单叶互生；革质，窄长椭圆形或椭圆状披针形，先端渐尖，有短尖头，基部钝圆或宽楔形，全缘细脉网状明显。花单生或数朵簇生，杂性，被短柔毛；雄花萼片 5，基部稍联合，两面被长毛；花瓣 5，卵形，黄绿色；退化子房圆柱形，被长柔毛雌花的花萼，花瓣与雄花相同；子房被长硬毛，花柱粗短，被柔毛，柱头 5 裂，反卷成冠状。浆果球形，果皮坚硬。花期 1 ～ 3 月，果期 8 ～ 10 月。

【生境分布】 分布于越南、柬埔寨、泰国、马来西亚、印度尼西亚、印度及东南亚其它地区。我国台湾、海南、云南有引种栽培。

【采收加工】 夏季采摘成熟果实，除去果皮，取出种子，晒干。

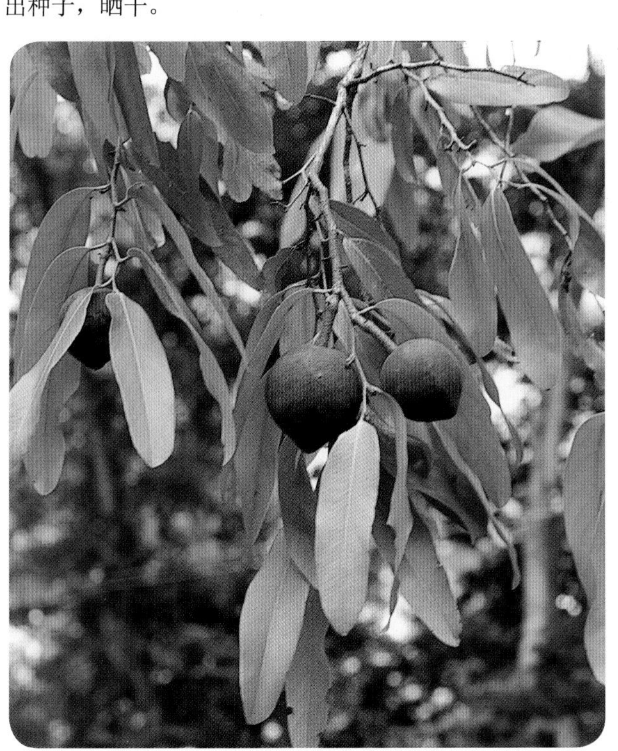

【性状鉴别】 本品呈不规则的卵圆形，或多面形，稍有钝棱，长约 1 ～ 2.5 厘米，直径约 1 ～ 2 厘米。外皮灰棕色或灰褐色，有细纹，较小的一端有明显的沟纹。种皮厚而坚硬，厚约 1.5 ～ 2 毫米，内表面光滑，浅黄色或黄棕色，种仁与皮分离，种仁两瓣，灰白色，有油性，外被一层红棕色或暗紫色薄膜。气微，味淡。

【炮　制】

大风子：拣净杂质，筛去灰土，用时捣碎，或除去种皮，取净仁。

大风子霜：取大风子净仁，碾如泥，或碾碎蒸透，用吸油纸多层包裹，压榨，去尽油，研细过筛。

【性味功能】 味辛，性热，有毒。有祛风燥湿，攻毒，杀虫的功能。

【主治用法】 用于麻疯，癣疥，杨梅疮毒等。用量 1.5 ～ 3 克。外用适量。内服多用大风子霜入丸，散用。内服宜慎，遵医嘱。阴虚血热者忌服。

【现代研究】

1. 化学成分　本品含有异叶大风于腈甙，表 - 异叶大风子睛甙，环戊烯基甘氨酸及环戊烯脂肪酸，D- 果糖，D- 葡萄糖，D- 蔗糖，乙基 -β-D- 呋喃果糖甙等成分。

2. 药理作用　本品具有抗菌、抑菌作用，在临床上可用治麻风病。

【应　用】

1. 癣痒疥疮：大风子肉 10 克，土硫黄 6 克，枯矾 3 克，雄黄 6 克，共为末，菜油调涂患处。

2. 荨麻疹：大风子 30 克，大蒜 15 克，捣烂，加水 100 毫升，煮沸约 5 分钟，涂擦患处。

海南大风子（大风子）

【基　源】 大风子为大风子科植物海南大风子的干燥成熟种子。

【原植物】 乔木，高 6 ～ 9 米，树皮灰褐色，小枝圆柱状。叶互生，叶薄革质，长椭圆形，先端短急尖，基部楔形，全缘，或具不规则的浅波状疏锯齿，具侧脉 7 ～ 8 对，细脉网状，两面凸出，光滑无毛。短总状花序腋生；雄花密集，萼片 4，椭圆形；花瓣 4，肾状卵形，边缘有睫毛，内面基部鳞片肥厚，被长柔毛；雄蕊 12，全育，花丝基部粗壮，疏被短柔毛；雌花较雄花略大，子房卵状椭圆形，密生黄色茸毛，几无花柱，柱头 3，为高三角形，顶端2浅裂。浆果球形，较小，密被褐色柔毛，果柄粗壮。花期4～9月。果期5～10月。

【生境分布】 生于山坡疏林的半荫处及山地石灰岩林中。分布于海南、广西等省区。

【采收加工】 夏季采摘成熟果实，取出种子，洗净，晒干。

【性状鉴别】 本品种子略呈四面体，一面隆起，三面稍平坦；长1～2厘米，宽0.5～1厘米。表面发黄白色至灰棕色，有多数隆起的纵脉纹，种脐位于种子的一端。种皮硬而脆，厚0.5毫米，易碎。种仁不规则长卵形，外被暗紫褐色薄膜，具微细皱纹；胚乳黑棕色，子叶心脏形稍尖，色较浅。

【性味功能】 味辛，性热，有毒。有祛风燥湿，攻毒，杀虫的功能。

【炮　　制】

大风子：拣净杂质，筛去灰土，用时捣碎，或除去种皮，取净仁。

大风子霜：取大风子净仁，碾如泥，或碾碎蒸透，用吸油纸多层包裹，压榨，去尽油，研细过筛。

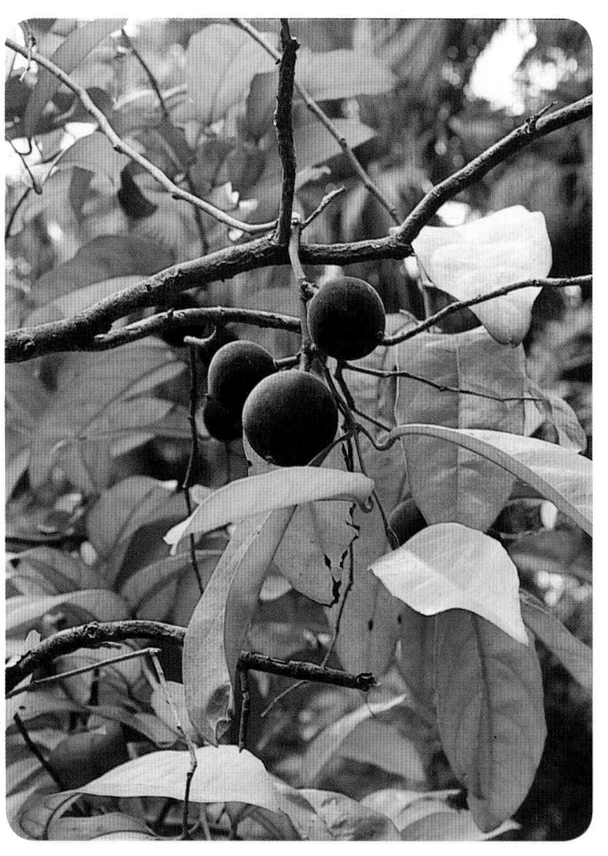

【主治用法】 用于麻疯，癣疥，杨梅疮毒等。用量1.5～3克。外用适量。内服多用大风子霜入丸，散用。阴虚血热者忌服。

【现代研究】

1. 化学成分　本品含有D-果糖，D-葡萄糖，D-蔗糖，乙基-β-D-呋喃果糖甙，异叶大风于腈甙，表-异叶大风子睛甙，环戊烯基甘氨酸及环戊烯脂肪酸等成分。

2. 药理作用　本品具有抗菌、抑菌作用，在临床上用治麻风病。

【应　　用】

同泰国大风子。

5 相思子

【基　　源】 本品为豆科植物相思子的干燥种子；根、藤、叶也可入药。

【原 植 物】 缠绕藤本。茎丛生，疏生贴伏细刚毛。叶互生，偶数羽状复叶，叶轴被稀毛；小叶片近长方形至倒卵形，先端钝圆，具细尖，基部广楔形或圆形，全缘，上面无毛，下面被贴伏细刚毛。总状花序腋生，花小，淡紫色；花萼钟状、萼齿4裂花冠蝶形；荚果黄绿色，先端有短喙，表面被白色细刚毛，种子椭圆形，上部红色，基部近种脐部分黑色，有光泽。花期3～5月，果期5～6月。

【生境分布】 生于干燥的丘陵路旁或近海岸灌丛中。分布于广东、广西、云南、福建、台湾等省区。

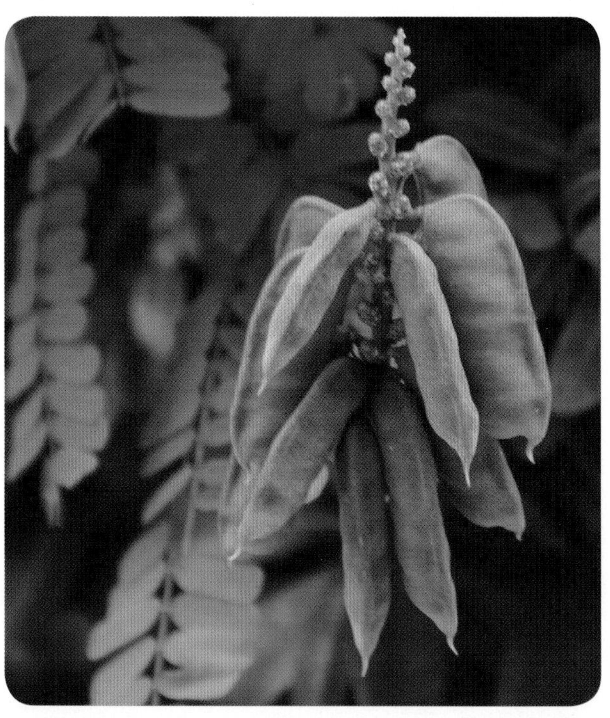

【采收加工】 夏、秋季摘收成熟果荚，晒干、打出种子，除净杂质、再晒干。

【性状鉴别】 本品干燥种子呈椭圆形，少数近于球形，长径5～7毫米，短径4～5毫米，表面红色，种脐白色椭圆形，位于腹面的一端，在其周围呈乌黑色，约占种皮表面的1/4～1/3，种脊位于种脐一端，呈微凸的直线状。种皮坚硬，不易破碎，内有2片子叶和胚根，均为淡黄色。气青草样，味涩。

【炮　　制】 除净杂质后再晒干。

【性味功能】 味苦、性平，有大毒。有涌吐、杀虫的功能。

【主治用法】 用于疥癣等皮肤病。本品不宜内服，以防中毒。外用适量，捣烂涂敷患处。

【现代研究】

1. 化学成分　本品含相思子碱、相思子灵、下箴刺桐碱、N，N-二甲基色氨酸甲酯的甲阳离子、胆碱、胡芦巴碱，又含相思子毒蛋白、相思子甙、角鲨烯、β-香树脂醇、环木菠萝烯醇、豆甾醇、β-谷甾醇、菜油甾醇、没食子酸、相思子酸以及黄酮化合物及铁、铅、钙、硅、镁、硫酸盐及磷酸盐等成分。

2. 药理作用　本品具有避孕、催产素样作用，并有抑菌和抗肿瘤作用。

【应　　用】

1. 癣疥，痈疮，湿疹：相思子（炒），研粉调油涂患处。

2. 皮肤癌：相思子，捣烂涂敷皮肤癌患处。

榕树（榕须）

【基　　源】 榕须为桑科植物榕树的气生根，叶也供药用。

【原 植 物】 常绿乔木。树干或枝生生根，下垂。叶互生，革质，卵状椭圆形或倒卵形，先端钝尖或短尖，基部楔形或圆形，全缘或微波状，基出脉3，上面不明显。花序托单生或成对生于叶腋，卵球形，乳白色，成熟时黄色或淡红色，无梗，苞片，宿存。雄花，瘿花和雌花同生于一花序托中；花序托成熟时黄褐色，并带褐斑点。瘦果卵形。花期5月。果期9月。

【生境分布】 生于村边或山林中。分布于浙江、江西，福建、台湾、广东、海南、广西、贵州、云南等省区。

【采收加工】 全年均可采，晒干。

【性状鉴别】 干燥气根呈木质细条状，长1米左右，基部较粗，径4～8毫米，末端渐细，往往分枝，有时簇生6～7条支根。表面红褐色，外皮多纵裂，有时剥落，皮孔灰白色，呈圆点状或椭圆状。质脆，皮部不易折断，断面木部棕色。以条细、红褐色者为佳。

【性味功能】 味微苦，性平。有祛风除湿，调气通络的功能。

【主治用法】 榕须用于风湿性关节痛，疝气，胃痛，扁桃腺炎，跌打损伤，久痢等。叶用于牙痛，乳痈，烫伤，流行性感冒，急性肠炎，疟疾，百日咳。用量15～30克。

【现代研究】

1. 化学成分　叶含三萜皂甙、黄酮甙、酸性树脂、鞣质。

2. 药理作用　本品主要有抗菌作用，用于治疗慢性气管炎和急性菌痢及肠炎。

【应　　用】

1. 扁桃腺炎：鲜榕须180克，黑醋1碗，煎液，含漱。

2. 细菌性痢疾：鲜榕树叶500克，水煎服。

3. 慢性气管炎：鲜榕树叶72克，陈皮18克，水煎浓缩，制成糖浆。

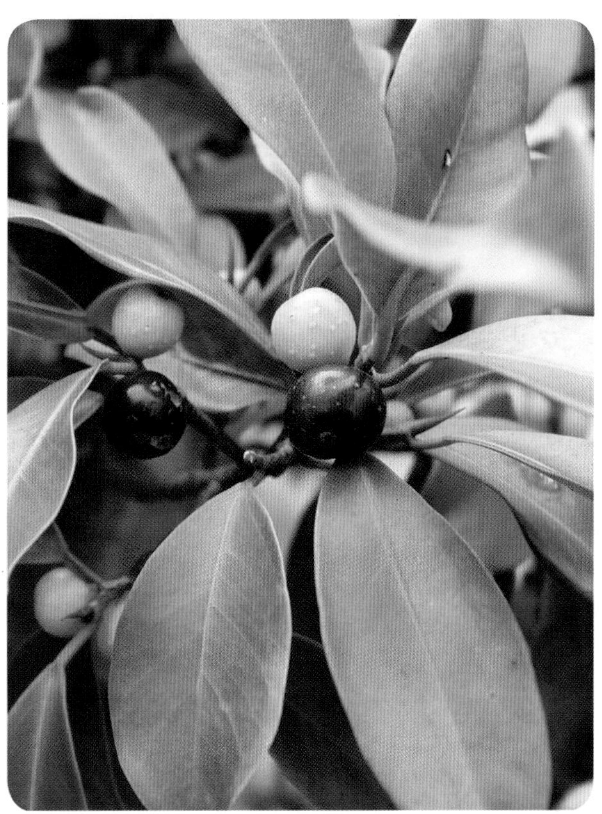

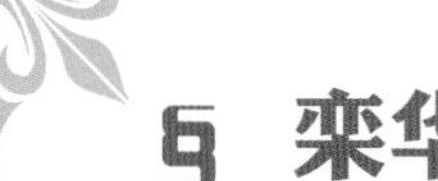

栾华

【基　　源】 本品为无患子科植物栾树的花。

【原 植 物】 别名：栾树、木栾、石栾树、黑叶树、木栏牙、山茶叶、软棒。落叶灌木或乔木，高可达10米。小枝暗黑色，被柔毛。单数羽状复叶互生，有时呈2回或不完全的2回羽状复叶；小叶7～15，纸质，卵形或卵状披针形，长3.5～7.5厘米，宽2.5～3.5厘米，基部钝形或截头形，先端短尖或短渐尖，边缘锯齿状或分裂，有时羽状深裂达基部面呈2回羽状复叶。圆锥花序顶生，大，长25～40厘米；花淡黄色，中心紫色；萼片5，有小睫毛；花瓣4，被疏长毛；雄蕊8，花丝被疏长毛；雌蕊1，花盘有波状齿。蒴果长椭圆状卵形，边缘有膜质薄翅3片。种子圆形，黑色。花期7～8月。果期10月。

【生境分布】 生于海拔200～1200米的疏林中。常栽培作庭园观赏树。产于我国大部分地区，东北自辽宁起经中部至西南部的云南均有分布。

【采收加工】 6～7月采花，阴干或晒干。

【性味功能】 味苦，性寒。有清肝明目的功能。

【主治用法】 用于目赤肿痛，多泪。用量：内服：煎汤，3～6克。

【现代研究】

化学成分　果实含甾醇、皂甙、黄酮甙、花色甙、鞣质和聚糖醛酸。皂甙中分出了栾树皂甙A和B。干燥种子含水分9.4%，粗蛋白17.5%，卵磷脂磷酸0.045%，淀粉7.0%，灰分9.0%，脂类20.9%。种仁含油38%，皂化后分出甾醇和棕榈酸。叶含没食子酸甲酯，对多种细菌和真菌具有抑制作用。

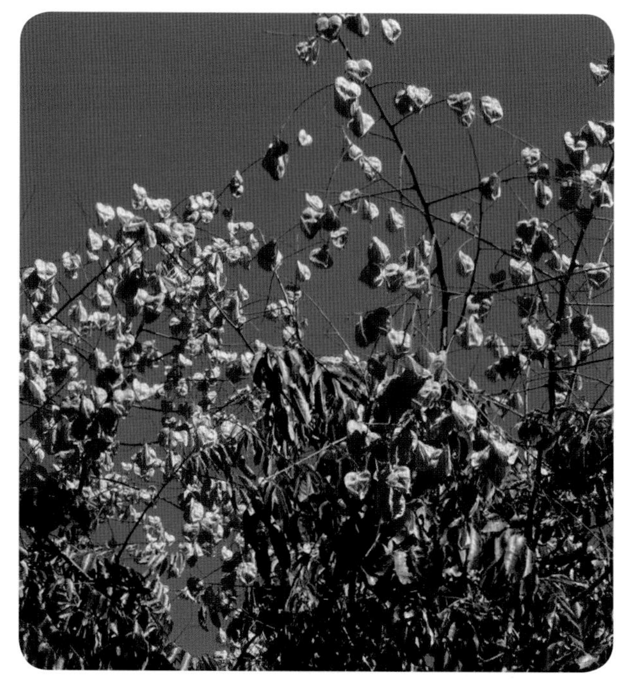

第三十六卷 木部(灌木类)

桑（桑白皮，桑叶，桑枝，桑椹）

【基　　源】 桑白皮为桑科植物桑的干燥根皮；桑叶、桑枝、桑椹，亦供入药。

【原 植 物】 落叶乔木。叶互生，卵形，基部近心形。花单性，雌雄异株，雌、雄花均为柔荑花序。聚花果，黑紫色或白色。花期5月，果期6月。

【生境分布】 多栽培于村旁、田间。分布于全国各省。

【采收加工】 桑白皮：采挖根部，剥取根皮，晒干。桑叶：初霜后采收，晒干。桑枝：春末夏初采收，晒干。桑椹：4～6月采收，晒干。

【性状鉴别】 桑枝呈长圆柱形，少有分枝，长短不一，直径0.5～1.5厘米。表面灰黄色或黄褐色，有多数黄褐色点状皮孔及细纵纹，并有灰白色略呈半圆形的叶痕和黄棕色腋芽。质坚韧，不易折断；断面纤维性。切片厚0.2～0.5厘米，皮部较薄，木部黄白色，射线放射状，髓部白色或黄白色。气微，味淡。叶多皱缩、破碎。完整者有柄，叶柄长1～2.5厘米；叶片展平后呈卵形或宽卵形，长8～15厘米，宽7～13厘米，先端渐尖，基部截形、圆形或心形，边缘有锯齿或钝锯齿，有的不规则分裂。上表面黄绿色或浅黄棕色，有的有小疣状突起；下表面颜色稍浅，叶脉突出，小脉网状，脉上被疏毛，脉基具簇毛。质脆。气微，味淡、微苦涩。

【炮　　制】

桑枝：拣去杂质，洗净，用水浸泡，润透后，切段，晒干；

炒桑枝：取净桑枝段，置锅内用文火炒至淡黄色，放凉。另法加麸皮拌炒成深黄色，筛去麸皮，放凉；

酒桑枝：取桑枝段用酒喷匀，置锅内炒至微黄色，放凉。

桑叶：拣去杂质，搓碎，缀去梗，筛去泥屑。

蜜桑叶：取净桑叶力口炼熟的蜂蜜和开水少许，拌匀，稍闷，置锅内用文火炒至不粘手为度，取出，放凉。

【性味功能】 桑白皮：味甘，性寒。有泻肺平喘，利水消肿的功能。桑叶有疏散风热，清肺润燥，清肝明目的功能。桑枝具祛风湿，利关节的功能。桑椹：味甘、酸，性温。有补血滋阴，生津润燥的功能。

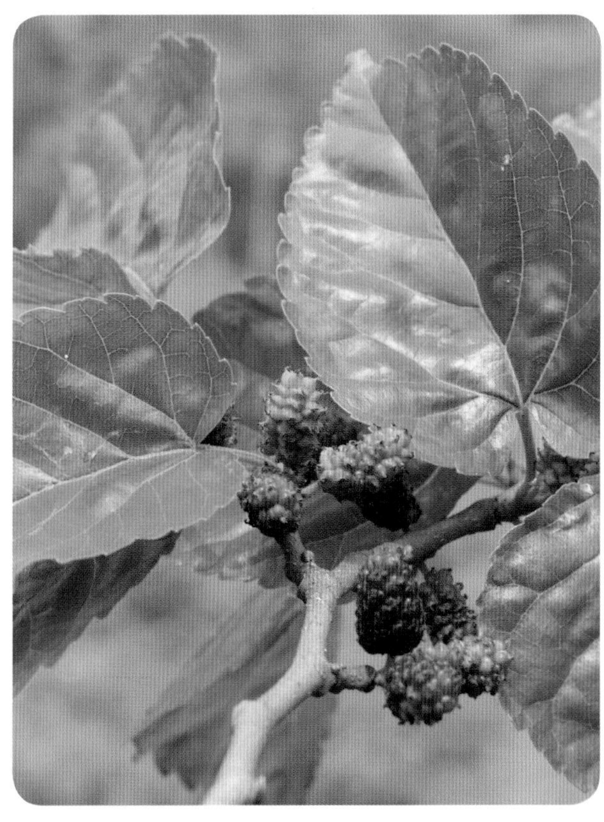

【主治用法】 桑白皮用于肺热喘咳，水肿尿少。桑叶用于风热感冒，肺热燥咳，头晕头痛。桑枝用于关节酸痛麻木。桑椹用于眩晕耳鸣，心悸失眠，须发早白，津伤口渴，内热消渴，血虚便秘。用量 9 ～ 15 克。

【现代研究】

1. 化学成分 本品桑枝含鞣质，蔗糖，果糖，水苏糖；茎含黄酮类成分：桑素，桑色烯，环桑素，环桑色烯；木材含桑色素，柘树素；叶含甾体及三萜类化合物：牛膝甾酮，蜕皮甾酮，豆甾醇，羽扇豆醇等；尚黄酮及其甙类：芸香甙，槲皮素，桑甙等，还含香豆精及其甙类：香柑内酯，伞形花内酯等，又含挥发油：乙酸，丙酸，缬草酸等，此外还有氨基酸及小肽类，生物碱类，有机酸及其他化合物等。

2. 药理作用 本品具有抗菌作用，并有降血糖作用和降低血脂作用。

【应 用】

1. 小便不利，面目浮肿：桑白皮 12 克，冬瓜仁 15 克，葶苈子 9 克。水煎服。

2. 偏头痛：桑叶、丹皮、丹参。捣烂制丸剂，开水冲服。

3. 糖尿病，高血压，神经衰弱：桑椹、山楂各 15 克。水煎服。

柘（柘木白皮）

【基 源】 柘木白皮为桑科植物柘的去掉栓皮的树皮或根皮。

【原 植 物】 别名：柘树。灌木或小乔木。具坚硬棘刺。叶互生，近革质，卵圆形或倒卵形，全缘或 3 裂。花单性，雌雄异株；头状花序，单一或成对腋生。聚花果近球形，橙红色或橙黄色，有肉质宿存花被及苞片包裹瘦果。花期 6 月。果期 9 ～ 10 月。

【生境分布】 生于荒地、坡地及溪旁。分布于全国大部分地区。

【采收加工】 全年可采，剥去栓皮，晒干。

【性味功能】 味苦，性平。有补肾固精、凉血舒筋的功能。

【主治用法】 用于腰痛，遗精，咯血，跌打损伤。用量 50 ～ 100 克。

【应 用】

1. 腰痛：柘木白皮 200 克。酒炒后，水煎服。或根皮捣烂外敷伤处。

2. 跌打损伤：鲜柘木白皮 9 ～ 15 克。黄酒适量，煎服。

3. 咯血、呕血：柘木白皮 50 克。炒焦，水煎服。

附注：其木材为柘木，味甘，性温。用于妇女崩中血结，疟疾。茎叶：味微甘，性凉。有消炎止痛、祛风活血的功能。用于流行性腮腺炎，肺结核，急性关节扭伤等。果实：味甘，性平。有清热，凉血，舒筋，活络的功能。用于跌打损伤。

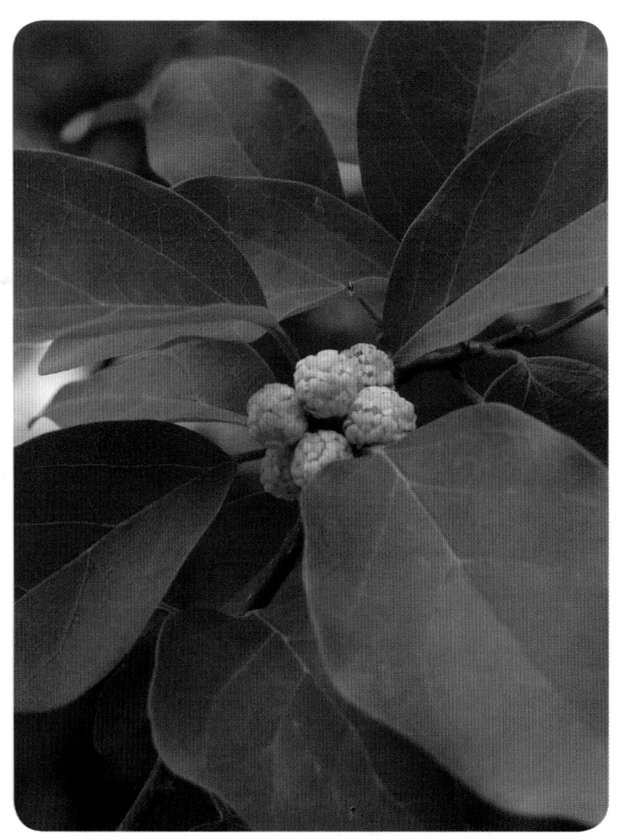

楮

【基 源】 本品为桑科植物楮的根皮、树皮及叶。

【原 植 物】 别名：小构树、谷皮树、谷树、楮。灌木，直立或蔓生，植株有乳汁。老茎赤褐色，具黄赤色小凸点，小枝带紫红色。叶互生，卵形至窄卵形，完整不裂或偶有深裂，先端渐尖或急尖，基部圆形或心形，边缘有锯齿，上面粗糙，下面具短毛。花单性，雌雄同株，雄花序柔荑，雄花花被 4，雄蕊 4；雌花序圆头状，花被稍管状，3 ～ 4 裂，子房长圆形。复果圆球形，肉质，红色。

【生境分布】 生于村边，路旁，灌木丛中。分布于华中、华南等省区。

【采收加工】 春秋二季可采根，剥皮，切段晒干；树皮春季可采。

【性状鉴别】 楮叶：长1.5～10厘米，密被柔毛；叶片膜质或纸质，阔卵形至长圆状卵形，长5.5～15（～20）厘米，宽4～10（～15）厘米，不分裂或3～5裂，尤以幼枝或小树叶较明显，先端渐尖，基部圆形或浅心形，略偏斜，边缘有细锯齿或粗锯齿，上面深绿色，被粗伏毛，下面灰绿色，密被柔毛。

【炮　　制】 去杂质，晒干。

【性味功能】 味甘、淡，性平。根、根皮有散瘀止痛的功能；叶、树皮有解毒，杀虫的功能。

【主治用法】 根、根皮用于跌打损伤，腰痛，用量30～60克。叶、树皮用于神经性皮炎，顽癣，外用适量，涂敷患处。

【现代研究】

1. 化学成分　本品含黄酮甙、酚类、有机酸、鞣质等成分。

2. 药理作用　本品具有降压作用，并有增加血管流出量，扩张血管作用，且有抗菌作用。

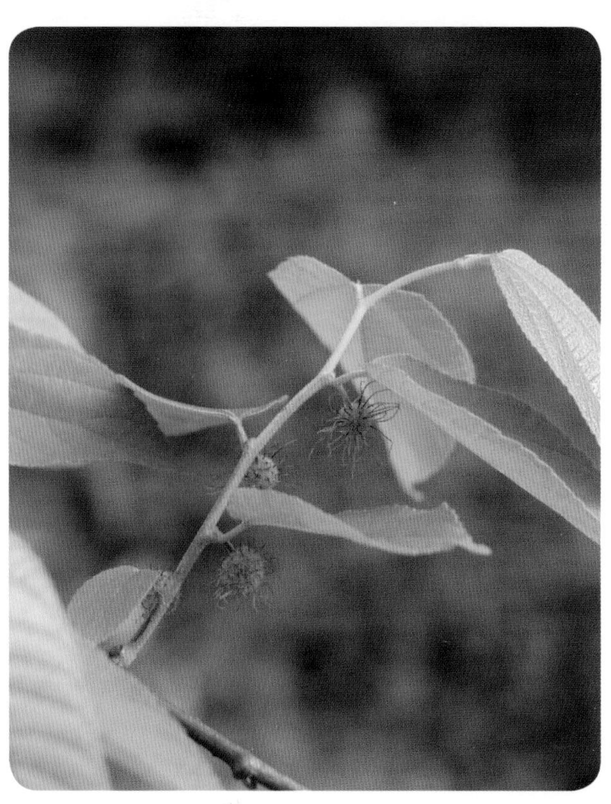

【应　　用】

1. 跌打损伤，腰痛：楮根皮30克。水煎服。

2. 神经性皮炎，顽癣：鲜楮树皮、叶，捣烂取汁，涂敷患处。

5 枳（枳实，枳壳）

【基　　源】 枳实、枳壳分别为芸香科植物酸橙及其栽培变种甜橙等的幼果及成熟果实。

【原 植 物】 别名：枸橘、枸桔。灌木或小乔木，茎枝有粗大棘刺。三出复叶互生，顶生小叶倒卵形或椭圆形，先端微凹，基部楔形，有小细锯齿；侧生小叶较小。花单生或对生叶腋，先叶开放，白色，香气；花瓣5。柑果球形，橙黄色，短柔毛及油腺点。花期4～5月。果期7～10月。

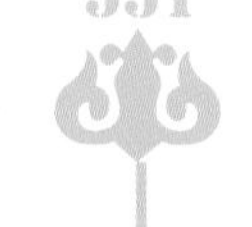

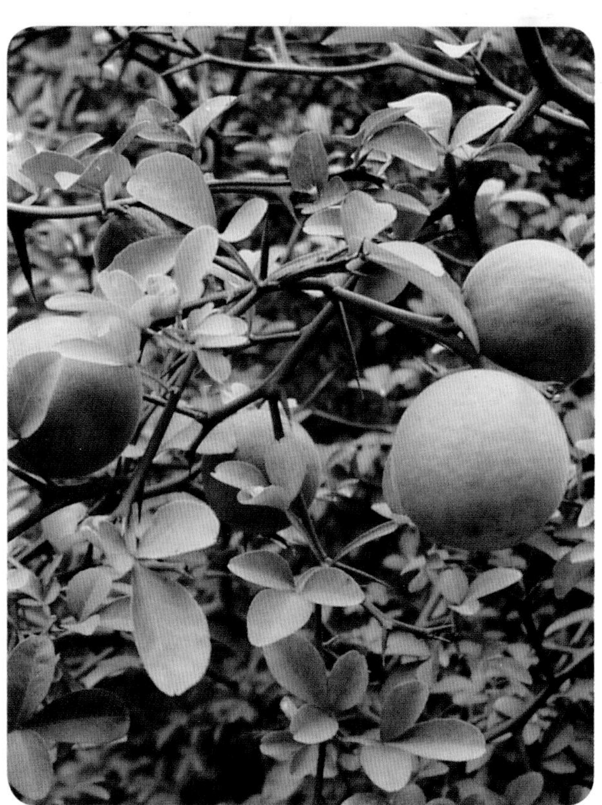

【生境分布】 多栽培。分布于河北、河南、山东及长江以南各省区。

【采收加工】 7～9月采未熟（枳实）或成熟果实（枳壳）切两半或整个晒干。

【性味功能】 味苦、酸，性温。有健胃消食，理气止痛的功能。

【主治用法】 用于胃痛，消化不良，胸腹胀痛，便秘，子宫脱垂，脱肛，睾丸肿痛，疝痛。用量 9 ～ 15 克。

【应　用】

1. 胃下垂：枳实，水煎服。

2. 急性胃肠炎、细菌性痢疾：枳实、生大黄、白术、茯苓、神曲各 9 克，黄芩、泽泻各 6 克，川连 4.5 克。水煎服。

3. 子宫脱垂：枳实 30 克，益母草、炙黄芪各 15 克，升麻 6 克，水煎服。

栀子

【基　源】 本品为茜草科植物栀子的干燥成熟果实。

【原植物】 常绿灌木，高 2 米。叶对生，托叶膜质，在叶柄内侧通常 2 片连合成筒状；叶革质，椭圆形，倒披针形或倒卵形，长 6 ～ 12 厘米，宽 2 ～ 4 厘米，先端急尖、渐尖或钝；基部楔形。花腋生或顶生，浓香，花冠白色，后变乳黄色，质厚，高脚碟状，基部合生成筒，蒴果倒卵形或椭圆形，金黄色或橘红色，有翅状纵棱 6 ～ 8 条，花萼宿存，与果体几相等长。花期 5 ～ 7 月。果期 8 ～ 11 月。

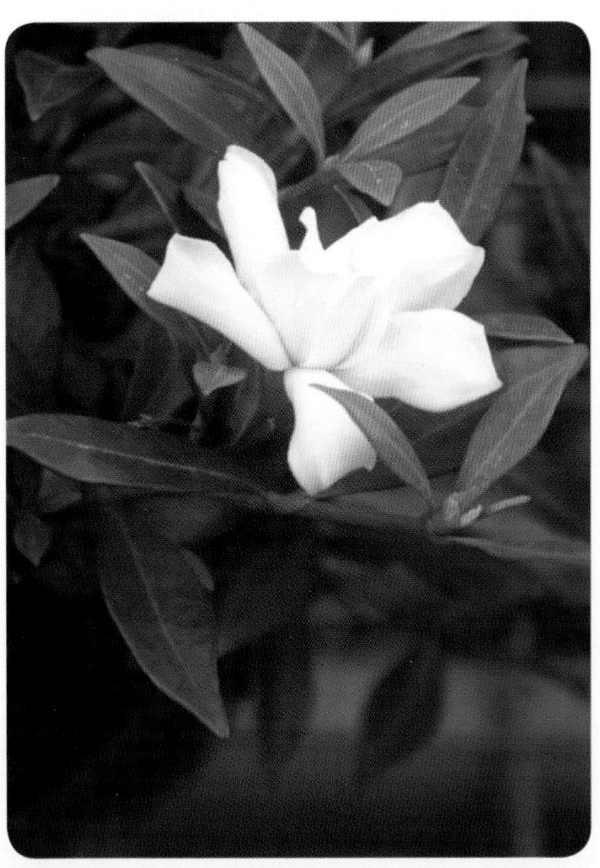

【生境分布】 生于低山坡温暖阴湿处。分布于河南及长江省区，有栽培。

【采收加工】 9 ～ 11 月间果实成熟饱满呈黄色带红时采收，入瓮中微蒸或沸水微煮，取出后晒干。果实不易干燥，故应经常翻动，使通风良好，避免发霉变质。

【性状鉴别】 本品呈长卵圆形或椭圆形，长 1.5 ～ 3.5 厘米，直径 1 ～ 1.5 厘米。表面红黄色或棕红色，具 6 条翅状纵棱，棱间常有 1 条明显的纵脉纹，并有分枝。顶端残存萼片，基部稍尖，有残留果梗。果皮薄而脆，略有光泽；内表面色较浅，有光泽，具 2 ～ 3 条隆起的假隔膜。种子多数，扁卵圆形，集结成团，深红色或红黄色，表面密具细小疣状突起。气微，味微酸而苦。

【炮　制】

栀子：除去杂质，碾碎。

炒栀子：取净栀子，照清炒法炒至黄褐色。

【性味功能】 味苦，性寒。有泻火解毒，清热利湿，凉血散瘀的功能。

【主治用法】 用于热病高烧，心烦不眠，实火牙疼，口舌生疮，鼻血，吐血，尿血，眼结膜炎，黄胆型肝炎。用量 3 ～ 10 克。

【现代研究】

1. 化学成分　本品含异栀子苷、去羟栀子苷、栀子酮苷、山栀子苷、京尼平苷酸及黄酮类栀子素、三萜类化合物藏红花素和藏红花酸、熊果酸等。

2. 药理作用　本品对结扎总胆管动物的血胆红素升高有明显的降低作用。还有利胆作用，使胆汁分泌量增加；有利胰及降胰酶作用、降压作用、镇静作用、抑菌作用。临床上选方可用于治疗急性黄疸型肝炎、急性黄疸型肝炎等。

【应　用】

1. 关节扭伤，软组织损伤：栀子 9 克，水煎服。

2. 小儿发热：栀子 9 克，水煎服。

3. 急性黄胆型肝炎：鲜栀子 100 克、淡竹叶、白茅根、桑白皮各 50 克。水煎服。

酸枣（酸枣仁）

【基　源】 酸枣仁为鼠李科植物酸枣的干燥成熟种子。

【原植物】 灌木或小乔木。枝上有刺。叶互生，椭圆形，先端钝，基部圆形，边缘具细齿形。花 2 ～ 3 朵簇生于叶腋；花瓣 5，黄绿色。核果近球形或广卵形，暗红褐色，果皮薄。花期 6 ～ 7 月。果期 9 ～ 10 月。

【生境分布】 生长于山坡、山谷、丘陵地。分布于辽宁、内蒙古、河北、河南、山东、山西、陕西、甘肃、安徽、江苏。

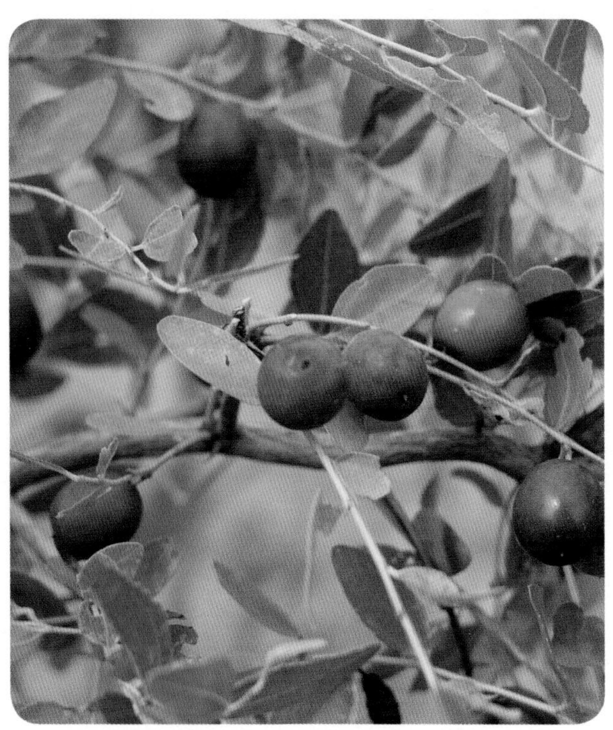

【采收加工】 秋末采收果实，收集种子，晒干。

【性状鉴别】 本品呈扁圆形或扁椭圆形。表面紫红色或紫褐色，平滑有光泽，有的有裂纹。有的两面均呈圆隆状突起；有的一面较平坦，中间有 1 条隆起的纵线纹；另一面稍突起。一端凹陷，可见线形种脐；另端有细小突起的合点。种皮较脆，胚乳白色，子叶 2，浅黄色，富油性。气微，味淡。

【炮 制】

酸枣仁：除去残留核壳。用时捣碎。

炒酸枣仁：取净酸枣仁，照清炒法炒至鼓起，色微变深。用时捣碎。

【性味功能】 味甘、酸，性平。有养肝宁心，安神，敛汗的功能。

【主治用法】 用于神经衰弱，虚烦不眠，惊悸多梦，体虚多汗，津少口渴。用量 9 ～ 15 克。

【现代研究】

1. 化学成分　本品含三萜类化合物，如白桦脂酸、白桦脂醇。

2. 药理作用　本品具有镇静、催眠、抗惊、镇痛及降体温作用。酸枣仁水提取物对乌头碱、氯仿、氯化钡诱发的实验动物心律失常有对抗作用。

【应 用】

1. 心脏神经官能症：酸枣仁 24 克，茯神 12 克，龙眼肉、党参、知母、夜合欢各 9 克，白芍 12 克，川芎、甘草各 3 克。水煎服。

2. 体弱多汗，头昏：酸枣仁（炒）15 克，五味子 6 克，党参 9 克，白芍 12 克。水煎服。

3. 惊悸多梦，失眠：酸枣仁、丹参各 9 克。水煎服。

4. 神经衰弱，心悸，心烦不眠：炒酸枣仁 15 克，知母，茯苓各 9 克，甘草、川芎各 6 克。水煎 2 次，睡前 1 小时分服。

5 蕤核（蕤仁）

【基 源】 蕤仁为蔷薇科植物蕤核或齿叶扁桃木的干燥成熟果核。

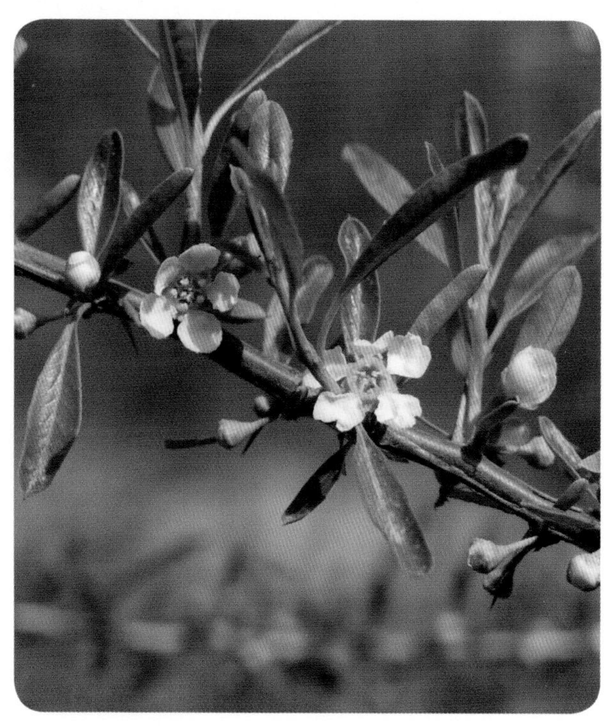

【原 植 物】 别名：扁核木、马茄子、单花扁核木。落叶灌木。茎多分枝，开展，无毛；叶腋处有短刺，先端微带红色。单叶互生或数叶簇生，线状长圆形，狭倒卵形或卵状披针形，先端圆钝，有小突尖或微凹，基部楔形。

花1～3朵簇生于叶腋，萼筒杯状，5裂，绿色；花瓣5，白色，有爪；雄蕊10；雌蕊1。核果球形，黑色，微被蜡质白粉；果核卵圆形，稍扁，有皱纹，棕褐色。花期4～6月。果期7～8月。

【生境分布】 生于山坡、林下、稀疏灌丛中。分布于山西、内蒙古、陕西、甘肃、河南、四川等省区。

【采收加工】 夏秋季果实成熟时采摘，除去果肉，晒干，用时捣碎。

【性状鉴别】 本品呈类卵圆形，稍扁，长7～10毫米，宽6～8毫米，厚3～5毫米。表面淡黄棕色或深棕色，有明显的网状沟纹，间有棕褐色果肉残留，顶端尖，两侧略不对称。质坚硬。种子扁平卵圆形，种皮薄，浅棕色或红棕色，易剥落；子叶2，乳白色，有油脂。无臭，味微苦。

【炮　　制】 拣去杂质，洗净，晒干，用时捣碎，或敲去内果皮取种仁用。

【性味功能】 味甘、性微寒。有养肝明目，疏风散热的功能。

【主治用法】 用于目赤肿痛，睑缘炎，角膜炎，视物昏暗，早期白内障，玻璃体浑浊。用量5～9克。

【现代研究】

1. 化学成分　本品种子含水分10.36%，灰分1.72%，蛋白质3.53%，脂肪7.57%，纤维56.91%。种仁含油脂36%。

2. 药理作用　暂无。

【应　　用】

1. 眼结膜炎，睑缘炎：蕤仁9克。水煎，洗眼。

2. 翳膜赤痛，视物不明：蕤仁1克、甘草2克，防风3克，黄连6克。水煎服。

3. 老年目暗流泪：蕤仁。水煎服。

4. 赤烂眼：蕤仁、杏仁各50克，去皮研匀，水煎外洗。

5 山茱萸

【基　　源】 本品为山茱萸科植物山茱萸的干燥成熟果肉。

【原 植 物】 落叶灌木或乔木。叶对生，卵形至椭圆形，先端渐尖，基部楔形，上面疏生平贴毛，下面毛较密，侧脉6～8对，脉腋具黄褐色髯毛。伞形花序先叶开放，腋生，总苞片4；花瓣4，黄色；雄蕊4；花盘环状，肉质；子房下位。核果长椭圆形，深红色，有光泽，果梗细长，外果皮革质，中果皮肉质，内果皮骨质。种子1，长椭圆形。花期3～4月。果期9～10月。

【生境分布】 生于向阳山坡、溪旁的杂木林中，或栽培。分布于陕西、山西、河南、山东、安徽、浙江、四川等省区。

【采收加工】 秋末果皮变红时采收，文火烘或置沸水稍烫后，除去果核，晒干。

【性状鉴别】 本品果肉呈不规则片状或囊状，长1～1.5厘米，宽0.5～1厘米。表面紫红色至紫黑色，皱缩有光泽。顶端有的有圆形宿萼痕，基部有果梗痕。质柔软。气微，味酸，涩，微苦。

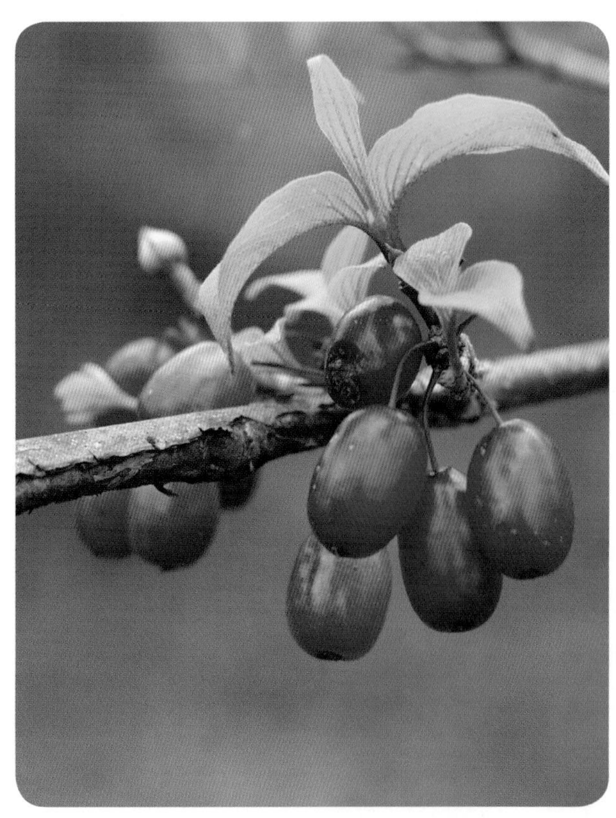

【炮　　制】

山萸肉：洗净，除去果核及杂质，晒干。

酒山萸：取净山萸肉，用黄酒拌匀，密封容器内，置水锅中，隔水加热，炖至酒吸尽，取出，晾干。

蒸山萸：取净山萸肉，置笼屉内加热蒸黑为度，取出，晒干。

【性味功能】 味酸、涩，性微温。有补益肝肾，涩精固脱的作用。

【主治用法】 用于眩晕耳鸣，腰酸痛，阳痿遗精，遗尿尿频，崩漏带下，大汗虚脱，内热消渴。用量6～15克。

【现代研究】

1. 化学成分　本品含鞣质成分：山茱萸鞣质1、2、3，马钱子甙，当药甙，还含葡萄糖，果糖，蔗糖，熊果酸，没食子酸，苹果酸，酒石酸及维生素A，押发油，氨基酸等成分。

2. 药理作用　本品具有抗菌、降血糖、抑制炎症反应、抗癌、抗休克作用，并有免疫增强作用。

【应　　用】

1. 肝肾不足所致高血压：山茱萸、杜仲、石菖蒲、鸡血藤等。水煎服。

2. 自汗、盗汗：山茱萸，党参各15克，五味子9克。水煎服。

胡颓子（胡颓子叶）

【基　　源】 胡颓子叶为胡颓子科植物胡颓子的叶。

【原 植 物】 别名：天青地白、羊奶奶、甜棒子。灌木。全株被锈色鳞片。叶互生，革质，广椭圆形，全缘或微波状，下面被银白色星状毛。花1～5朵腋生，无花瓣；雄蕊4；子房上位，柱头不裂。核果圆形，外包肉质花托，棕红色，味酸甜而涩。花期10～11月。果期11月～翌年5月。

【生境分布】 生于林下或灌木丛中。分布于陕西、安徽、江苏、浙江、江西、福建、湖北、湖南、贵州、四川等省区。

【采收加工】 夏、秋季采摘叶，晒干或切成细丝，晒干。

【性状鉴别】 本品呈椭圆形或长圆形，长4～9厘米，宽2～4厘米，先端钝尖，基部圆形，全缘或微波状缘，革质，上表面浅绿色或黄绿色，具光泽，散生少数黑褐色鳞片；叶背面被银白色星状毛，并散生多数黑褐色或浅棕色鳞片，主脉在叶背面突出，密生黑褐色鳞片，叶片常向背面反卷，有时成筒状。叶柄粗短，长0.5～1厘米，灰黑色。质稍硬脆，气微，味微涩。

【炮　　制】 鲜用或晒干。

【性味功能】 味酸，性平。有敛肺，平喘，止咳的功能。

【主治用法】 用于肺虚，咳嗽气喘，咯血，肾炎，肾结石等症。

【现代研究】

1. 化学成分　本品叶含羽扇豆醇，熊果酸，齐墩果酸，β-谷甾醇，熊竹素等成分。

2. 药理作用　本品具有抗炎作用和镇痛作用。

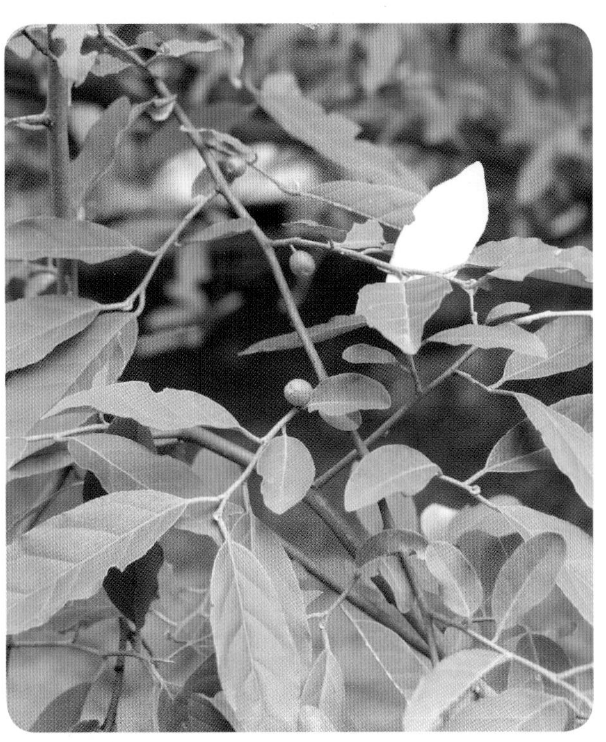

【应　　用】

1. 慢性气管炎：胡颓子叶、鬼针草各15克，水煎服。

2. 虚寒咳嗽，哮喘：胡颓子叶研粉，文火炒至微黄，热米汤送服。

3. 肺结核咯血：鲜胡颓子24克，冰糖15克，开水炖服。

4. 慢性支气管炎，支气管哮喘：胡颓子叶、枇杷叶各15克，水煎服。

附注：树皮、根、果实也供药用。根用于风湿性关节炎，跌打损伤，吐血，咯血，便血，痔疮，病毒性肝炎，小儿疳积；外用洗疮毒。果实用于肠炎痢疾，食欲不振。花用于皮肤瘙痒。

金樱子

【基　　源】 本品为蔷薇植物金樱子的果实。

【原 植 物】 别名：糖罐子（浙江）、刺梨（福建）。攀援灌木。有倒钩状皮刺和刺毛。叶单数羽状互生，小叶 3 ～ 5，椭圆状卵形或披针状卵形，革质，先端尖，基部宽楔形。花大，单生于侧枝顶端，有直刺；花托膨大，有细刺；萼片 5，宿存；花瓣 5，白色。蔷薇果梨形或倒卵形，黄红色，外有直刺，顶端有长弯宿萼，瘦果多数。花期 3 ～ 4 月。果期 6 ～ 12 月。

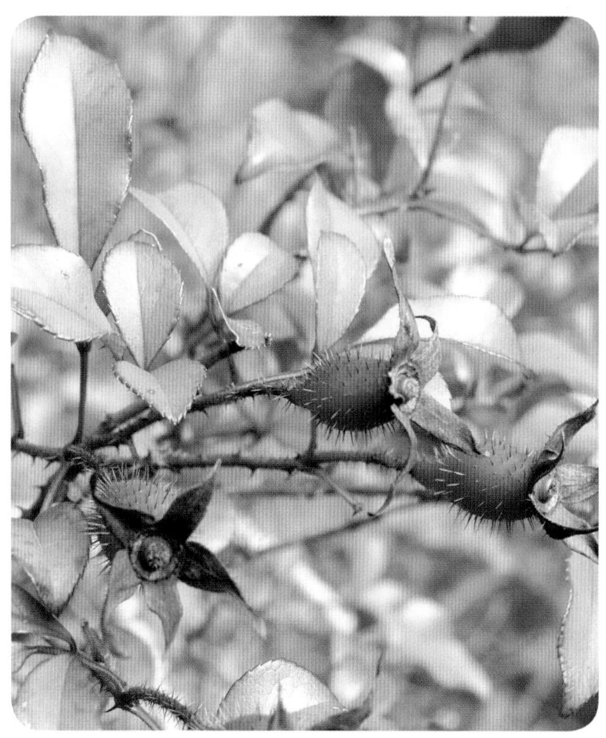

【生境分布】 生于向阳多石山坡灌木丛中，山谷旁。分布于华东、华中、华南及四川、贵州、云南等地区。

【采收加工】 10 ～ 11 月采收成熟果实，晒干后放桶内，搅动，擦去毛刺。

【性状鉴别】 本品为花托发育而成的假果，呈倒卵形。表面红黄色或红棕色，有突起的棕色小点，系毛刺脱落后的残基。顶端有盘状花萼残基，中央有黄色柱基，下部渐尖。质硬。切开后，花托壁厚 1 ～ 2 毫米，内有多数坚硬的小瘦果，内壁及瘦果均有淡黄色绒毛。无臭，味甘、微涩。

【炮　　制】 金樱子：除去杂质，洗净，干燥。金樱子肉：取净金樱子，略浸，润透，纵切两瓣，除去毛、核，干燥。

【性味功能】 味酸、甘、涩，性平。有益肾，涩精，止泻，缩尿，止带的功能。

【主治用法】 用于遗精滑精，遗尿，尿频，崩漏带下，久泻久痢，子宫脱垂等症。用量 6 ～ 12 克。

【现代研究】

1. 化学成分　本品果实含有柠檬酸、苹果酸、鞣质、树脂、维生素 C，还含皂苷、糖类以及淀粉。

2. 药理作用　本品含鞣质有收敛作用，能促进胃液分泌，有助于消化功能；水提物能使实验性大鼠排尿次数减少，排尿间隔时间延长；煎剂对“PR/8 株”等流感病毒有抑制作用。

【应　　用】

1. 慢性痢疾：金樱子、莲子、芡实。水煎服。

2. 子宫脱垂：金樱子，浓煎服。

3. 肾虚遗精、尿频：金樱子、芡实各 3 克，酒糊为丸，米汤或温开水送下。

4. 脾虚泄泻：金樱子、党参、茯苓、莲子、芡实、白术各 3 克。水煎服。

5 郁李（郁李仁）

【基　　源】 郁李仁为蔷薇科植物郁李、欧李、长柄扁桃的种子。

【原 植 物】 别名：小李仁、麦李。落叶灌木。叶互生，长卵形或卵圆形，先端渐尖，叶片中部以上最宽，基部圆形，边缘有锐重锯齿。花 2 ～ 3 朵簇生，花梗长 5 ～ 10 厘米。花瓣 5，浅红色或近白色，花柱被柔毛。核果近球形，深红色，光滑无沟；核圆形或近圆形，黄白色。种子上端尖，下端钝圆，种皮红棕色。花期 4 ～ 5 月。果期 5 ～ 6 月。

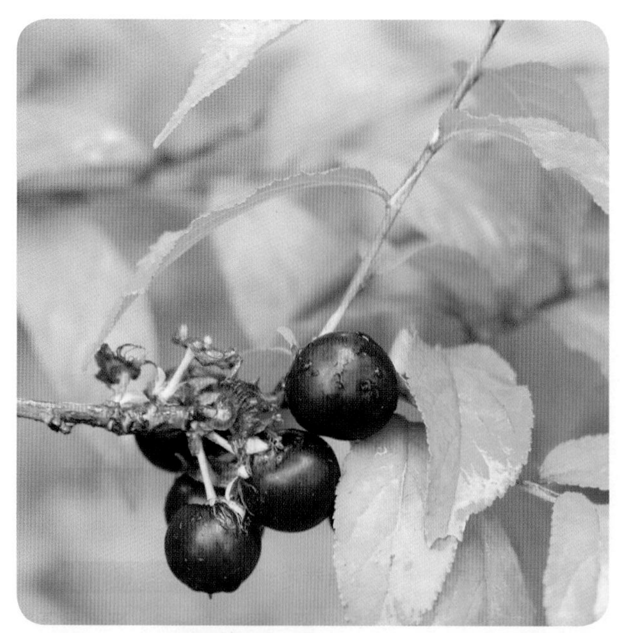

【生境分布】 生于向阳山坡、路旁或小灌木丛中。分布于华北、华东、中南等省区。

【采收加工】 秋季采摘成熟果实，蒸后，碾碎果核，取出种子，晒干。

【性状鉴别】 小李仁：呈卵形，长5～8毫米，直径3～5毫米。表面黄白色或浅棕色，一端尖，另端钝圆。尖端一侧有线形种脐，圆端中央有深色合点，自合点处向上具多条纵向维管束脉纹。种皮薄，子叶2，乳白色，富油性。气微，味微苦。大李仁：长6～10毫米，直径5～7毫米，表面黄棕色。

【炮　　制】 筛去泥屑，淘净，拣净杂质和碎壳，晒干，用时捣碎。

【性味功能】 味辛、苦、甘，性平。有缓泻，利尿，消肿的功能。

【主治用法】 用于大便秘结，水肿，小便不利，四肢浮肿，脚气等症。用量6～9克。孕妇慎服。

【现代研究】

1. 化学成分　本品含苦杏仁苷、脂肪油58.3～74.2%、挥发性有机酸、粗蛋白质、纤维素、淀粉、油酸。又含皂苷及植物甾醇、维生素B1。

2. 药理作用　本品有缓泻作用。郁李仁水煎剂能显著缩短燥结型便秘模型小鼠的排便时间，并增加排便次数。此外，还有降压、抗炎、镇痛作用。临床上常用于肠燥便秘，水肿腹满，脚气浮肿。

5 女贞（女贞子）

【基　　源】 女贞子为木犀科植物女贞的干燥成熟果实。

【原 植 物】 别名：冬青、蜡树。常绿小乔木。叶对生，革质，卵圆形或长卵状披针形，先端尖，基部阔楔形，全缘，上面有光泽，下面密生细小透明腺点。圆锥花序顶生，芳香，花冠白色；雄蕊2，花药“丁”字形着生；子房上位，柱头2浅裂。浆果状核果，椭圆形或肾形，稍弯，蓝黑色或棕黑色，皱缩不平。花期6～7月。果期8～12月。

【生境分布】 生于山坡向阳处或疏林中，常栽培于庭园及路旁。分布于河北、陕西、甘肃及华东、中南、西南等地区。

【采收加工】 冬季果实成熟时采收，稍蒸或置沸水中稍烫后，晒干；或直接晒干。

【性状鉴别】 本品种子呈卵形、椭圆形或肾形。表面黑紫色或灰黑色，皱缩不平，基部有果梗痕或具宿萼及短梗。体轻。外果皮薄，中果皮较松软，易剥离，内果皮木质，黄棕色，具纵棱，破开后种子通常为1粒，肾形，紫黑色，油性。无臭，味甘、微苦涩。

【炮　　制】

女贞子：除去杂质，洗净，干燥。

酒女贞子：取净女贞子，加黄酒拌匀，置罐内或适宜容器内，密闭，坐水锅中，隔水炖至酒吸尽，取出，干燥。

【性味功能】 味甘、苦，性平。有滋补肝肾，明目乌发，强腰膝的功能。

【主治用法】 用于肝肾阴虚，头晕目眩，耳鸣，头发早白，腰膝酸软，老年性便秘等。用量9～15克。

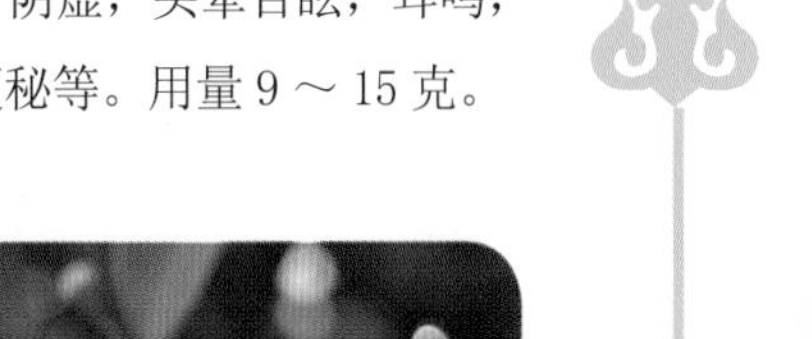

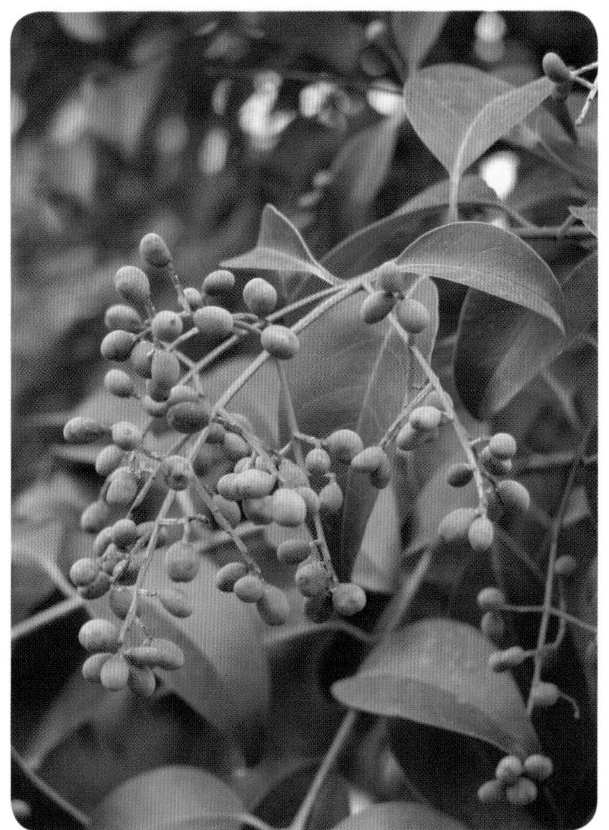

【现代研究】

1. 化学成分　含齐墩果酸、乙酰齐墩果酸、熊果酸、甘露醇、葡萄糖、棕榈酸、硬脂酸、油酸、亚油酸等成分。

2. 药理作用　女贞子可增强特异性免疫功能；能预防动脉硬化；有强心、利尿、降血糖及保肝作用；并有止咳、缓泻、抗菌、抗肿瘤作用。

【应　　用】

1. 早期老年性白内障、中心性视网膜炎：女贞子、泽泻、山萸肉各 9 克，枸杞子、淮山各 12 克，熟地、云苓各 15 克，丹皮 6 克。水煎服。

2. 神经衰弱：女贞子、桑椹子、墨旱莲、枸杞子。

3. 视神经炎：女贞子、草决明、青葙子。水煎服。

沙冬青

【基　　源】 本品为豆科植物沙冬青的茎、叶。

【原 植 物】 别名：蒙古黄花木、冬青。常绿小灌木，高达 2 米。树皮幼时淡黄褐色，后变灰色，小枝密被贴覆的灰白色柔毛。三出复叶互生，有短柄；托叶极小，与短叶柄合生抱茎；小叶无柄，小叶 1 ～ 3，长椭圆形或菱状椭圆形，先端急尖或圆形，全缘，基部楔形。短总状花序顶生，花 8 ～ 10，黄色；萼钟形，疏被柔毛；花冠蝶形；雄蕊分离；子房条形。荚果扁，长方扁柱状。种子 4，肾形。花期 4 ～ 5 月。

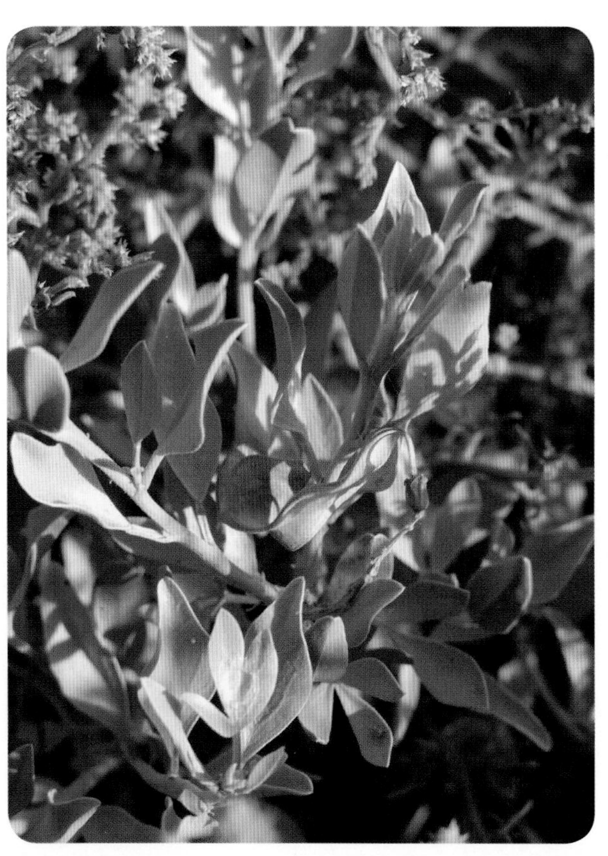

【生境分布】 生于沙丘、河边或山坡开阔处。分布于内蒙古、甘肃及宁夏等省区。

【采收加工】 随用随采，鲜用。

【性状鉴别】 本品小枝短柔毛；木质枝具暗褐色髓。叶为掌状三出复叶，少有单叶；叶柄长 5 ～ 10 毫米，密生银白色短柔毛；托叶小，三角形或三角状披针形，与叶柄结合；小叶菱状椭圆形至宽披针形，先端锐尖或钝，基部楔形，两面密被银白色绒毛。

【炮　　制】 洗净，鲜用或晒干。

【性味功能】 味辛、苦，性温；有毒。有祛风除湿，活血散瘀的功能。

【主治用法】 用于冻伤，慢性风湿性关节痛。外用。

【现代研究】

1. 化学成分　本品含有生物碱：右旋 3a- 羟基羽扇豆碱，还含白藜芦醇，鹰爪豆碱，右旋羽扇豆碱，黄花木碱，黄花木胺，大豆素，刺芒柄花素，芒柄花甙等成分。

2. 药理作用　本品具有镇痛作用和抗癌作用。

【应　　用】

1. 冻伤：沙冬青鲜茎叶、茄根，煎洗患处，并熬 5 小时成浓缩膏涂敷患处。

2. 慢性风湿性关节痛：沙冬青鲜枝叶、侧柏叶各 500 克，沙红柳、麻黄各 1000 克，小白蒿 1500 克。煎水熏洗患处。

小沙冬青

【基　　源】 本品为豆科植物小沙冬青的茎、叶。

【原 植 物】 与沙冬青相似，区别在于：

叶通常为单叶，稀三出复叶；小叶阔椭圆形或近卵形。荚果矩圆形，微膨胀。

【生境分布】 生于沙丘、河边或山坡开阔处。分布于新疆地区。

【采收加工】 随用随采，鲜用。

【性状鉴别】 本品老枝粗，草褐色或黄绿色，木质部淡黄色；小枝被短柔毛，呈灰白色。托叶披针形，被短柔毛；叶为单叶，极少为三出复叶；小叶宽椭圆形、宽倒卵形或倒卵形，长 2 ～ 2.5 厘米，宽 1 ～ 2 厘米，先端锐尖，基部宽楔形或稍圆，具 3 主脉，两面密被短柔毛，呈灰绿色。

【炮　　制】 洗净，鲜用或晒干。

【性味功能】 味辛、苦，性温；有毒。有祛风除湿，活血散瘀的功能。

【主治用法】 用于冻伤。外用。

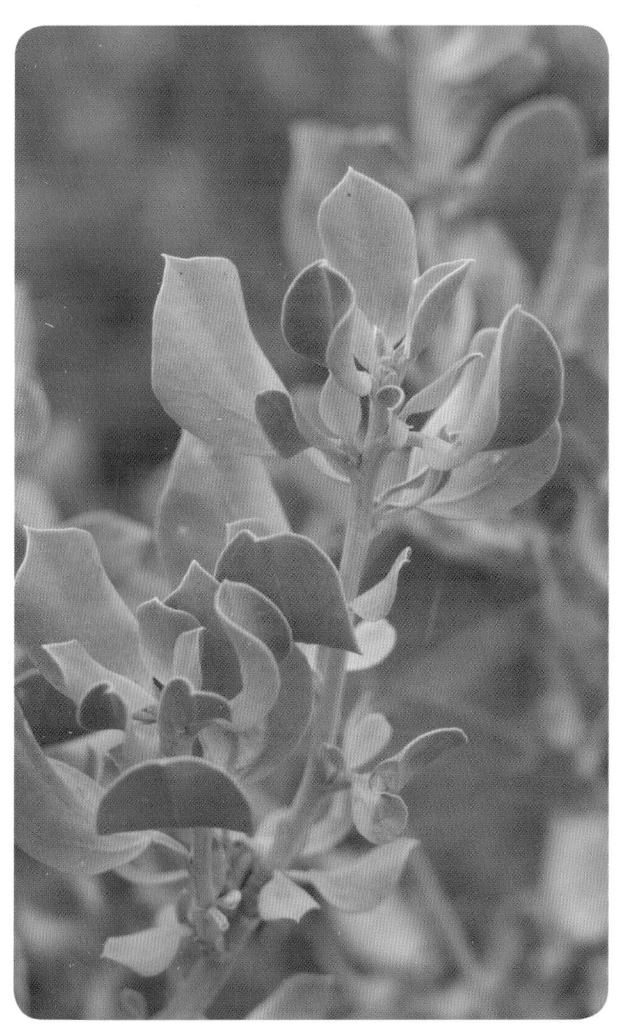

【现代研究】

1. 化学成分　本品含有生物碱：右旋3a-羟基羽扇豆碱，还含白藜芦醇，鹰爪豆碱，右旋羽扇豆碱，黄花木碱，黄花木胺，大豆素，刺芒柄花素，芒柄花甙等成分。

2. 药理作用　本品具有镇痛、抗癌作用。

【应　　用】

1. 冻伤：沙冬青鲜茎叶、茄根，煎洗患处，并熬5小时成浓缩膏涂敷患处。

2. 慢性风湿性关节痛：沙冬青鲜枝叶、侧柏叶各500克，沙红柳、麻黄各1000克，小白蒿1500克。煎水熏洗患处。

5 救必应（铁冬青）

【基　　源】 救必应为冬青科植物铁冬青的干燥根皮或树皮。

【原 植 物】 别名：白兰香、冬青子。常绿小乔木。树皮淡绿灰色，平滑，内皮黄色。茎枝灰绿色，圆柱形，有棱。单叶互生，椭圆形或卵圆形，先端短尖，基部楔形，全缘，薄革质，上面深绿色，有光泽，下面淡绿色，两面均无毛，侧脉6～8对，埋于叶肉间而不明显，中脉显著。雌、雄异株，伞形花序腋生，雄花4～6枚，雌花5～7枚，子房球形。果为浆果状核果，红色，花柱宿存，种子5个。花期5～6月，果期9～10月。

【生境分布】 生于荒山疏林中、丘陵或溪边。分布于江苏、浙江、安徽、江西、湖南、广东、广西、福建、台湾、云南等省区。

【采收加工】 全年可采，去掉外层粗皮，切片，晒干或鲜用。

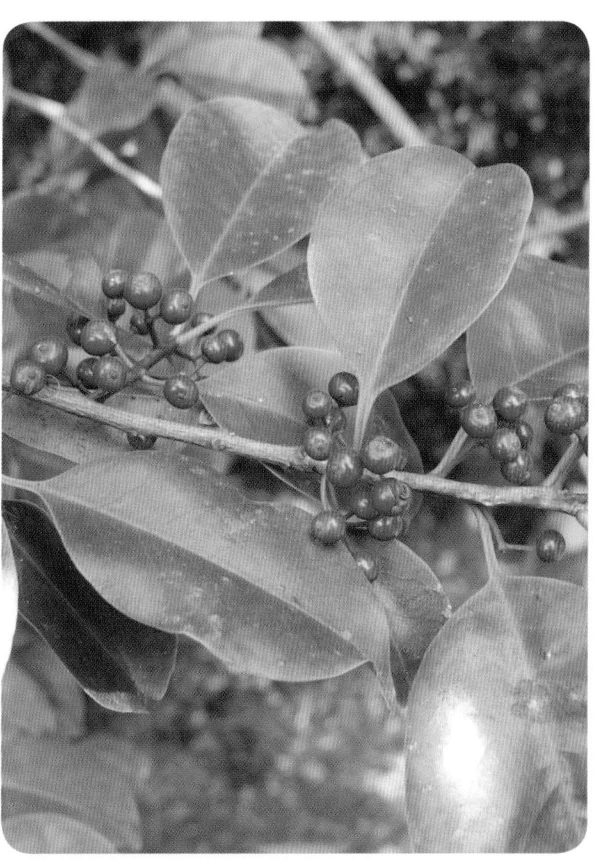

【性状鉴别】 本品呈卷筒状、半卷筒状或略卷曲的板状，长短不一。外表面灰白色至浅褐色，较粗糙，有

皱纹。内表面黄绿色、黄棕色或黄褐色，有细纵纹。质硬而脆，断面略平坦，气微香，味苦、微涩。

【性味功能】 味苦，性寒。有清热解毒，消肿止痛的功能。

【炮　　制】 除去杂质，洗净，润透，切片，干燥。

【主治用法】 用于感冒、扁桃体炎、咽喉炎、急性肠胃炎、痢疾、骨痛等。外用于跌打损伤、痈疖疮疡，外伤出血、烧伤、烫伤等。用量 9～30 克。外用适量，煎浓汤涂敷患处。

【现代研究】

1. 化学成分　本品含黄酮甙、酚类、鞣质、β-香树脂醇及 β-谷甾醇、铁冬青酸等。

2. 药理作用　本品有降低冠脉流量、抗心律失常和抗心肌缺血作用，还有降压、减慢心率以及体外抗菌作用。临床上可用于抗感染，治疗喉痛、神经性皮炎等。

【应　　用】

1. 烧伤、疮疡：铁冬青 9～15 克。水煎服，或研末调油涂患处。

2. 跌打损伤：鲜铁冬青叶捣烂外敷。

5 毛冬青

【基　　源】 本品为冬青科植物毛冬青的干燥根。

【原 植 物】 毛冬青常绿灌木或小乔木，高 3～4 米。小枝灰褐色，有棱，密被粗绒毛。叶互生；叶柄长 3～4 毫米，密被短毛；叶片纸质或膜质，卵形或椭圆形，长 2～6.5 厘米，宽 1～2.7 厘米，先端短渐尖或急尖，基部宽楔形或圆钝，边缘有稀疏的小尖齿或近全缘，中脉上面凹下，侧脉 4～5 对，两面有疏粗毛，沿脉有稠密短粗毛。花序簇生叶腋；雄花序每枝有 1 花，稀 3 花，花瓣数 4 或 5，花梗长 1～2 毫米，花萼直径约 2 毫米，裂片卵状三角形，被柔毛，花冠直径 4～5 毫米，花冠倒卵状长圆形，雄蕊比花冠短；雌花序每枝具 1～3 花，花瓣数 6～8，花萼直径约 2.5 毫米，裂片宽卵形，有硬毛，花瓣长椭圆形，长约 2 毫米，子房卵形，无毛，柱头头状。果实球形，直径 3～4 毫米，熟时红色，宿存花柱明显，分核常 6 颗，少为 5 颗或 7 颗，椭圆形，背部有单沟，两侧面平滑，内果皮近木质。花期 4～5 月，果期 7～8 月。

【生境分布】 生长于山野坡地、丘陵的灌木丛中。分布于广东、广西、安徽、浙江、福建等地。

【采收加工】 秋、冬两季采挖地下树根，洗净泥土，除去须根，切片，晒干。

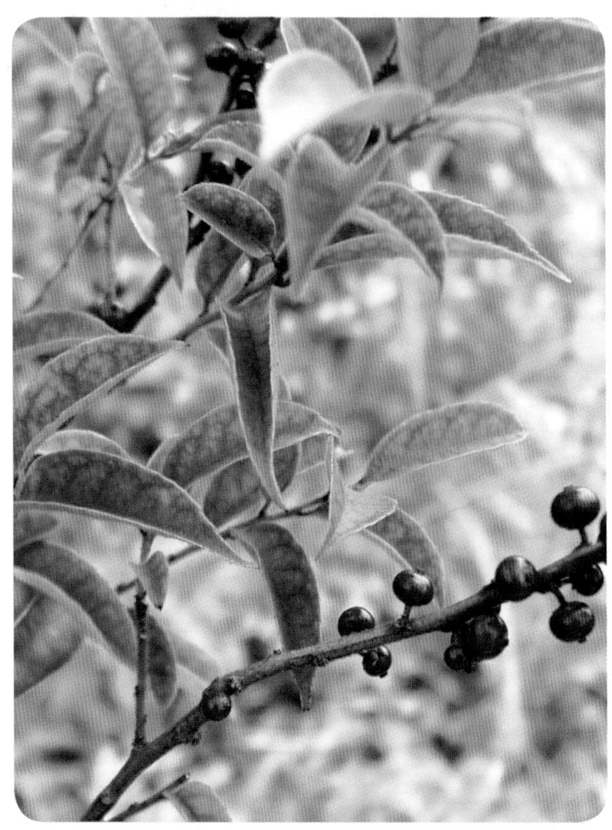

【性味功能】 辛、苦，寒。活血祛瘀，清热解毒，祛痰止咳。

【主治用法】 本品辛以行散，苦能降泄，寒能清热，又走血分，故有活血化瘀、清热解毒、祛痰止咳之功效。 用量 10～30 克，内服，入汤剂，单用 60 克。外用：适量。

【现代研究】

1. 化学成分　暂无。

2. 药理作用　毛冬青或毛冬青黄酮类能扩张冠状动脉血管，增加心肌收缩力，改善甲皱微循环，对血小板凝聚有一定的作用。还能镇咳、祛痰、平喘，对多种细菌有抑制作用。

【应　　用】

1. 冠状动脉粥样硬化性心脏病：毛冬青根 90～150 克，每日 1 剂，水煎分 3 次服；或用片剂、冲剂、糖浆剂等，剂量按每日生药 90～120 克计算，3 次分服。

2. 感冒，扁桃体炎，痢疾：毛冬青根 25～50 克，

水煎服。

3. 血栓闭塞性脉管炎：毛冬青根 90 克，煨猪脚 1 只服食，每日 1 次；另取毛冬青根 150 克，煎水浸泡伤口，每日 1 ～ 2 次，浸泡后外敷生肌膏。

4. 动脉粥样硬化症：口服毛冬青糖浆（每 100 毫升含生药 500 克），每次 20 毫升，每日 3 次。

5. 烧伤：毛冬青 300 ～ 500 克，水煎 2 次，滤液混合浓缩成 50% 煎液，制成油纱布备用。每日或隔日换药，以保持油纱布湿润为度。高烧时另给煎液内服，每次 20 ～ 40 毫升，每日 2 ～ 3 次。

6. 中心性视网膜炎：用毛冬青针剂肌肉注射，每次 2 毫升（含黄酮 40 毫克），每日 1 ～ 2 次。

7. 葡萄膜炎：采用毛冬青电离子透入法，每日 1 ～ 2 次，10 日为 1 个疗程，合并毛冬青肌肉注射，每日 1 ～ 2 次，每次 2 毫升（相当于生药 8 克）；同时用 1% 阿托品点眼扩瞳。

枸骨（枸骨叶）

【基　　源】 枸骨叶为冬青科植物枸骨的干燥叶。

【原 植 物】 别名：功劳叶、八角刺、苦丁茶、鸟不宿。常绿灌木或小乔木。单叶互生，硬革质，四角状长方形，先端宽，有 2 ～ 3 个硬尖刺齿，中央的刺向下反卷，两侧各有 1 ～ 2 个硬刺，基部平截。大树上叶有短柄；叶圆形或长圆形，全缘，边缘无刺尖。伞形花序腋生。花小，黄绿色，杂性，雄花与两性花同株；花瓣 4。核果球形，鲜红色。花期 4 ～ 5 月。

【生境分布】 生于山坡、溪间、路旁的杂木林或灌丛中。多有栽培。分布于甘肃、河南、江苏、安徽、浙江、江西、湖南、湖北、广东、广西、四川等省区。

【采收加工】 冬、春两季剪取叶，去净枝梗，晒干。

【性状鉴别】 本品呈类长方形或矩圆状长方形，偶有长卵圆形，长 3 ～ 8 厘米，宽 1.5 ～ 4 厘米。先端具 3 枚较大的硬刺齿，顶端 1 枚常反曲，基部平截或宽楔形，两侧有时各具刺齿 1 ～ 3 枚，边缘稍反卷；长卵圆形叶常无刺齿。上表面黄绿色或绿褐色，有光泽，下表面灰黄色或灰绿色。叶脉羽状，叶柄较短。革质，硬而厚。无臭，味微苦。

【性味功能】 味苦，性微寒。有滋阴清热，益肾，止咳化痰的功能。

【主治用法】 用于虚劳发热咳嗽，劳伤失血，腰膝痿弱，风湿痹痛，跌打损伤，风湿性关节炎，头晕耳鸣，高血压，白癜风等症。用量 9 ～ 15 克。

【现代研究】

1. 化学成分 枸骨子中含脂肪油 9.84%。男另含生物碱、皂甙、鞣质。

2. 药理作用 暂无。

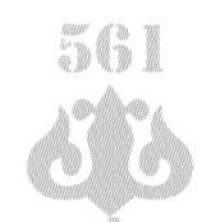

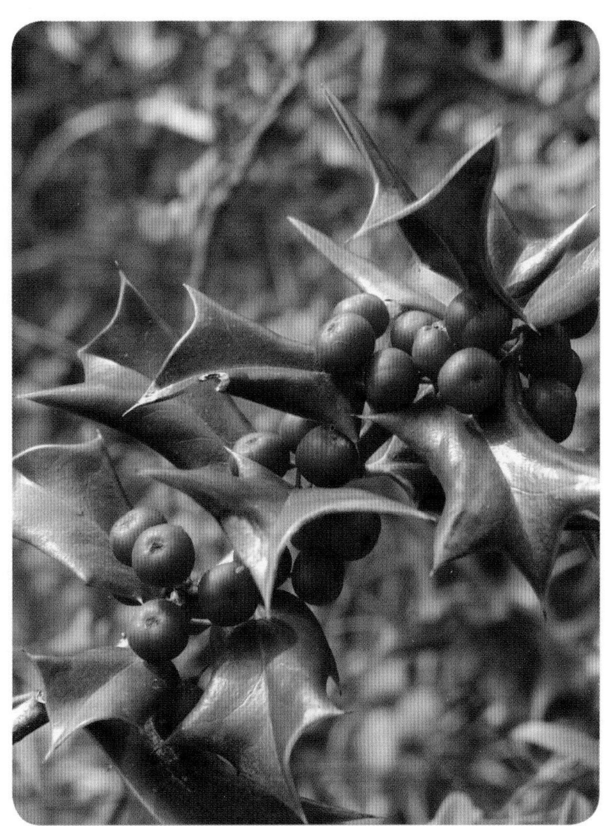

【应　　用】

1. 头痛：枸骨叶制成茶。泡饮。

2. 风湿性关节炎：鲜枸骨叶 120 克，浸酒饮。

3. 肺痨：枸骨嫩叶 50 克。烘干，开水泡，当茶饮。

4. 小儿急性扁桃体炎：枸骨叶、朱砂根、岗梅根、栀子、淡竹叶、木通、射干、甘草各 9 克，生石膏 12 克。

卫矛（鬼箭羽）

【基　　源】 鬼箭羽为卫矛科植物卫矛带翅状物的枝或翅状物。

【原 植 物】 别名：鬼羽愁、四棱麻。落叶灌木。小枝四棱形，棱上有 2 ～ 4 条扁条状木栓质翅。单叶对生，窄倒卵形或椭圆形，先端尖，基部楔形或圆形，边缘具细锯齿。聚伞花序，腋生，常具 3 ～ 9 花。花小，淡黄绿色；花瓣 4，近圆形。蒴果，带紫色，4 深裂。种子椭圆形。花期 5 ～ 6 月，果期 9 ～ 10 月。

【生境分布】 生于山坡灌丛中或草地。分布于河北、陕西、甘肃、山东、安徽、江苏、浙江、湖北、湖南、贵州等省。

【采收加工】 夏、秋两季割取木质的嫩枝，除去细枝及叶等杂质，晒干，扎成捆或收集其翅状物，晒干。

【性状鉴别】 本品为具翅状物的圆柱形枝条，顶端多分枝。表面较粗糙，有纵纹及皮孔，皮孔纵生，略突起而微向外反卷。翅状物扁平状，靠近基部处稍厚，向外渐薄，具细长的纵直纹理或微波状弯曲，翅极易剥落，枝条上常见断痕。枝坚硬而韧，难折断，断面淡黄白色，粗纤维性。气微，味微苦。

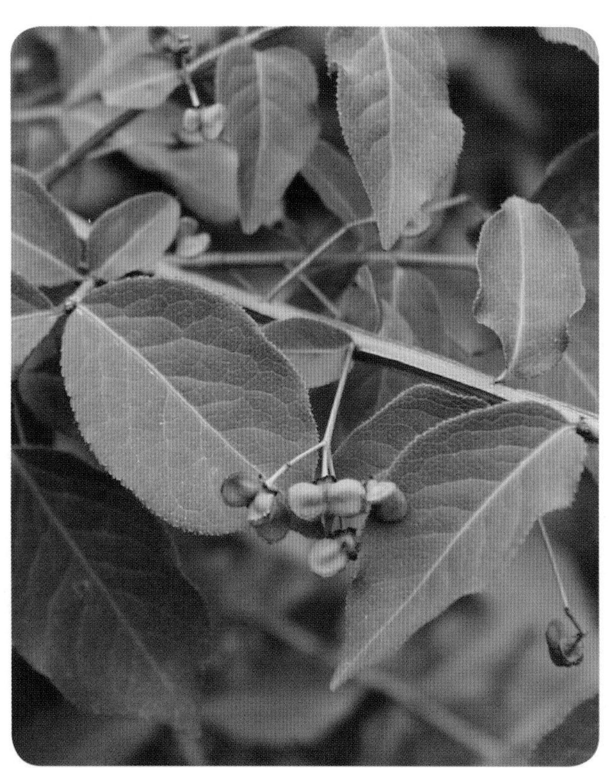

【炮 制】 拣去杂质，用水浸透，捞出，切段，晒干。

【性味功能】 味苦，性寒。有行血通经，散瘀止痛，杀虫的功能。

【主治用法】 用于月经不调，产后瘀血腹痛，跌打损伤，虫积腹痛，过敏性皮炎等症。用量 5 ～ 10 克，水煎服。

【现代研究】

1. 化学成分　本品叶含表无羁萜醇、无羁萜、槲皮素和卫矛醇等。种子油中含饱和脂肪酸、油酸、亚油酸、已酸、乙酸和苯甲酸等。尚含草乙酸。

2. 药理作用　本品有降血糖作用和调节血脂作用。

【应 用】

1. 月经不调、产后瘀血腹痛：鬼箭羽、当归各 10 克，益母草 12 克，水煎服。

2. 跌打损伤瘀血肿痛：鬼箭羽 50 克，赤芍 15 克，红花、桃仁各 10 克，大黄 3 克，共研细粉，每日 3 次，每次 3 克。

3. 产后血运欲绝：鬼箭羽 100 克，当归 50 克。水煎服。

4. 糖尿病：鬼箭羽。水煎服。

5 冬青卫矛

【基 源】 本品为卫矛科植物冬青卫矛的根、茎皮及叶。

【原 植 物】 常绿灌木或小乔木。枝有白色皮孔，小枝近四棱形。叶对生，厚革质，倒卵形、长圆形或椭圆形，缘有细锯齿，上面深绿色，有光泽，下面淡绿色，两面无毛。聚伞花序腋生，1 ～ 2 回 2 歧分枝，每分枝顶端有 5 ～ 12 花的具短梗小聚伞花序；花绿白色，花萼 4，卵圆形；花瓣 4，长圆形。蒴果扁球形，淡红色，有 4 浅沟，果梗四棱形，较粗壮。种子每室 1 ～ 2 粒，棕色，有橙红色假种皮。花期 6 ～ 7 月。果期 9 ～ 10 月。

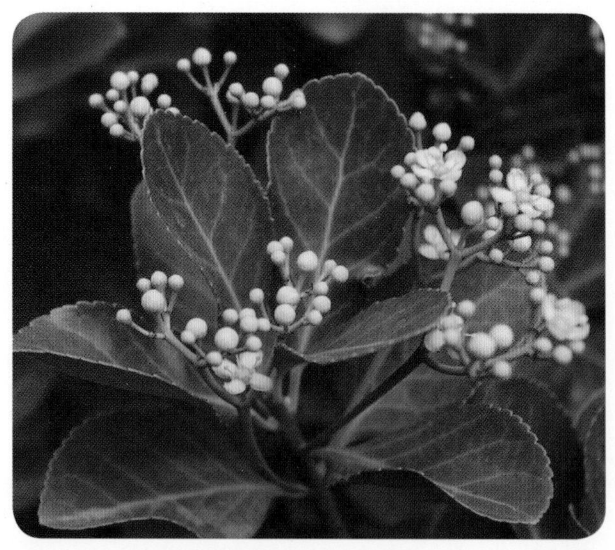

【生境分布】 生于向阳，湿润土壤。全国各省区多有栽培。

【采收加工】 根、茎、叶全年可采收，根、茎切片晒干。叶鲜用。

【性味功能】 味辛，性温。有调经，化瘀，利湿，解毒，利尿，强壮的功能。

【主治用法】 用于月经不调，痛经，经闭，小便不利，外用于跌打损伤，骨折，疮毒。用量：根 9 ～ 15 克。叶外用适量，捣烂敷患处。

【应　　用】

1. 月经不调，闭经：冬青卫矛根 30 ～ 50 克，炖肉吃。

2. 痛经：冬青卫矛根、水葫芦（凤眼兰）各 15 克，水煎服。

3. 疮毒：冬青卫矛叶，捣烂敷患处。

五加（五加皮）

【基　　源】 五加皮为五加科植物细柱五加的根皮。

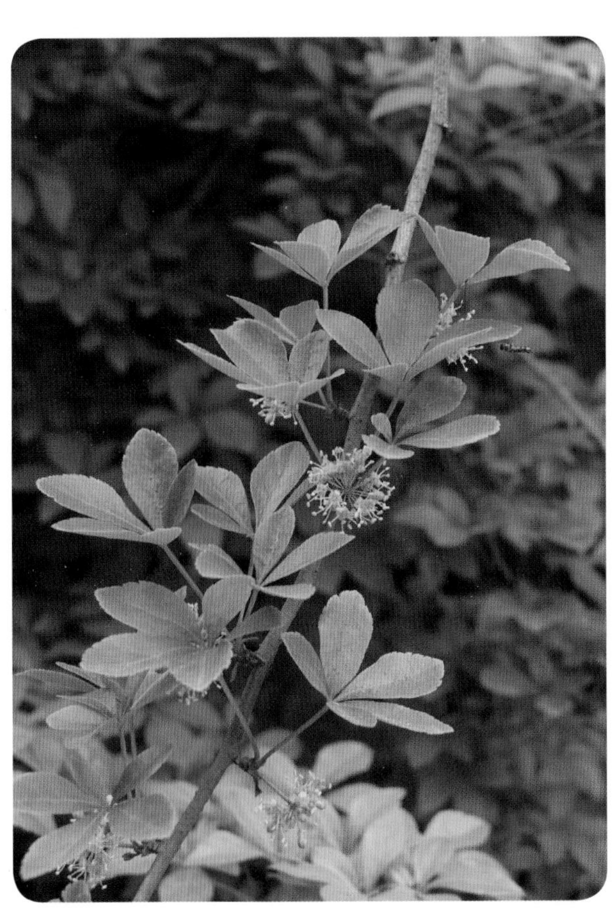

【原 植 物】 别名：细柱五加、南五加皮。灌木。枝节上疏生反曲扁刺。小叶 5，长枝上互生，短枝上簇生，倒卵形，基部楔形，边缘有细钝齿。伞形花序单个或 2 个腋生或顶生于短枝上，花多数；花瓣 5 黄绿色。果实扁球形，黑色，花柱宿存。花期 4 ～ 8 月，果期 6 ～ 10 月。

【生境分布】 生于灌木丛。分布于山西、陕西及长江以南各省区。

【采收加工】 夏、秋季采挖根部，剥皮，晒干或切片晒干。

【性味功能】 味微苦，辛，性温。有祛风湿，补肝肾，强筋骨的功能。

【主治用法】 用于风湿痹痛，腰腿酸痛，半身不遂，跌打损伤，水肿。用量 9 ～ 15 克。外用适量。

【应　　用】

1. 小儿发育迟缓、筋骨萎弱：五加皮 15 克，牛膝、桑寄生、续断各 7.5 克。研末，每服 1.5 克。

2. 水肿、小便不利：五加皮 12 克，茯苓 15 克，大腹皮 9 克，生姜皮、陈皮各 6 克，开水送服。

3. 风湿性关节炎：五加皮 15 克，苍术、秦艽、豨莶草各 9 克，老鹳草 12 克，水煎服。

4. 风湿性关节炎，四肢关节疼痛：五加皮 60 克，浸酒服。

糙叶五加（五加皮）

【基　　源】 五加皮为五加科植物糙叶五加的干燥根皮。

【原 植 物】 落叶灌木，高 1 ～ 3 米；枝疏生粗壮的略下弯的刺，小枝密被短柔毛，后脱落。掌状复叶；小叶 5，稀 3，椭圆形或卵状披针形，先端尖或渐尖，基部楔形，边缘或仅中部以上有细锯齿，上面粗糙，下面脉上有短柔毛。伞形花序数个顶生；萼几全缘；花瓣 5；雄蕊 5；子房下位，5 室，花柱合生成柱状。果椭圆形，5 棱，黑色。

【生境分布】 生于灌木丛林，山坡路旁。分布于山西、陕西、安徽、河南、湖北、四川等地。

【采收加工】 夏、秋季采挖根部，剥皮，晒干或切片晒干。

【性状鉴别】 本品干燥根皮呈卷筒状，单卷或双卷，长 7 ～ 10 厘米，筒径约 6 毫米，厚约 1 ～ 2 毫米。

夕表面灰褐色，有横向皮孔及纵皱，内表面淡黄色或淡黄棕色。质脆，易折断，断面不整齐；淡灰黄色。气微香，味微苦涩。

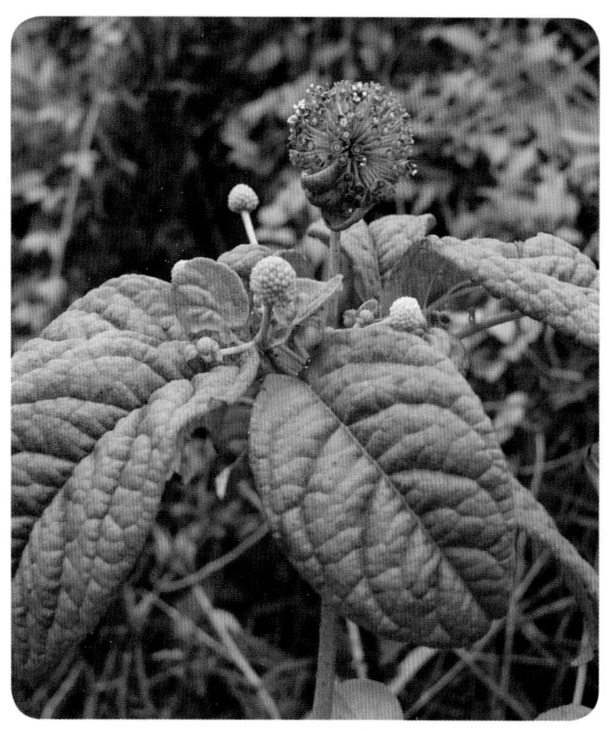

【炮　　制】 洗净，除去须根，趁鲜用木槌敲击，使木心和皮部分离，抽去木心，切段，晒干。

【性味功能】 味微苦，辛，性温。有祛风湿，补肝肾，强筋骨的功能。

【主治用法】 用于风湿痹痛，腰腿酸痛，半身不遂，跌打损伤，水肿。用量9～15克。外用适量。

【应　　用】

同五加。

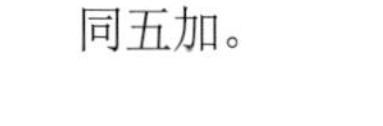

5 刺五加

【基　　源】 本品为五加科植物刺五加的根及根状茎。

【原 植 物】 灌木；密生直而细长针状刺。掌状复叶互生，小叶5，稀3，纸质，椭圆状倒卵形或长圆形，先端渐尖，基部阔楔形；边缘有锐利重锯齿。伞形花序单个顶生或2～6个组成稀疏圆锥花序，花多数；总花梗长5～7厘米，无毛；花紫黄色；花瓣5，卵形；雄蕊5；子房5室，花柱全部合生成柱状。果实球形或卵球形，5棱，黑色。花期6～7月。果期8～10月。

【生境分布】 生于森林或灌丛中。分布东北及河北和山西等省。

【采收加工】 春、秋二季刨取根部，晒干。

【性状鉴别】 本品根茎呈结节状不规则圆柱形，直径1.4～4.2厘米。根呈圆柱形，多扭曲，长3.5～12厘米，直径0.3～1.5厘米。表面灰褐色或黑褐色，粗糙，有细纵沟及皱纹，皮较薄，有的剥落，剥落处呈灰黄色。质硬，断面黄白色，纤维性。有特异香气，味微辛，稍苦、涩。

【炮　　制】 取原药材，除去杂质，洗净，润透，切薄片，干燥。

【性味功能】 味辛，微苦，性温。有益气健脾，补肾安神的功能。

【主治用法】 用于脾肾阳虚，腰膝酸软，体虚乏力，失眠，多梦，食欲不振。跌打损伤，水肿。用量9～15克。

【现代研究】

1. 化学成分　本品含有刺五加甙A、B、B_1、C、D、E和多种醣类、氨基酸、脂肪酸、维生素A、B_1、B_2及多量的胡萝卜素，另含有芝麻脂素、甾醇、香豆精、黄酮、木栓酮、非芳香性不饱和有机酸、及多种微量矿物质等。

2. 药理作用　本品具有抗疲劳作用，抗癌作用，适应原样的作用，抗衰老作用，抗菌消炎作用和免疫增强作用。

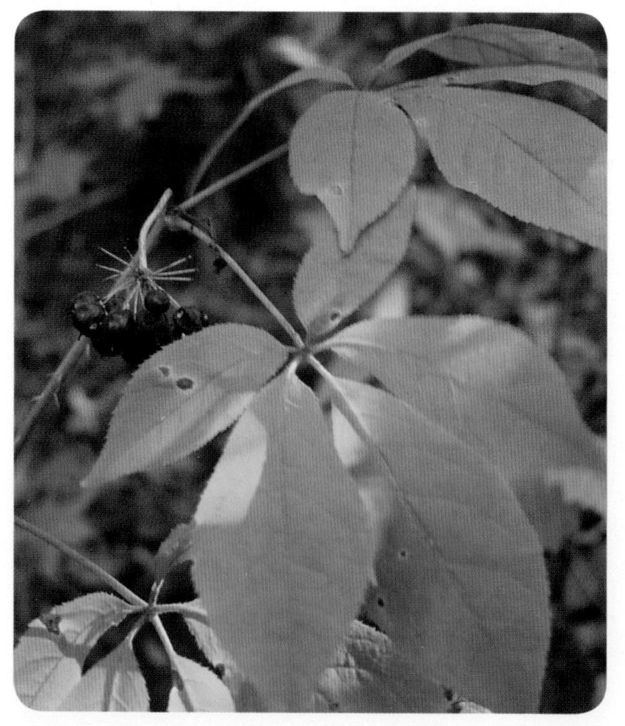

【应　　用】

1. 腰痛：刺五加、杜仲（炒）。研末，酒糊丸，温酒送服。

2. 骨节皮肤肿湿疼痛：五加皮、远志各 200 克，以酒糊丸，温酒送服。

3. 神经衰弱、失眠、心悸、健忘、乏力：刺五加 20 克。水煎服。

4. 高血压、高血脂：刺五加适量。水煎服。

宁夏枸杞（枸杞子）

【基　　源】枸杞子为茄科植物宁夏枸杞的果实。

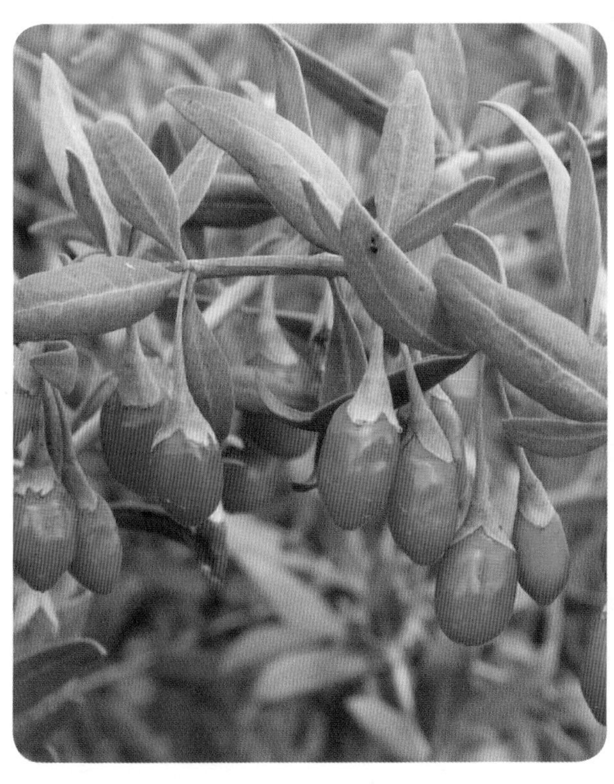

【原 植 物】别名：甘枸杞、西枸杞、山枸杞。落叶灌木。短枝刺状。叶互生或簇生枝顶上；先端尖，基部楔形，全缘。花腋生；花萼杯状，2 ～ 3 裂，花冠漏斗状，5 裂，向后反卷，粉红色或浅紫红色。浆果倒卵形或卵形，红色或橘红色。果实顶部有花柱痕，基部有果梗痕，质柔润。花期 5 ～ 6 月。果期 6 ～ 11 月。

【生境分布】生于河岸、山坡等处。分布于河北、内蒙古、山西、陕西、甘肃、宁夏、青海等省区。

【采收加工】夏、秋季果实成熟采摘，阴至半干，再晒干。晾晒时不宜用手翻动，以免变黑。

【性状鉴别】本品呈类纺锤形或椭圆形，长 6 ～ 20 毫米，直径 3 ～ 10 毫米。表面红色或暗红色，顶端有小凸起状的花柱痕，基部有白色的果梗痕。果皮柔韧，皱缩；果肉肉质，柔润。种子 20 ～ 50 粒，类肾形，扁而翘，长 1.5 ～ 1.9 毫米，宽 1 ～ 1.7 毫米，表面浅黄色或棕黄色。气微，味甜。

【炮　　制】簸净杂质，摘去残留的梗和蒂。

【性味功能】味甘，性平。有滋补肝肾，益精明目的功能。

【主治用法】用于虚劳精亏，腰膝酸痛，眩晕耳鸣，消渴，血虚痿黄，目昏不明，糖尿病等症。用量 5 ～ 10 克。

【现代研究】

1. 化学成分　枸杞子含甜菜碱、胡萝卜素、玉蜀黍黄素、烟酸、维生素 B_1、维生素 B_2、维生素 C、钙、磷、铁、β 谷甾醇、亚油酸，以及 14 种氨基酸。

2. 药理作用　枸杞子对免疫有促进作用；对造血功能有促进作用；对正常健康人也有显著升白细胞作用；还有抗衰老、抗突变、抗肿瘤、降血脂、保肝、降血糖、降血压作用。

【应　　用】

1. 慢性肝炎、肝硬化：枸杞子、生地各 18 克，当归、北沙参、麦冬各 9 克，川楝子 4.5 克。水煎服。

2. 体弱肾虚，腰膝酸软：枸杞子、熟地、杜仲、女贞子。水煎服。

3. 早期老年性白内障：枸杞子 15 克，肉苁蓉 9 克，菊花、巴戟各 6 克。水煎服。

中华枸杞（地骨皮）

【基　　源】地骨皮为茄科植物中华枸杞的根皮。

【原 植 物】别名：枸杞菜、狗奶子、枸杞。落叶灌木。叶互生，菱状卵形，先端钝尖或圆，基部楔形，全缘。花单生或 2 ～ 5 朵腋生；花萼钟状，3 ～ 5 裂，基部有深紫色条纹；花冠漏斗状，淡紫色，5 裂。浆果卵圆形或长圆形，红色。种子扁平，长圆状卵形，黄色。花期 7 ～ 9 月。果期 7 ～ 10 月。

【生境分布】生于山坡、路边或丘陵。分布于全国大部分省区。

【采收加工】春初或秋后采挖，洗净泥土，剥去根皮，晒干。

【性味功能】 味甘、淡，性寒。有清热凉血，退骨蒸劳热，降血压的功能。

【主治用法】 用于阴虚发热，盗汗，心烦，口渴，肺热咳喘，咯血，衄血，尿血，内热消渴，肺结核低热，痈肿，恶疮等症。用量9～15克；外用适量。

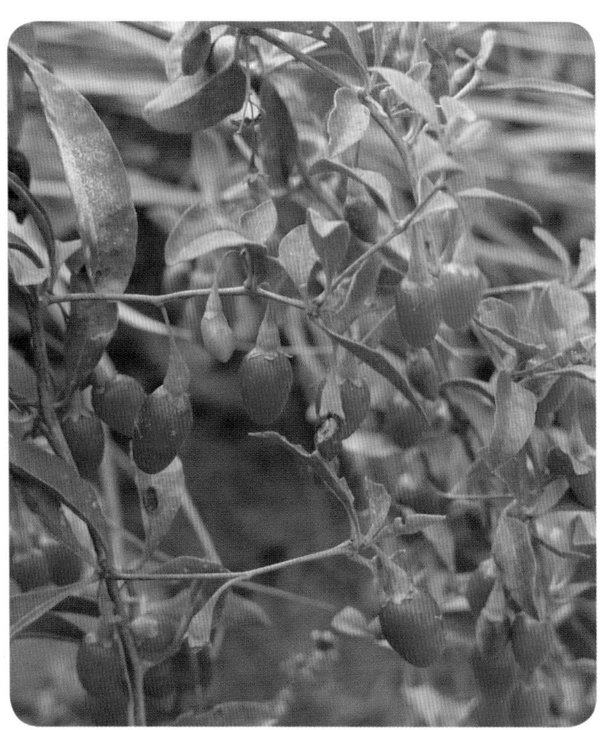

【应　　用】

1. 虚热骨蒸，痨热，盗汗：地骨皮、知母、银柴胡、孩儿参、黄芩、鳖甲、赤茯苓。水煎服。

2. 肺热咳嗽：地骨皮、桑皮白、甘草、粳米。水煎服。

3. 虚热烦渴：地骨皮、知母、人参、赤茯苓。水煎服。

4. 疟疾：地骨皮30克，茶叶3克。水煎，于发作前2～3小时服下。

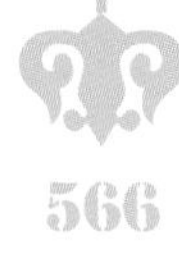

5 石楠（石楠叶）

【基　　源】 石楠叶为蔷薇科植物石楠的叶。

【原 植 物】 常绿灌木或小乔木。树皮灰褐色，多分枝，无毛。叶互生，叶柄长2～4厘米；叶革质，长椭圆形、长倒卵形或倒卵状椭圆形，先端急尖或渐尖，基部阔楔形或近圆形，边缘有带腺点的锯齿，上面深绿色，有光泽，下面常有白粉。圆锥状伞房花序顶生，花萼钟状，萼片5，三角形，宿存；花瓣5，广卵圆形，白色。梨果近球形，熟时红色，顶端有宿存花萼。花期4～5月。果期9～10月。

【生境分布】 生于山谷、河边、林缘及杂木林中，有栽培。分布陕西及长江以南各省区。

【采收加工】 夏秋采摘叶，晒干。

【性状鉴别】 本品茎呈圆柱形；表面暗灰棕色，有纵皱纹，皮孔呈细点状；质坚脆，易折断，断面皮部薄，暗棕色，木部黄白色。叶互生，具柄，上面有一纵槽；先端尖或突尖，基部近圆形或楔形，边缘具细密的锯齿；上面棕色或棕绿色，无毛，羽状脉，中脉凹入。下面中脉明显突出。叶片革质而脆。气微，茎微苦，叶微涩。

【炮　　制】 切制　取原药材，除去杂质，洗净，润透，切小段，干燥。

【性味功能】 味辛，苦，性平，有小毒。有祛风通络，益肾，止痛的功能。

【主治用法】 用于风湿痹症，腰背酸痛，肾虚脚弱，偏头痛，阳痿，滑精，宫冷不孕，月经不调等症。用量4.5～9克。

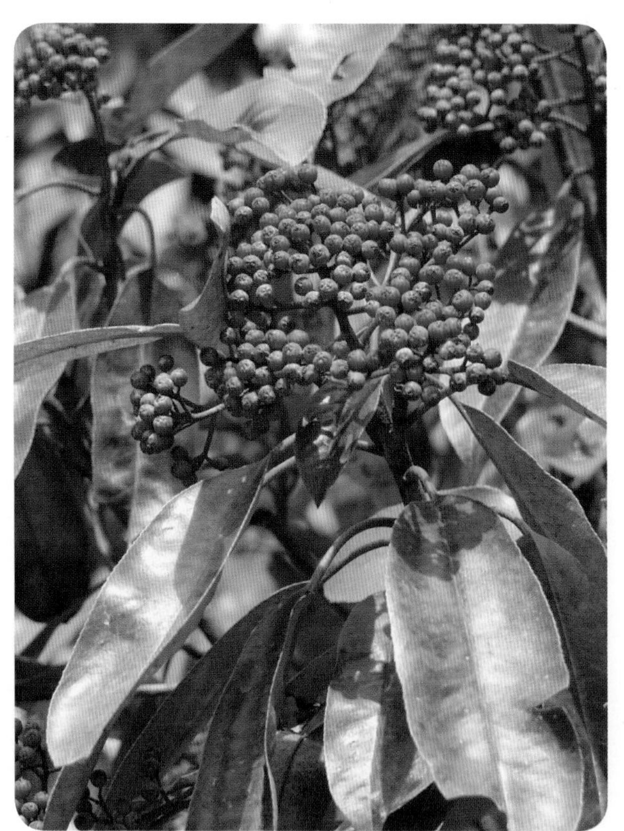

【现代研究】

1. 化学成分　本品叶含氢氰酸、野樱皮甙

(prunasin)、熊果酸、皂甙、挥发油。

2. 药理作用　暂无。

【应　　用】

1. 腰背酸痛，脚弱无力：石楠叶、白术、黄芪、鹿茸、肉桂、枸杞子、牛膝、木瓜、防风、天麻，制成丸剂，内服。

2. 头风头痛：石楠叶、白芷、川芎，水煎服。

3. 风疹瘙痒：石楠叶 15 克，水煎服。

荆条（牡荆叶）

【基　　源】　牡荆叶为马鞭草科植物荆条的叶片。

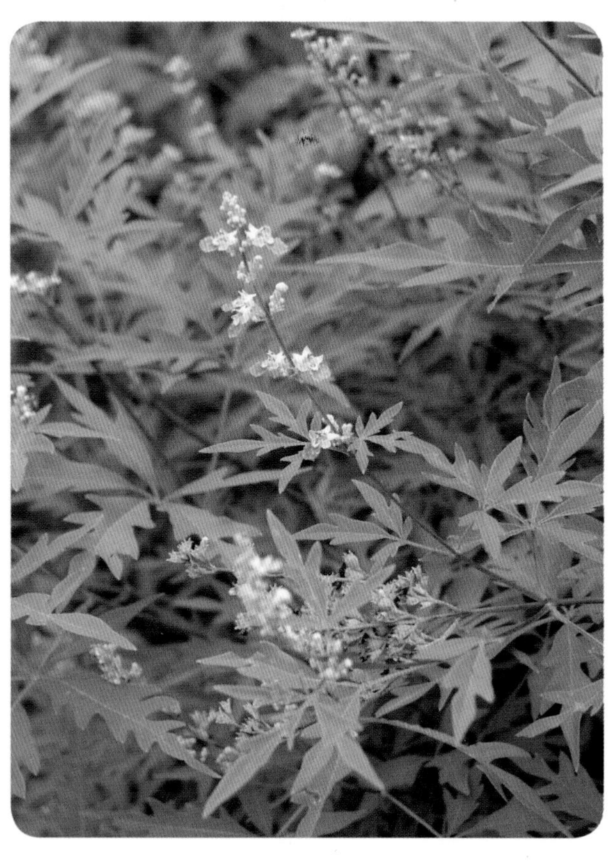

【原 植 物】　灌木或小乔木；全株密生灰白色绒毛。掌状复叶，对生，小叶常 5 片，长圆状披针形至披针形，顶端渐尖，基部楔形，分裂甚深，几达主脉而呈羽状，下面密被灰白色绒毛，搓碎后气清香。聚伞花序排成圆锥状顶生；花萼钟状，5 裂齿；花冠淡紫色，顶端 5 裂，二唇形。核果近球形，有宿萼。花期 4 ～ 6 月，果期 7 ～ 10 月。

【生境分布】　生于山坡路旁。分布于辽宁、河北、山西、山东、河南、陕西、甘肃、江苏、安徽、江西、湖南、贵州、四川。

【采收加工】　夏、秋两季均可采收，阴干备用。

【性状鉴别】　茎呈方柱形，有对生分枝，长 15 ～ 40 厘米，直径 0.2 ～ 0.4 厘米；表面紫棕色或淡绿色，棱角处具茸毛，节间长 2 ～ 5 厘米；质脆，断面白色，髓部中空。叶对生，有短柄；叶片皱缩卷曲，完整者展平后呈宽披针形、长椭圆形或卵形，长 2 ～ 7 厘米，宽 1 ～ 3 厘米；上表面深绿色，下表面灰绿色，稀被茸毛，有凹点状腺鳞。轮伞花序腋生，花萼钟状，先端 5 齿裂，花冠淡紫色。揉搓后有特殊清凉香气，味辛凉。

【炮　　制】　除去老茎及杂质，略喷清水，稍润，切短段，及时低温干燥。

【性味功能】　味苦，性凉。有解表，除湿，止痢，止痛的功能。

【主治用法】　用于感冒，中暑，胃痛，痢疾，吐泻，痈肿及气管炎。用量 3 ～ 5 克。

【现代研究】

1. 化学成分　本品茎、叶含挥发油，油中还含有异薄荷酮、胡薄荷酮、D- 月桂烯、柠檬烯、辛醇及微量的桉叶油精和 α - 松油醇等。

2. 药理作用　本品有兴奋中枢神经的作用，引起皮肤粘膜血管收缩；对皮肤有刺激作用，能麻醉神经末梢，具有清凉、消炎、止痛和止痒作用；有解痉作用；还有保肝、利胆、抗炎、抗菌、抗病毒等作用。

【应　　用】

1. 衄血、外伤出血：鲜牡荆叶，捣烂外敷患处。

2. 流感：牡荆叶 100 克，水煎服。

3. 皮炎，湿疹，脚癣：牡荆叶，煎水洗涂。

4. 慢性气管炎：牡荆叶的提取物对治疗慢性气管炎有显效。

附注：荆条的果实亦作黄荆子入药。用于肠炎、痢疾、哮喘。

牡荆（牡荆叶）

【基　　源】　牡荆叶为马鞭草科植物牡荆的干燥叶片。

【原 植 物】　落叶灌木或小乔木。叶对生，掌状复叶，小叶 5，少有 3，披针形或椭圆状披针形，中间小叶长、两侧较短，先端渐尖，基部楔形，边缘有5～8粗锯齿，上面绿色，下面淡绿色，通常被柔毛或无毛。圆锥花序顶生；花萼钟状，顶端5齿，宿存；花冠淡紫色，外有微柔毛，顶端5裂，二唇形，上唇短，2浅裂，下唇3裂。核果近球形，黑褐色。花期6～7月，果期8～11月。

【生境分布】生于山坡路边灌丛中。分布于华东及河北、湖北、湖南、广东、广西、贵州、四川、云南等省区。

【采收加工】 夏秋两季均可采收，阴干备用。

【性状鉴别】 本品为掌状复叶，小叶5片或3片，披针形或椭圆状披针形，中间小叶长5～10厘米，宽2～4厘米，两侧小叶依次渐小，先端渐尖，基部楔形，边缘具粗锯齿；上表面绿色，下表面淡绿色，两面沿叶脉有短茸毛，嫩叶下表面毛较密；总叶柄长2～6厘米，有一浅沟槽，密被灰白色茸毛。气芳香，味辛微苦。

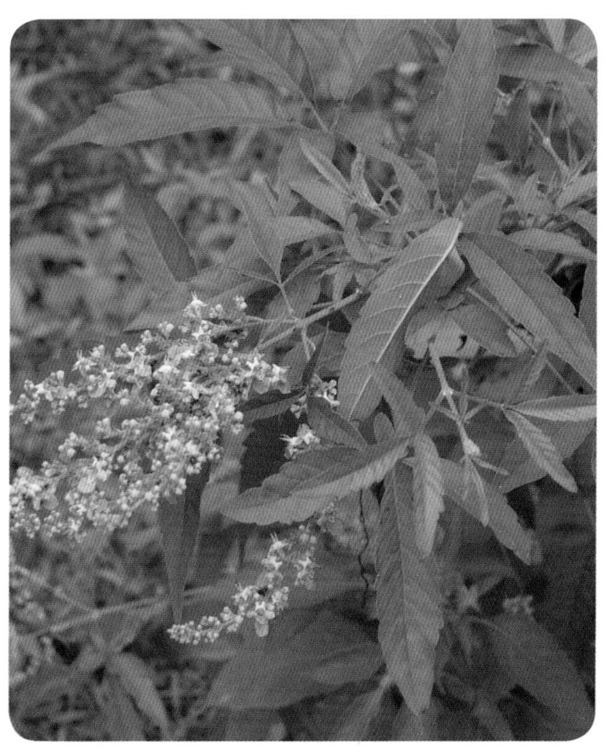

【性味功能】 味苦，性凉。有解表，除湿，止痢，止痛的功能。

【主治用法】 用于感冒，中暑，胃痛，痢疾，腹泻，吐泻，痈肿及气管炎。用量3～5克。外用于癣疮，用于适量。

【现代研究】

1. 化学成分　本品含挥发油，油的主要成分为α-蒎烯、β-蒎烯、香桧烯、柠檬烯、对-聚伞花素、1，8-桉油素、β-丁香烯；尚含有牡荆素、东方蓼黄素、导东方蓼黄素、木犀草素-7-芍药糖甙等。

2. 药理作用　临床用于赤白带下、小肠疝气、湿痰白浊等。

【应　　用】

1. 预防疟疾：牡荆叶30克，黄皮叶15克，水煎服。

2. 皮炎、湿疹、脚癣：牡荆叶，煎水外洗，并敷患处。

3. 肠炎、痢疾：牡荆叶50克，水煎服。

4. 胃溃疡、胃病：牡荆叶，水煎服。

附注：牡荆的果实作为黄荆子入药，其根亦作药用。用于支气管炎，疟疾，肝炎。

5 蔓荆（蔓荆子）

【基　　源】 蔓荆子为马鞭草科植物蔓荆的果实。

【原 植 物】 落叶灌木，有香味，密生细柔毛。三出复叶，小叶卵形或倒卵形，先端钝或短尖，基部楔形，全缘，下面密被灰白色绒毛。圆锥花序顶生，密被灰白色绒毛；花萼钟形，5齿裂；花冠淡紫色或蓝紫色，5裂，二唇形，下唇中间裂片较大。核果近圆形，直径5毫米，黑色，果萼宿存，外被灰白色绒毛。花期7月，果期9～11月。

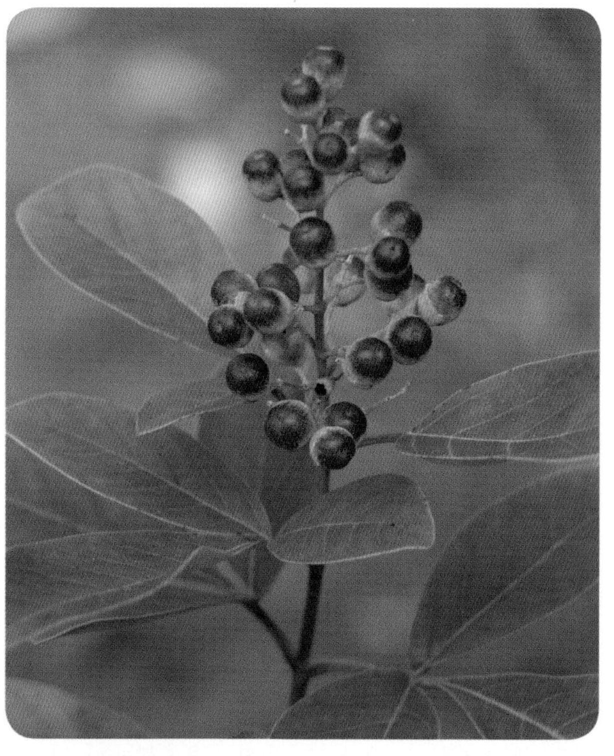

【生境分布】 生于平原、沙滩及疏林灌丛中。分布于福建、台湾、广东、海南、广西、云南等省区。

【采收加工】 秋季果实成熟时采收，除去杂质，晒干。

【性状鉴别】 果实呈球形。直径 4 ～ 6 毫米。表面灰黑色或黑褐色，被灰白色粉霜状毛茸，有纵向浅沟 4 条。顶端微凹，基部有灰白色宿萼及短小果柄。萼长为果的 1/3 ～ 1/2，5 齿裂，其中 2 裂较深，形成两瓣，密被茸毛。体轻，质坚韧，不易破碎，横切面果皮外层灰黑色，内层黄白色，两层间有棕褐色油点排列成环。内分 4 室，每室有种子 1 枚。气特异芳香，味淡、微辛。

【炮 制】 采收成熟果实，晒干备用，叶用鲜品。

【性味功能】 味苦，辛，性微寒。有疏风散热，清利头目的功能。

【主治用法】 用于头痛，头晕，目赤，齿龈肿痛，关节疼痛拘挛。用量 3 ～ 10 克。

【现代研究】

1. 化学成分 果实含蔓荆子碱；又含脂肪油，其中主要脂肪酸为肉豆蔻酸、棕榈酸、硬脂酸、棕榈油酸、油酸和亚油酸；还有少量不皂化物：γ-生育酚、β-谷甾醇；尚含卫矛醇、香草酸等。叶含挥发油，内有 α 和 β-蒎烯、α-水芹烯、1，8-桉叶素等。

2. 药理作用 蔓荆子水煎剂在体外对枯草杆菌、蜡样芽胞杆菌等多种菌有不同程度的抑制作用；蔓荆果实的 70%甲醇提取物，对小鼠醋酸扭体反应有一定的抑制作用；蔓荆子甲醇提取物对毛细管的通透性有一定的抑制作用，水提取物有降低血压作用。

【应 用】

同单叶蔓荆。

附注：根、茎亦可入药，茎用于感冒，喉痹，疮肿，痰热惊痫，头晕目眩，热痢，火眼；根用于感冒，头痛，疟疾，风湿性关节痛。

5 单叶蔓荆（蔓荆子）

【基 源】 蔓荆子为马鞭草科植物单叶蔓荆带宿萼的果实。

【原 植 物】 别名：灰枣。灌木。幼枝四棱形，密生灰白色绒毛。单叶对生，倒卵形或先端钝圆，基部宽楔形，全缘，两面有毛和腺点。聚伞花序排成圆锥花序，花萼钟状，密被茸毛，5 齿裂，果时宿存；花冠淡紫色，5 裂；雄蕊 4；子房球形。核果球形，直径 4 ～ 6 毫米，顶端微凹，有腺点，为宿萼及果梗包围。花期 7 ～ 8 月。果期 8 ～ 9 月。

【生境分布】 生于海滨、湖畔、沙滩等地。分布于山东、江苏、浙江、江西、福建、台湾、广东、广西、海南。

【采收加工】 9 ～ 11 月果实成熟果采收，除去杂质，生用或清炒用。

【性状鉴别】 单叶蔓荆叶对生，椭圆形，不具托叶，叶片表面光滑，茎直立，方形，浅紫色。穗状花序顶生，6 至 7 月开花，唇形花冠 4 裂，淡紫色，雄蕊 4 枚，雌蕊由两个心皮结合而成，子房上位。核果圆形，9 至 10 月成熟。

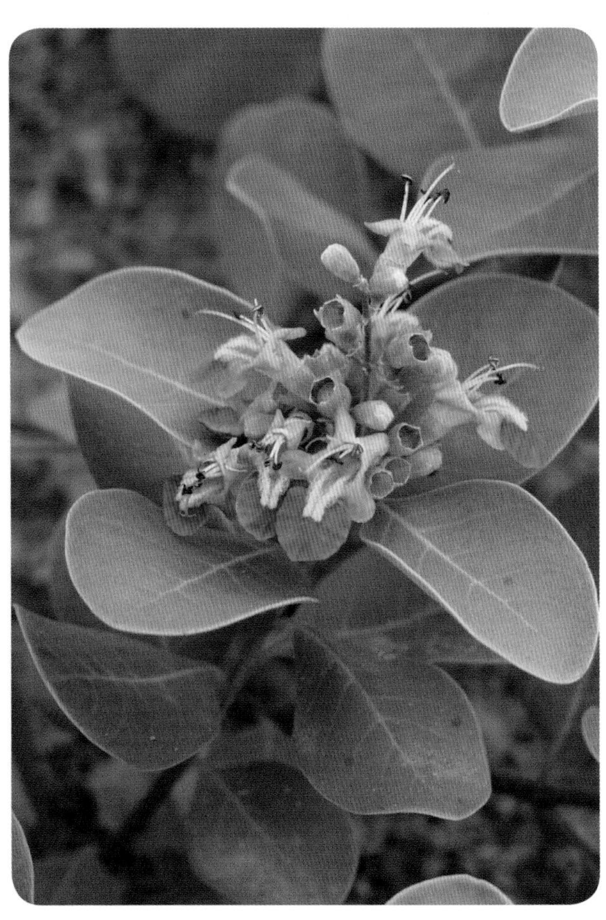

【性味功能】 味苦、辛，性微寒。有疏散风热，清利头目的功能。

【炮 制】

炒制：取净蔓荆子，置锅内，用文火微炒，用时捣碎。

制炭：取净蔓荆子，置热锅内，用武火炒至外面黑色，及时喷淋清水，灭尽火星，取出，摊晾。

酒制：先将蔓荆子用慢火炒至外膜脱落时，喷酒炒干。

蜜制：先将蔓荆子炒热，再加蜜水炒干。

蒸制：取蔓荆子，蒸半小时即可。

【主治用法】 用于风热感冒头痛，头晕目眩，目赤多泪，齿龈肿痛，目暗不明，关节疼痛拘挛等。用量5～10克。

【现代研究】

1. 化学成分 单叶蔓荆果实和叶含有挥发油，主要成分为莰烯和蒎烯，并含有微量生物碱和维生素A；果实中尚含有牡荆子黄酮，即紫花牡荆素。蔓荆果实含少量蔓荆子碱。

2. 药理作用 蔓荆子煎剂对枯草杆菌、蜡样芽孢杆菌、表皮葡萄球菌、金黄色葡萄球菌、肺炎杆菌、变形杆菌、大肠杆菌、绿脓杆菌、伤寒杆菌以及结合杆菌均有抑制作用；对孤儿病毒亦有抑制作用；水煎剂和醇浸液有明显的镇痛作用；甲醇提取物对毛细血管的通透性有抑制作用；水煎液尚有祛痰和平喘作用。

【应　　用】

1. 偏热型的高血压头痛：蔓荆子、菊花各9克，薄荷、白芷各6克，钩藤12克。水煎服。

2. 老年体虚引起的手脚抽搐：蔓荆子9克，水煎服。

3. 目痛流泪，涩胀羞明：蔓荆子9克，荆芥、白蒺藜各6克，柴胡、防风各3克，甘草1.5克，水煎服。

5 紫荆（紫荆皮）

【基　　源】 紫荆皮为豆科植物紫荆的茎皮。

【原 植 物】 落叶灌木或乔木。单叶互生，近革质，三角状圆形，先端急尖，基部心形，全缘。花先叶开放，幼枝上的花与叶同时开放，4～10花簇生于老枝上或主茎上；花萼钟状，深紫红色，具5钝齿；花冠假蝶形，紫红色或粉红色，花瓣5下面1花瓣最大。荚果扁长椭圆形或狭倒披针形，沿腹缝线有狭翅，顶端有喙，不裂。花期4～5月。果期8～10月。

【生境分布】 栽培于庭园，屋旁或野生于溪边。分布于辽宁，陕西、甘肃及华北、华东、中南、西南等省区。

【采收加工】 春、秋季采集，砍下茎或老枝，剥取皮部，晒干。

【性状鉴别】 花蕾椭圆形，开放的花蝶形。花萼钟状，先端5裂，钝齿状。花冠蝶形，花瓣5，大小不一，紫色，有黄白色晕纹。雄蕊10，分离，基部附着于萼内，花药黄色。雌蕊1，略扁，有柄，光滑无毛，花柱上部弯曲，柱头短小，呈压扁状，色稍深。质轻脆。有茶叶样气，味酸略甜。

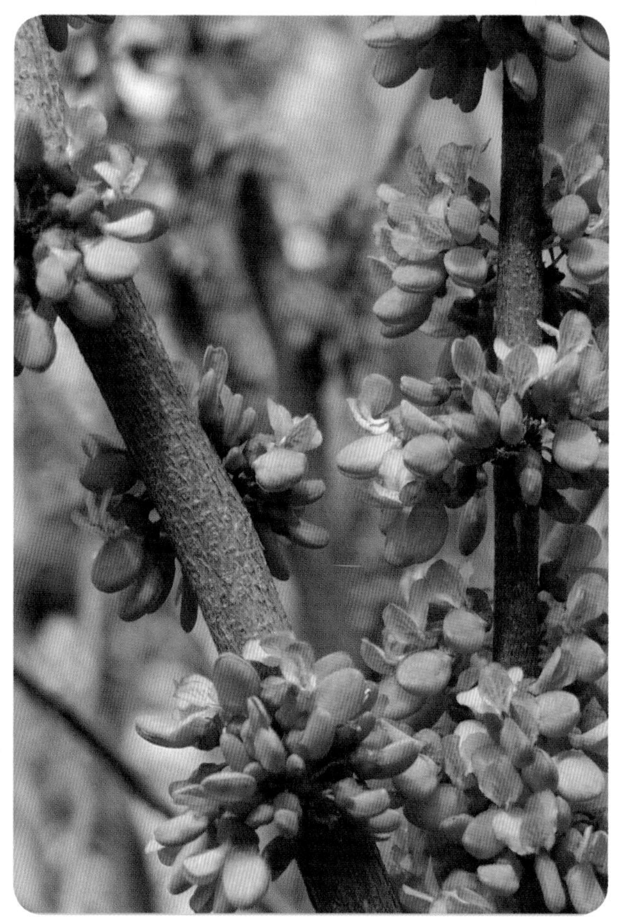

【性味功能】 味苦，性平。有活血通经，消肿止痛，清热解毒的功能。

【主治用法】 用于经闭腹痛，月经不调，痛经，淋病，风湿性关节炎，跌打损伤，咽喉肿痛，牙痛。6～15克。外用于痔疮肿痛，虫蛇咬伤，狂犬咬伤，煎水洗或研粉调敷患处。外用适量。

【现代研究】

1. 化学成分 紫荆花含阿福豆甙、槲皮素-3-a-L-鼠李糖甙、杨梅树皮素-3-a-L-鼠李糖甙、山柰酚、松醇以及花色甙。

2. 药理作用 暂无。

【应　　用】

1. 风湿性关节炎：紫荆皮6克，水煎服。

2. 筋骨疼痛、湿气流痰：紫荆皮、秦当归、川牛膝、川羌活、木瓜合用。

3. 产后诸淋：紫荆皮 15 克，半酒半水煎，温服。

附注：花也可供药用。

黄荆（黄荆子）

【基　　源】 黄荆子为马鞭草科植物黄荆的果实。

【原 植 物】 灌木或小乔木。掌状复叶 3 ～ 5，披针形，先端渐尖，基部楔形，全缘或有锯齿，下面密生灰白色短柔毛。聚伞花序排成圆锥花序顶生，长花序梗密生灰白色绒毛；花萼 5 齿，宿存花冠淡紫色、紫红色或粉白色，顶端 5 裂，二唇形。核果球形，有花柱脱落的凹痕，宿萼灰绿色，密被灰色细绒毛，果实黄褐色至棕褐色，坚硬。花期 6 ～ 8 月，果期 8 ～ 10 月。

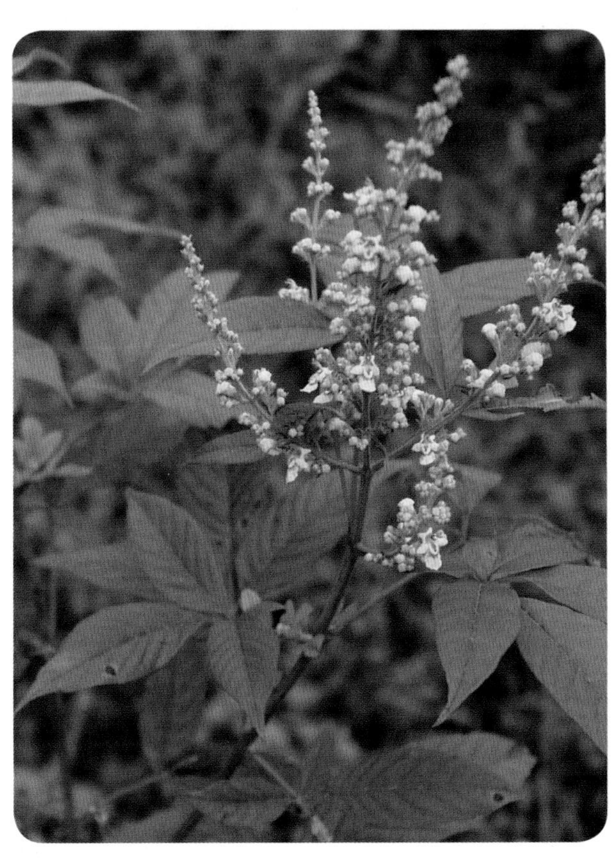

【生境分布】 生于山坡路边或灌木丛中。分布于陕西、甘肃以及华东、华南、西南等省区。

【采收加工】 秋季果实成熟时采收，阴干。生用或清炒用。

【性状鉴别】 本品干燥果实圆球形，上端稍大略平而圆，下端稍尖；宿萼灰褐色，密被棕色细绒毛，包围整个果实的 2/3 左右，但多半已脱落；基部具短柄；果实外表棕褐色，较光滑，表面纵脉纹明显，果皮较厚，质较硬，不易破碎。内藏白色种子数枚。气香，味苦带涩，以颗粒饱满、干燥、少宿萼、无杂质为佳。

【炮　　制】 根、茎洗净切段晒干，叶、果阴干备用，叶亦可鲜用。

【性味功能】 味辛、苦，性温。有散风，祛痰止咳平喘，理气止痛的功能。

【主治用法】 用于慢性支气管炎，感冒咳嗽，哮喘，胃痛，疝气等。用量 3 ～ 9 克。

【现代研究】

1. 化学成分　黄荆子干品含精油 0.1%，油中含 1,8-桉叶素、香桧烯、蒎烯、莰烯、石竹烯及二萜类、倍半萜醇及奥类化合物等。尚含黄酮类及强心甙。

2. 药理作用　本品有镇咳、平喘、抗炎、抗菌等作用。

【应　　用】

1. 慢性支气管炎：黄荆子 15 克，紫河车，山药各 6 克，研粉制蜜丸，连服 20 天。

2. 痢疾、肠炎及消化不良：黄荆子 3 克，研粉，冲服。

3. 咳嗽、哮喘：黄荆子，水煎服；或炒黄研粉，水冲服。

4. 胃痛，慢性胃炎：黄荆子，研末服冲或水煎服。

附注：黄荆子的叶作为牡荆叶入药，其根亦作药用。

木槿（木槿花）

【基　　源】 木槿花为锦葵科植物木槿的花。

【原 植 物】 落叶灌木。叶互生，菱状卵形，3 裂，先端渐尖，基部宽楔形，边缘有不规则粗锯齿，三出脉，两面疏被星状毛。花单生于叶腋；花萼钟形，萼片 5，外被星状毛；花冠钟形，花瓣 5 或重瓣，淡紫色、白色或红色，蒴果长圆形或长卵形，密被星状绒毛，顶端有短喙。种子多数，黑色，外被白色长柔毛。花期 7 ～ 10 月。果期 9 ～ 12 月。

【生境分布】 我国南部省区有野生，各地有栽培。

【采收加工】 夏秋季待花初开时采摘，摊开晒干。

【性状鉴别】 本品多皱缩成团或不规则形，全体被毛。花萼钟形，黄绿色或黄色，先端 5 裂，裂片三角形，萼筒外方有苞片 6 ～ 7，条形，萼筒下常带花梗，花萼、苞片、花梗表面均密被细毛及星状毛；花瓣5片或重瓣，黄白色至黄棕色，基部与雄蕊合生，并密生白色长柔毛；雄蕊多数，花丝下部连合成筒状，包围花柱，柱头5分歧，伸出花丝筒外。质轻脆，气微香，味淡。

【炮　制】 木槿皮：除去杂质，洗净。润软，切丝，干燥。

【性味功能】 味甘、苦，性凉。有清热利湿，凉血的功能。

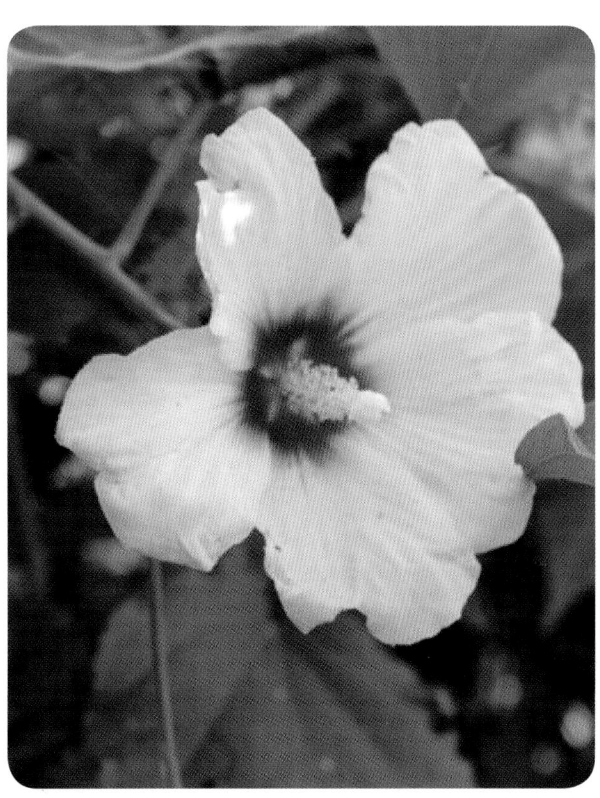

【主治用法】 用于痢疾，腹泻，痔疮出血，白带；用量3～9克。外用于疖肿。鲜品捣烂敷患处。

【现代研究】

1. 化学成分　本品花含胡萝卜素类色素：叶黄素-5,6-环氧化物、隐黄质、菊黄素、花药黄质。木槿根皮含鞣质、粘液质。

2. 药理作用　本品的花对致病大肠杆菌及痢疾杆菌均无明显的抑菌作用。其花粉有致敏作用。

【应　用】

1. 肺热咳嗽吐血：木槿花9克，水煎服。

2. 跌打扭伤，蛇咬伤：木槿花，研末，酒、醋、浓茶调涂患处。

3. 吐血、下血、赤白痢疾：木槿花10朵，冰糖水炖服。

4. 细菌性痢疾：木槿花15克，研末，米汤冲服。

附注：木槿皮、果实也供药用。皮味甘，性寒。有清热利湿，杀虫止痒的功能。果实味甘，性平。有清肺化痰，解毒止痛的功能。

5 木芙蓉（芙蓉叶）

【基　源】 芙蓉叶为锦葵科植物木芙蓉的叶。

【原植物】 落叶灌木。叶互生，宽卵圆形，基部心形，边缘有钝锯齿，5～7掌状分裂，先端渐尖，被疏星状毛。花单生叶腋或簇生枝端；花萼5裂；花瓣5或重瓣，初时白色或淡红色，后变为玫瑰红色。蒴果扁球形，被毛，果瓣5。种子肾形，被长毛。花期8～10月，果期9～11月。

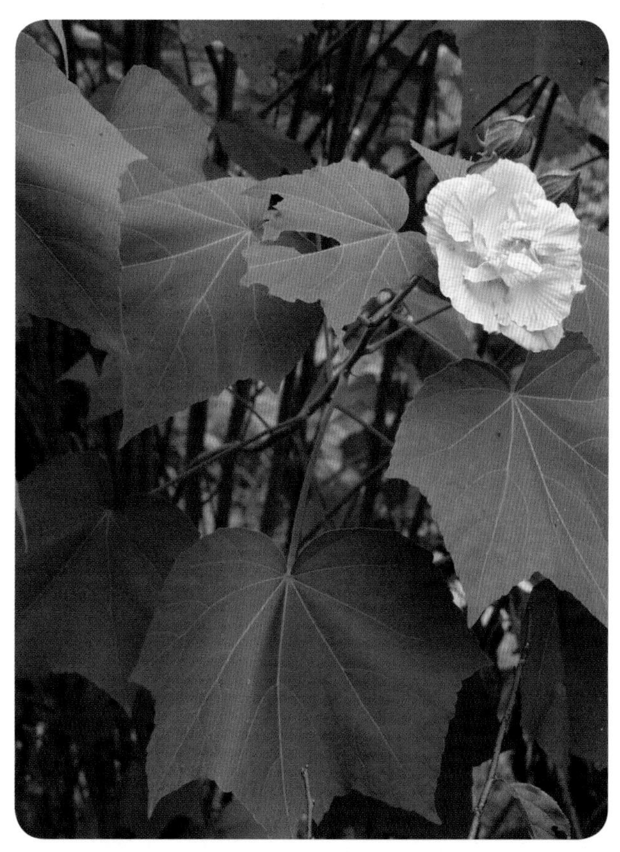

【生境分布】 生于山坡、水边等地。分布于长江以南各省区。

【采收加工】 夏、秋季采收完整带细枝青叶，扎成约小把，晒干。

【形状鉴别】 叶多卷缩，破碎，完整者展平后呈卵圆状心形，3～7浅裂，裂片三角形。上表面暗黄绿色，

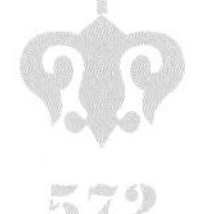

下表面灰绿色，叶脉 7～11 条，两面突起。气微，味微辛。

【炮　　制】 取原药材，除去杂质及梗，筛去灰屑。

【性味功能】 味微辛，性平。有清热解毒，凉血止血，消肿止痛的功能。

【主治用法】 用于肺热咳嗽，吐血，崩漏，痈肿，疮毒，淋巴结炎，阑尾炎；用量 9～30 克。外用于痈疖脓肿，毒蛇咬伤，跌打损伤，腮腺炎，烧烫伤。

【现代研究】

1. 化学成分　本品花含黄酮甙和花色甙。

2. 药理作用　本品有抗菌和杀虫作用。

【应　　用】

1. 疔疮痈肿，乳腺炎：鲜木芙蓉叶，捣烂外敷患处。

2. 流行性腮腺炎：木芙蓉叶，研细粉，鸡蛋清调匀，涂于油纸上，贴于患处。

3. 烫伤、外伤出血：木芙蓉叶粉末加凡士林调成软膏，外敷。

4. 局部化脓性感染，痈疽肿毒：木芙蓉鲜叶、花适量，煎水洗，并敷患处。

附注：根及花与叶有同等功效。

茶花（山茶花）

【基　　源】 山茶花为山茶科植物山茶的花。

【原 植 物】 常绿藻木或小乔木。叶互生，厚革质，倒卵形或椭圆形，先端钝，基部圆形或阔楔形，边缘有细锯齿。花单生或对生于叶腋或顶枝，红色或白色，花萼 5，绿色，被短绒毛，边缘膜质；花瓣 5～6，栽培多为重瓣，近圆形，顶端有凹缺；雄蕊多数，2 轮，花丝无毛；子房上位，花柱 1，柱头 3 裂。蒴果近球形，光滑无毛，熟时背开裂。种子近球形或有棱角。花期 3～5 月。果期 9～10 月。

【生境分布】 我国长江流域及以南各省区均有分布。全国各地多有栽培。

【采收加工】 含苞待放时采摘，晒干或烘干，用纸包封。

【性状鉴别】 本品花蕾类球形，萼片 5 片，黄绿色或深绿色，花瓣 5 片，类白色或淡黄白色，近圆形，气微香。

【炮　　制】 将原药除去杂质，筛去灰屑。

【性味功能】 味甘、苦、辛，性凉。有散瘀、消肿、凉血、止血的功能。

【主治用法】 用于跌打、烫伤、血痢、血淋、吐血等。用量 4.5～9 克。

【现代研究】

1. 化学成分　花粉中含茶花粉黄酮即是 3,5,8,4'-四羟基-7-甲氧基黄酮，茶花粉黄酮苷 A 和 B。

2　药理作用　茶花具有胃粘膜保护作用及止血作用，有益于预防和治疗糖尿病。

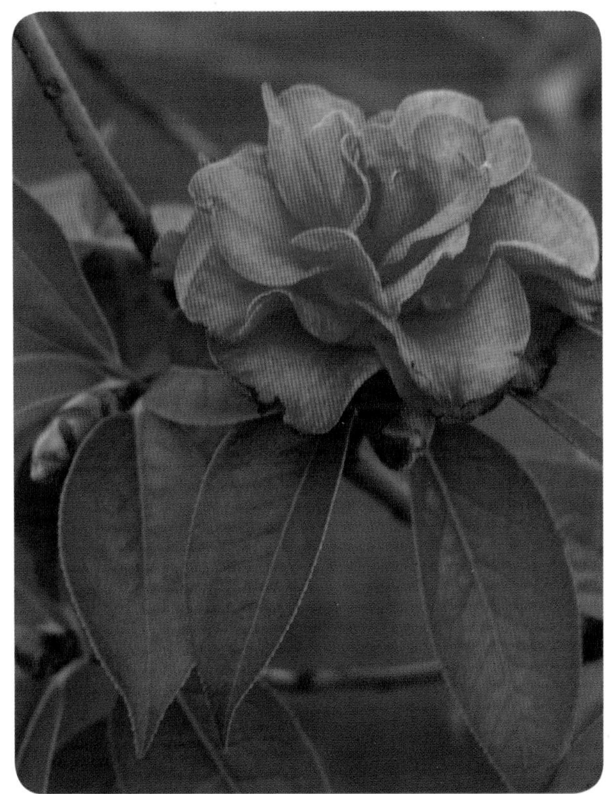

【应　　用】

1. 咳嗽吐血：山茶花、红花、白芨、红枣各 3 克，水煎服。

2. 赤痢：山茶花，研末，加白糖拌匀，蒸后服。

3. 痔疮出血：山茶花，研末冲服。

4. 跌打损伤、烫伤：山茶花，焙研为末，麻油调搽敷。

蜡梅

【基　　源】 本品为蜡梅科植物蜡梅的花蕾。

【原 植 物】 别名：腊梅、蜡梅花、黄梅花。落叶灌木，高2～4米。茎丛出，多分枝，皮灰白色。叶对生，有短柄，不具托叶，叶片卵形或矩圆状披针形，长7～15厘米，宽3～7厘米，先端渐尖，全缘，基部楔形或圆形，上面深绿色而光亮，老时粗糙，下面淡绿色，光滑，有时于叶脉上略被疏毛。花先于叶开放，黄色，富有香气；花被 多数，呈花瓣状，成多层的覆瓦状排列，内层花被小形，中层花被较大；黄色，薄而稍带光泽，外层成多数细鳞片；雄蕊5～6个，药外向；心皮多数，分离，着生于花托的内面；子房卵形，1室。瘦果，椭圆形，深紫褐色，疏生细白毛，内有种子1粒。

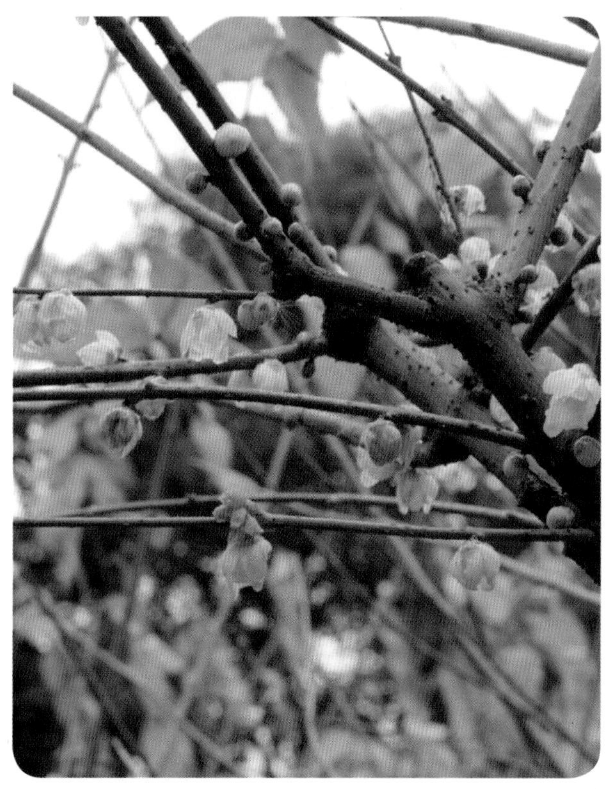

【生境分布】 生长于山坡灌丛或水沟边。我国各地均有栽植，分布于江苏、浙江、四川、贵州、河南等地。

【采收加工】 1～2月间采摘，晒干或烘干。

【性状鉴别】 花蕾圆形、长圆形、卵形，直径4～8毫米，长0.6～1厘米。花被片迭合，黄色，膜质；中部以下由多数膜质鳞片包被，鳞片略呈三角形，黄棕色，复瓦状排列。有香气，味微甜、苦。

【性味功能】 味辛，性温。有解暑生津的功能。

【主治用法】 用于暑热心烦、口渴、百日咳、肝胃气痛、水火烫伤。3～6克，煎服。外用：适量浸油涂患处。

【现代研究】

1. 化学成分　含挥发油，油中主要为苄醇、乙酸苄酯、芳樟醇、金合欢花醇等，并含吲哚、蜡梅甙胡萝卜素。

2. 药理作用　洋蜡梅碱可引起哺乳动物的强烈抽搐，作用类似士的宁。

【注意】 湿邪盛者慎用。

5 虎刺

【基　　源】 本品为茜草科植物虎刺的干燥全株。

【原 植 物】 小灌木。枝常二叉分枝，棕灰色，被短柔毛，刺一对，着生于叶腋上，黄绿色或棕灰色。叶对生，革质有短柄，叶片卵形或宽椭圆形，一对较大而邻接一对叶较小，基部圆形，全缘或微波状，上面深绿色，有光泽，下面黄绿色，有时被疏毛。花1或2朵近枝端腋生，白色有短梗；花4数；萼片倒卵形，宿存；花冠筒状漏斗形，喉部有长柔毛；核果近球形，红色，有4个坚硬的分核。花期4～5月，果期11～12月。

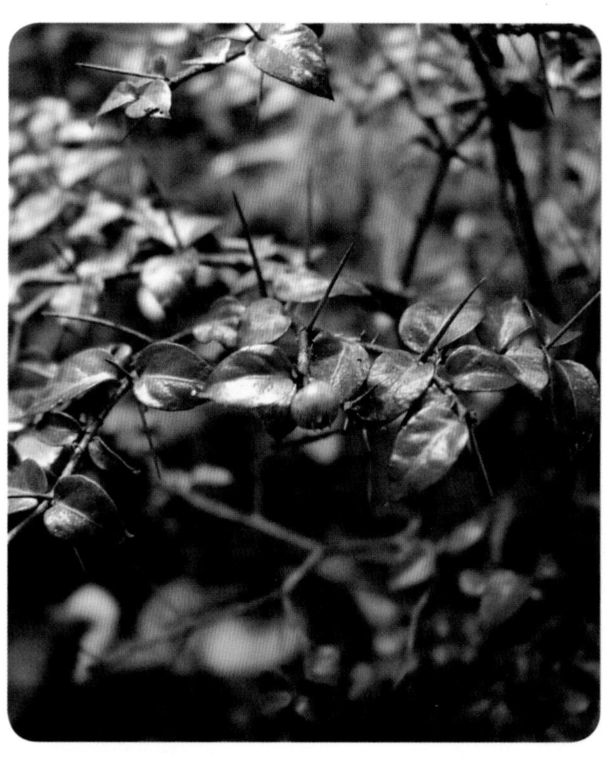

【生境分布】 生于山坡、河边和溪谷两旁的灌丛中。分布浙江、江西、福建、广东、广西、湖南和云南等地。

【采收加工】 全年各季均可采集。全株洗净，切碎，晒干。

【性状鉴别】 本品根粗大分枝，或缢缩呈念珠状，根皮淡黄色。枝条细，灰白色，分枝多，有直刺，长1～2厘米，常对生于叶柄间，黄绿色，小枝有灰黑色细毛。叶对生，卵形或阔椭圆形，长1～2.5厘米，先端凸尖，基部圆形，表面有光泽，革质，全缘；几无柄。

【性味功能】 味苦，性平。有祛风利湿，止咳，活血止痛的功能。

【炮　　制】 洗净，切碎，晒干。

【主治用法】 用于痛风，风湿痹痛，腰痛，荨麻疹，痰饮咳嗽，肺痈，水肿，肝脾肿大，经闭，跌打损伤。用量9～15克。

【现代研究】

1. 化学成分　本品含有多种蒽醌类成分：虎刺素、虎刺醇、虎刺尼定、羟基虎刺素、去甲基虎刺素、去甲基羟基虎刺素、苄基紫黄茜素、茜素-1-甲醚、5-羟基茜素-1-甲醚等。

2. 药理作用　暂无。

【应　　用】

1. 急性肝炎：鲜虎刺根30克，阴行草9克，车前草15克，冰糖适量，水煎服。

2. 肝脾肿大：虎刺根、甘蔗根各30克，水煎服。

3. 肺脓疡：虎刺根60克，翻白草30克，冰糖适量，水煎服。

5 密蒙花

【基　　源】 本品为醉鱼草科植物密蒙花的花蕾及其花序。

【原 植 物】 别名：密花、密蒙树、蒙花树落叶灌木，高1～3米。全株密被灰白绒毛。托叶在两叶柄基部萎缩成一横线。叶对生，长矩圆状披针形至条状披针形，先端渐尖，基部楔形，全缘或有小锯齿；聚伞圆锥花序顶生，花萼钟形，先端4裂；花冠筒状，长约1.5厘米，先端4裂，筒部淡紫色，口部桔黄色。雄蕊4；子房上位。蒴果卵形，长2～6毫米，2瓣裂，基部具宿存花萼和花瓣。种子多数，细小扁平具翅。花期2～3月。果期7～8月。

【生境分布】 生于山坡杂木林、丘陵、河边、灌丛中。分布于陕西、甘肃、安徽、湖北、湖南、广东、广西、四川、贵州、云南、等省区。

【采收加工】 2～3月间花未开放时采摘簇生的花蕾，晒干备用。

【性状鉴别】 本品多为花蕾密聚的花序小分枝，呈不规则圆锥状，长1.5～3厘米。表面灰黄色或棕黄色，密被茸毛。花蕾呈短棒状，上端略大，长0.3～1厘米，直径0.1～0.2厘米；花萼钟状，先端4齿裂；花冠筒状，与萼等长或稍长，先端4裂，裂片卵形；雄蕊4，着生在花冠管中部。质柔软。

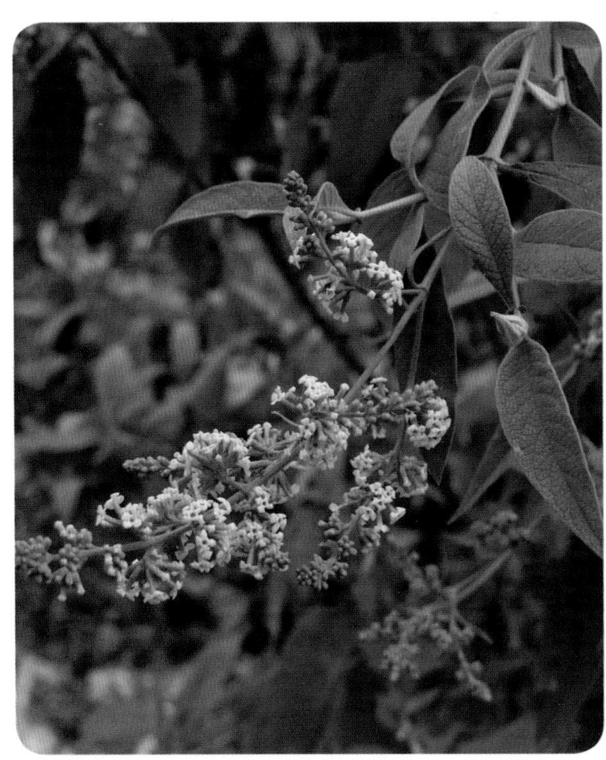

【炮　　制】 拣去杂质，筛净灰土。

【性味功能】 味甘、性微寒，归肝经。有清热养肝，明目退翳的功能。

【主治用法】 用于目赤肿痛，多泪羞明，眼生翳膜，肝虚目暗，视力昏花。用量3～9克。

【现代研究】

1. 化学成分　本品含刺槐苷，密蒙皂苷A、B，对甲氧基桂皮酰梓醇、梓苷、梓醇，刺槐素等。

2. 药理作用　本品有维生素P样作用，能减轻甲醛炎症，能降低皮肤、小肠血管的通透性及脆性，有解痉及轻度利胆、利尿作用。临床上选方可用于治眼翳，眼羞明，肝胆虚损，瞳仁不清等。

【应　　用】

1. 鱼膜炎、角膜云翳：密蒙花、石决明（先煎）各12克，木贼、菊花、蒺藜各9克。水煎服。

2. 眼障翳：密蒙花、黄柏根各50克。研末，炼蜜和丸。

木棉（木棉花）

【基　　源】　木棉花为木棉科植物木棉的花；根及树皮也供药用。

【原 植 物】　别名：攀枝花、古贝、英雄树。落叶大乔木。幼树干或老树的枝条有短粗圆锥状短刺。掌状复叶互生，小叶5～7；长圆形、长卵形或椭圆状披针形，全缘，两面无毛。花簇生于枝端，先叶开放，花大，红色，花萼杯状，5浅裂，花瓣5，肉质，长圆状倒卵形，两面被星状柔毛；雄蕊多数，花丝合生成短管，排成3轮，最外轮集成5束，中间10枚较短，最内轮5枚花丝先端分叉，各分叉有1花药；子房上位。蒴果长圆形，木质，熟时5裂，内有绵毛。花期2～5月，果期4～6月。

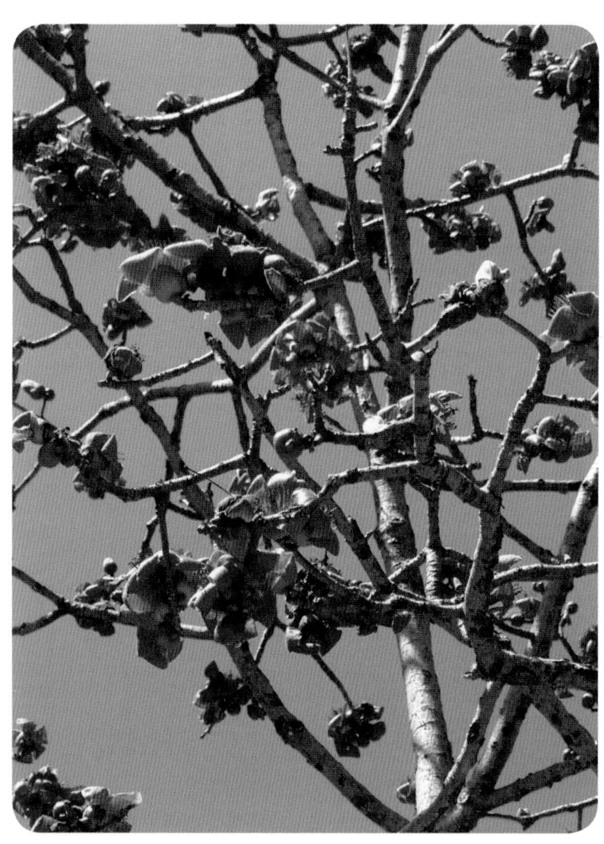

【生境分布】　生于向阳坡地，村边或栽培。分布于福建、台湾、广东、海南、广西、云南、贵州、四川等省区。

【采收加工】　春季采摘盛开花朵，晒干或阴干；根于春秋季采挖，洗净，晒干。

【性状鉴别】　本品根呈不规则的片块状。质坚韧，不易折断，断面纤维性。根皮呈长条形，弯曲，内表面红棕色。味淡，微涩，嚼之有粘性。干燥花多皱缩，不具子房和花柄。花萼杯状，厚革质而脆，外表棕黑色，具不规则纵皱，内面被灰黄色短绒毛；花瓣5片，具纵纹，被星状毛；雄蕊多数，花丝红棕色，具粗纵纹，花药大部脱落。味淡微甘。

【性味功能】　味甘、淡，性温。有清热利湿，解毒止血的功能。

【主治用法】　用于泄泻，痢疾，痔疮出血，血崩，疮毒。用量9～15克。

【现代研究】

1. 化学成分　本品根含鞣质和木棉胶。根皮含羽扇豆醇。花萼含水分85.66%，蛋白质1.38%，碳水化合物11.95%，灰分1.09%。种子含蛋白质9.3%。

2. 药理作用　本品水煎剂对小鼠肉瘤、ARS实体型及肝癌有明显抑制作用，对小鼠抗体形成也有明显抑制作用，但对艾氏腹水癌、艾氏腹水癌皮下型等无效。

【应　　用】

1. 痢疾、便血、咳血：鲜花75克，水煎冲冰糖服。

2. 风湿性关节炎、腰腿痛：根50克，水煎或浸酒服。

柞木

【基　　源】　本品为大枫子科植物柞木的茎叶。

【原 植 物】　常绿灌木或小乔木，有时高达10米，枝干生长刺，尤以小枝为多。叶互生，叶柄长4～10毫米，叶片革质，卵形或广卵形，长3～7厘米，宽2～5厘米，先端渐尖，基部圆形或宽形，边缘有锯齿。总状花序腋生，被微柔毛；花淡黄色，单性，雌雄异株；花被4～6片，卵圆形，无花瓣，雄蕊多数，子房生于多裂的花盘上。浆果球形，熟时黑色。种子2粒。

【生境分布】　生于路旁，沟边，分布于江西，湖北，湖南，四川等省区。

【采收加工】　全年可采，晒干备用。

【性味功能】　味苦、涩，性寒。有清热利湿，散瘀止血，消肿止痛的功能。

【主治用法】　用于黄疸，水肿，死胎不下，跌打肿痛，骨折，脱臼，外伤出血。用量9～12克；外用适量。

【应　　用】

1. 骨折，扭伤脱臼：柞木研粉，酒醋调敷伤处。

2. 跌打损伤肿痛：柞木 1 千克，米酒 5 千克，煮沸，浸 1～2 周，纱布浸湿后，敷患处，随干随洒酒。

3. 急性细菌性痢疾：柞木，水煎服。

4. 小儿消化不良：柞木，研细末，文火炒焦，米汤冲服。

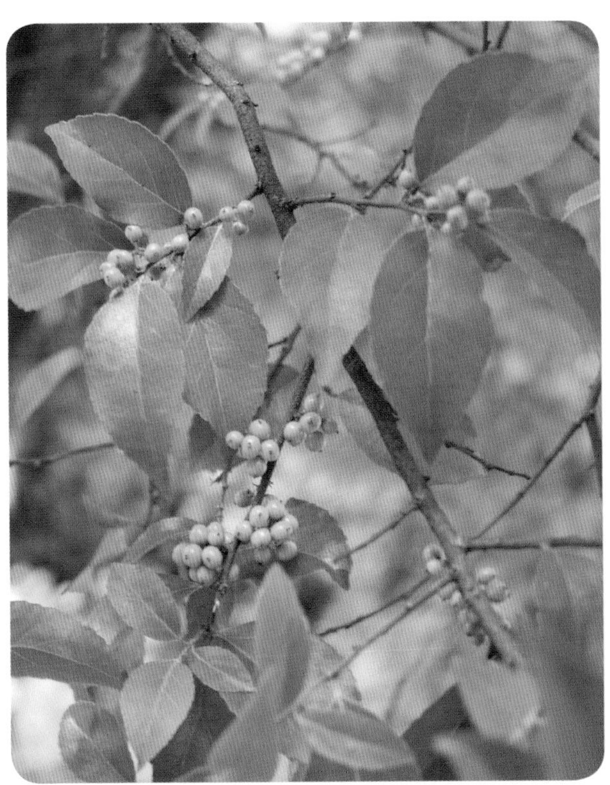

5 匙叶黄杨（黄杨木）

【基　　源】 黄杨木为黄杨科植物匙叶黄杨的根、叶。

【原 植 物】 别名：雀舌黄杨、细叶黄杨、锦熟黄杨。灌木或小乔木，幼枝有棱，无毛；叶对生，革质，披针形至宽披针形，先端钝头或急尖头，基部宽楔形，无毛，边缘稍反卷，软骨质。花序腋生，每花序顶生一雌花，其余为雄花；花序基部有覆瓦状排列的干膜质的苞片；无花瓣；雄花萼片 4；雌花萼片 6，蒴果近球形，室间开裂，果瓣顶部有 2 角。

【生境分布】 生于湖北、湖南、江西、浙江、福建、四川、贵州、广西等省。

【采收加工】 全年可采，晒干。

【性状鉴别】 本品叶多皱缩，薄革质。完整叶通常匙形，亦有狭卵形或倒卵形，大多数中部以上最宽，长 2～4 厘米，宽 8～18 毫米，先端圆或钝，往往有浅凹口或小尖凸头，基部狭长楔形，有时急尖。叶表面绿色，光亮，叶背苍灰色，中脉两面凸出，侧脉极多，叶面中脉下半段大多数被微细毛。叶柄长 1～2 毫米。质脆。有的可见腋生头状花序，花序轴长约 2.5 毫米。气微，味苦。

【性味功能】 味苦、辛，性平。有祛风除湿，行气活血止痛的功能。

【主治用法】 用于风湿关节痛，痢疾，胃痛，疝痛，腹胀，牙痛，跌打损伤，疮痈肿毒。用量 9～12 克，水煎服或泡酒服；外用适量，捣烂敷患处或干草研粉调服。

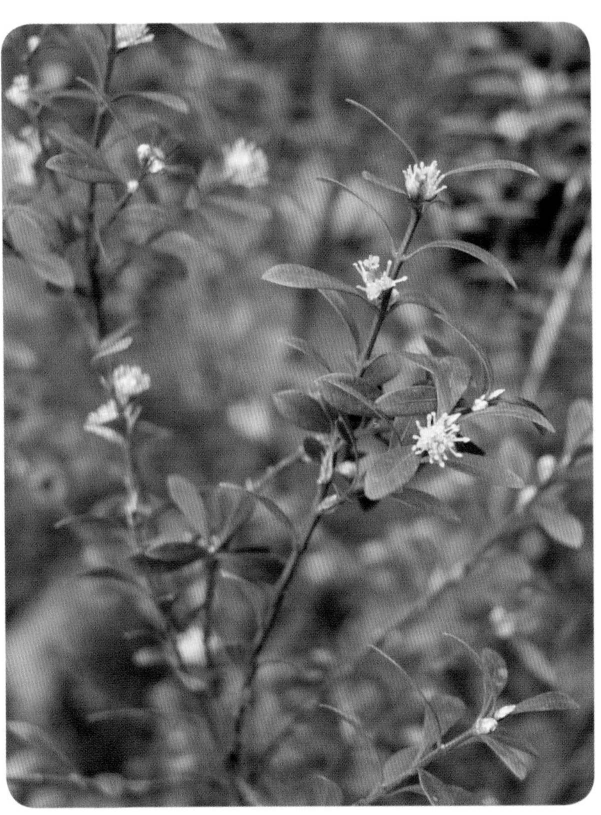

【应　　用】

1. 风湿关节痛，筋骨痛：黄杨根 15 克，煎酒服。

2. 跌打损伤：黄杨木 50 克，水龙骨 15 克，嫩竹叶、厚朴各 9 克。水煎，早晚空腹服。

3. 牙痛：黄杨木适量。研粉，水调嗽口，并敷痛牙处。

4. 目赤肿痛：黄杨根 50 克。水煎，冲蜂蜜，早晚空腹。

5 雀舌黄杨（黄杨根）

【基　源】 黄杨根为黄杨科植物雀舌黄杨的根，其枝叶也入药。

【原 植 物】 常绿灌木或小乔木。茎枝4棱形，小枝被柔毛。叶对生，革质，倒卵形、倒卵状长椭圆形或长圆形，先端圆钝，稍凹，基部楔形或狭楔形，全缘，花簇生叶腋或小枝顶端，单性，雌雄同株；顶端有雌花1朵，其余均为雄花；雄花萼片4，黄色，细小，无花瓣；雌花萼片6，排成2轮。蒴果球形，熟时黑色，沿室背3瓣裂。花期4～5月。果期6～7月。

【生境分布】 栽培于庭园、街旁或屋边。分布于东北、华北、西北及山东、安徽、江苏、浙江、江西、湖北、湖南等省区。

【采收加工】 根、叶全年均可采，洗净，晒干。叶采后晒干或鲜用。

【性味功能】 味苦、辛，性平。有祛风除湿，行气活血的功能。

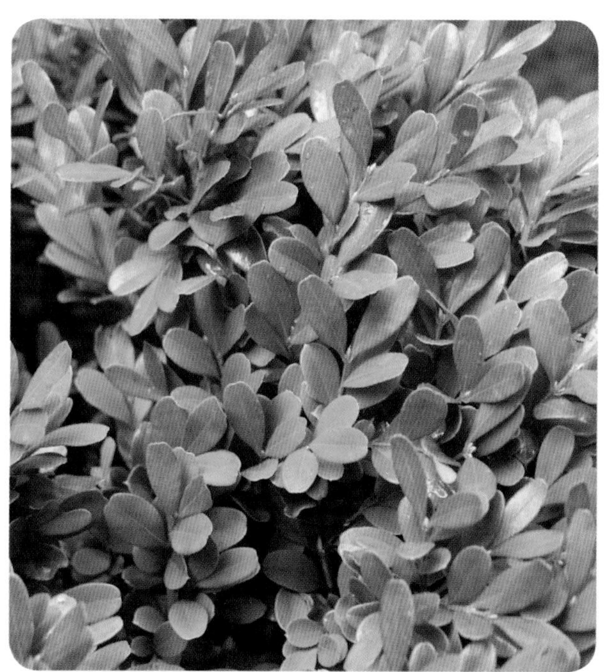

【主治用法】 用于风湿关节痛，痢疾，胃痛，腹痛，牙痛，疝痛。外用于跌打损伤，疮痈肿毒。水煎服或泡酒服。外用鲜叶捣烂敷患处。用量9～15克。外用适量。

【应　用】

1. 风湿关节痛：黄杨根9～15克，酒水煎服。

2. 跌打损伤：黄杨枝叶9～12克，浸酒服。

3. 胃火上逆和胃阴不足引起的呃逆：黄杨枝叶30克，水煎服。

5 接骨木

【基　源】 本品为忍冬科植物接骨木的全株。

【原 植 物】 落叶灌木或小乔木；老枝淡红褐色，具明显的皮孔。单数羽状复叶具长柄，常具小叶2～3对，侧生小叶片卵圆形、倒长圆状披针形，先端尖，基部不对称，边缘具锯齿，顶生小叶卵形或倒卵形，幼叶被稀疏短柔毛，搓揉后有臭气，托叶狭带形，或退化成蓝色的突起。圆锥状聚伞花序，顶生，具总花梗，花序分枝多成直角开展；花小，萼筒杯状，花冠蕾时带粉红色，开后白色或淡黄色。果实蓝紫黑色，卵圆形或近圆形，花期4～5月，果期9～10月。

【生境分布】 生于山坡，灌丛，路旁。分布于东北、华北、华东、中南、西南及陕西、甘肃等省区。

【采收加工】 夏、秋季采收，晒干备用。

【性状鉴别】 本品呈圆柱形，长短不等，直径5～12毫米。表面绿褐色，有纵条纹及棕黑色点状突起的皮孔，有的皮也呈纵长椭圆形，长约1厘米。皮部剥离后呈浅绿色至浅黄桂冠色。体轻，质硬。加工后的药材为斜向横切片，呈长椭圆形，厚约3毫米，切面皮部褐色，木部浅黄白色至浅黄褐色，有环状年轮和细密放射状的白色纹理。髓部疏松，海绵状。体轻。气无，味微苦。

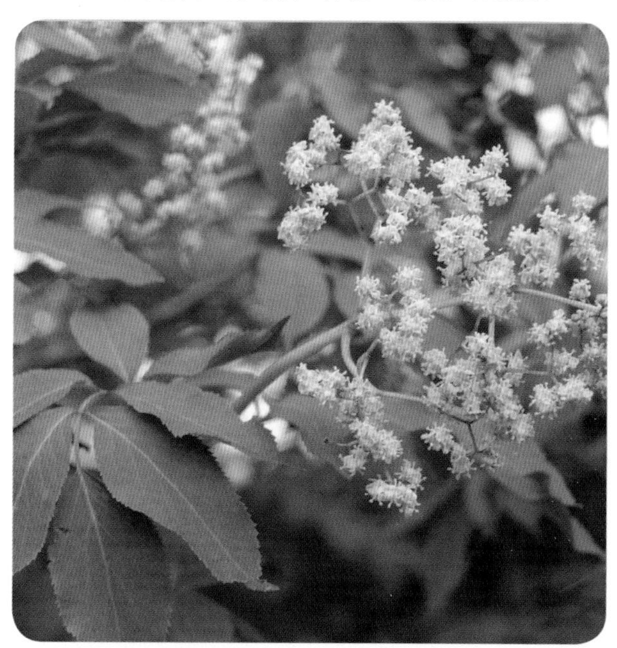

【炮　制】 鲜用或切段晒干。

【性味功能】 味甘，苦，性平。有接骨续筋，活血止痛，祛风利湿的功能。

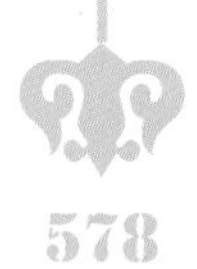

【主治用法】 用于骨折，跌打损伤，风湿性关节炎，痛风，大骨节病，慢性肾炎。外用于创伤出血。用量9～15克。外用适量。捣烂外敷。

【现代研究】

1. 化学成分 本品含有接骨木花色素甙，花色素葡萄糖甙，还含氢基酸，莫罗忍冬甙等成分。

2. 药理作用 本品具有镇痛作用和利尿作用。

【应　用】

1. 骨折与关节损伤：接骨木750克，透骨草，茜草，穿山龙各500克，丁香250克，共熬成膏，涂敷患处。

2. 创伤出血：接骨木研粉，高压消毒后，外敷伤处。

细叶小檗（三颗针）

【基　源】 三棵针为小檗科植物细叶小檗的根及根皮。

【原 植 物】 别名：刺黄柏。灌木。株高1～2米。幼枝紫红色，无毛，明显具棱，老枝灰黄色，表面密生黑色小疣点。叶刺小，通常单一，有3分叉。叶纸质，几无柄，叶片倒披针形至狭倒披针形，先端渐尖，基部渐狭，边缘全缘或中上部有少数不明显锯齿，上面深绿色，下面淡绿色，脉明显。总状花序，下垂。浆果，鲜红色。花期5～6月，果期8～9月。

【生境分布】 生于丘陵山地，山沟河边。分布于东北、华北及陕西、河南、山东等省区。

【采收加工】 春、秋采挖，除去枝叶、须根及泥土，切片，晒干备用。

【性状鉴别】 本品根圆柱头形，有分枝，稍扭曲，直径0.3～1.2厘米。表面黄棕色，粗糙，有纵皱纹及支根痕，部分外呈鳞片状外卷或剥落。质坚硬，折断面纤维性；横切面皮部窄，黄棕色，木部鲜黄色。气无，味苦。

【炮　制】 洗净，晒干。

【性味功能】 味苦，性寒。有清热燥湿，泻火解毒的功能。

【主治用法】 用于痢疾，肠炎，黄疸，咽痛，上呼吸道感染，目赤，急性中耳炎。用量9～15克。

【现代研究】

1. 化学成分 本品含主要含小檗碱、巴马亭（掌叶防己碱）、小檗胺、药根碱，此外尚含有非洲防己碱（咖伦明，）、尖刺碱（氧化爵床碱）、异汉防己碱、木兰花碱等成分。

2. 药理作用 本品具有抗心律失常，抗菌作用，也有降压作用和升高白细胞作用。

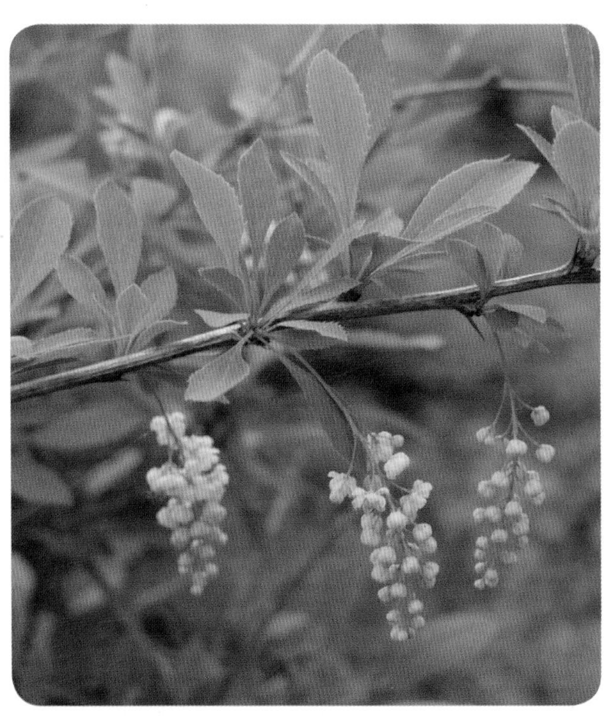

【应　用】

1. 刀伤剑伤：三颗针研末敷伤口。

2. 急性中耳炎：三颗针水煎。药液敷患处。

猫刺小檗（三颗针）

【基　源】 三颗针为小檗科植物猫刺小檗的根或根皮。

【原 植 物】 别名：假豪猪刺。灌木。根粗壮，内部黄色。茎刺3叉。叶革质坚硬，长圆披针形，顶端有一硬刺尖，边缘具8～26刺状锯齿。花7～20朵簇生；小苞片2，带红色；萼片6，花瓣比内萼片稍短，顶端凹缺，基部有短爪，近基部处有腺体2；雄蕊6。浆果倒卵状长圆形，柱头宿存，红色，被白粉。花期4～5月，果期9～10月。

【生境分布】 生于山沟河旁及低山区。分布于甘肃南部、陕西、湖北西部、四川东部及北部等。

【采收加工】 于春、秋二季采挖，除去泥沙及须根，洗净，切片，烤干或弱太阳下晒干，不宜于烈日下曝晒。

【性状鉴别】 本品根圆柱形，稍扭曲，有少数分枝，长 10 ～ 15 厘米，直径 1 ～ 3 厘米。根头粗大，向下渐细。外皮灰棕色，有细皱纹，易剥落。质坚硬，不易折断，断面不平坦，鲜黄色。切片近圆形或长圆形，稍显放射状纹理髓部棕黄色。气微，味苦。

【炮　制】 除去须根，洗净，切片，烤干或弱太阳下晒干。

【性味功能】 味苦，性寒。有清热燥湿，泻火解毒的功能。

【主治用法】 用于痢疾、肠炎、黄疸、咽痛、上呼吸道感染、目赤、急性中耳炎。用量 9 ～ 15 克。

【现代研究】

1. 化学成分　本品含小檗碱和小檗胺，还含掌叶防已碱及微量药碱。

2. 药理作用　本品可用于抗菌和抗心律失常作用。

【应　用】

1. 细菌性痢疾、胃肠炎：三颗针 15 克，水煎服。

2. 慢性支气管炎：三颗针 30 克，桑皮 15 克，麻黄 12 克，桔梗 9 克，制成浸膏片，分 3 次服。

3. 黄疸及中毒性肝炎：三颗针 15 克，水煎服。

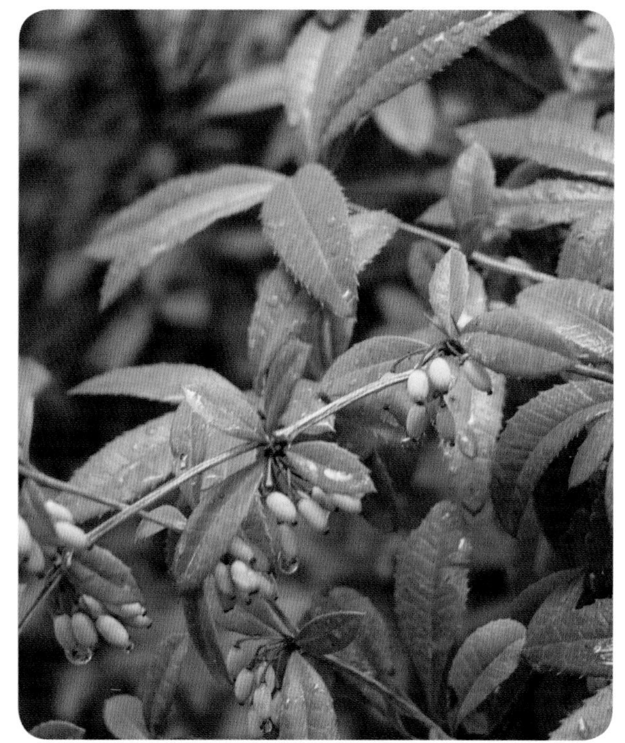

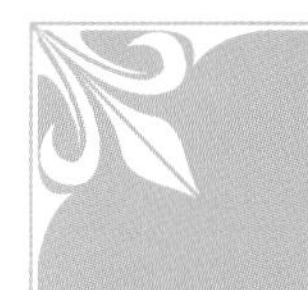

第三十七卷 木部(寓木、苞木、杂木类)

茯苓

【基　　源】 本品为多孔菌科真菌茯苓的菌核。

【原 植 物】 菌核有特殊臭味，球形或不规则形，大小不等。新鲜时较软，干后坚硬。外为淡灰棕色或深褐色，有瘤状皱缩皮壳；内部由多数菌丝体组成，粉粒状，外层淡粉红色，内部白色；子实体平卧于菌核表面，白色，干燥后，变浅褐色，管孔多角形或不规则形，孔壁薄，孔缘渐变为齿状。

【生境分布】 生于向阳、温暖的山坡，多寄生于松属植物较老的根部。全国大部分省区有培育。

【采收加工】 于7～9月采挖，洗净，擦干，“发汗”5～8天，反复数次，至变褐色，阴干切片或切块。

【性状鉴别】 本品茯苓个呈球形，扁圆形或不规则的块状，表面黑褐色或棕褐色，外皮薄而粗糙，有明显隆起的皱纹，体重，质坚硬，不易破开；断面不平坦，呈颗粒状或粉状，外层淡棕色或淡红色，内层全部为白色，少数为淡棕色，细腻，并可见裂隙或棕色松根与白色绒状块片嵌镶在中间。气味无，嚼之粘牙；白茯苓均已切成薄片或方块，色白细腻而有粉滑感。质松脆，易折断破碎，有时边缘呈黄棕色。

【性味功能】 味甘、淡，性平。有利水渗湿，健脾宁心的功能。

【炮　　制】

茯苓：用水浸泡，洗净，捞出，闷透后，切片，晒干；

朱茯苓：取茯苓块以清水喷淋，稍闷润，加朱砂细粉撒布均匀，反复翻动，使其外表粘满朱砂粉末，然后晾干。

【主治用法】 用于水肿，尿少，痰饮眩悸，脾虚食少，便溏泄泻，心宁不安，惊悸失眠。用量9～15克。水煎服或入丸散。

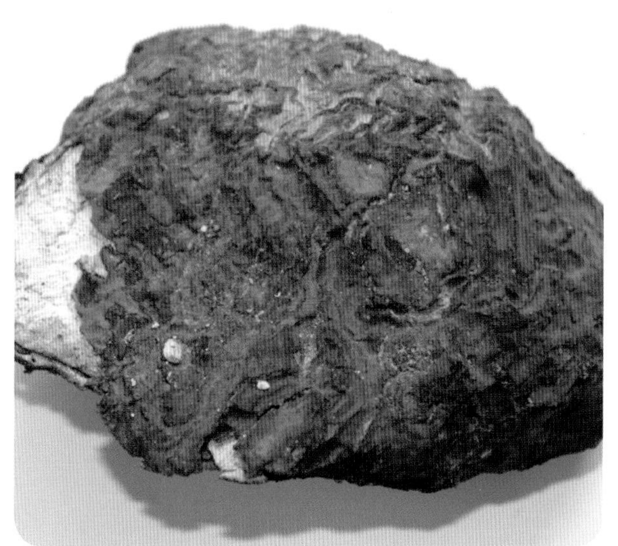

【现代研究】

1. 化学成分　本品含β-茯苓聚糖和三萜类化合物：乙酰茯苓酸、茯苓酸、3β-羟基羊毛甾三烯酸，此外，尚含树胶、甲壳质、蛋白质、脂肪、甾醇、卵磷脂、葡萄糖、腺嘌呤、组氨酸、胆碱、β-茯苓聚糖分解酶、脂肪酶、蛋白酶等。

2. 药理作用　本品具有利尿作用，提高体液免疫功能，抑制毛细血管的通透性并能降低血糖。

【应　　用】

1. 脾胃虚弱，食少便溏，肢软无力：茯苓、党参、炒白术各9克，炙甘草3克，研末吞服。

2. 水肿，小便不利：茯苓、猪苓、泽泻、白术各9克，水煎服。

3. 脾虚咳嗽多痰：茯苓9克，陈皮4.5克，姜半夏9克，甘草3克，水煎服。

琥珀

【基　　源】　本品为古代松科植物的树脂埋藏地下经年久转化而成的化石样物质。

【原 形 态】　别名：血琥珀、老琥珀、琥珀屑。多呈不规则的粒状、块状、钟乳状及散粒状。有时内部包含着植物或昆虫的化石。颜色为黄色、棕黄色及红黄色。条痕白色或淡黄色。具松脂光泽。透明至不透明。断口贝壳状极为显着。硬度2～2.5。比重1.05～1.09。性极脆。摩擦带电。

【生境分布】　分布于黏土层、砂层、煤层及沉积岩内。分布于云南、广西、辽宁、河南、福建等地。

【采收加工】　全年可采，从地下或煤层挖出后，除去砂石、泥土等杂质，研粉用。分布于煤中者，称“煤珀”。

【性味功能】　味甘，性平。有镇惊安神，活血散瘀，利尿通淋的功能。

【主治用法】　惊悸失眠，血淋血尿，小便不通，妇女闭经，产后停瘀腹痛，痈疽疮毒，跌打创伤。用量1.5～3克，研末冲服，不入煎剂，多入丸、散用。外用：适量。

【现代研究】

1. 化学成分　主含树脂，挥发油，二松香醇酸，琥珀银松酸，琥珀树脂醇，琥珀松香醇　，琥珀酸，龙脑，琥珀氧松香酸、琥珀松香醇酸，还含有钠、锶、硅、铁、钨、镁、铝、钴、镓等元素。

2. 药理作用　琥珀酸具有中枢抑制作用，能明显减少小鼠自主活动，延长戊巴比妥钠引起的小鼠睡眠时间；对大鼠听源性惊厥、小鼠电惊厥以及士的宁引起的动物性惊厥，均具有对抗作用。

【应　　用】

1. 心神不宁，心悸失眠，健忘等症：与远志、菖蒲、茯神等同用，如琥珀定志丸。

2. 心血亏虚，惊悸怔忡，夜卧不安：与人参、酸枣仁、当归等同用，如琥珀养心丸。

3. 小儿惊风：与茯苓、天竺黄、胆南星等同用，如琥珀抱龙丸。

4. 小儿胎痫：与全蝎、朱砂、麦冬配伍。

5. 血瘀气阻之痛经经闭：与莪术、当归、乌药等活血行气药同用，如琥珀散。

6. 血瘀经闭：与虻虫、水蛭、大黄等活血通经之品配伍，如琥珀煎丸。

【注意】　阴虚内热及无瘀滞者忌服。

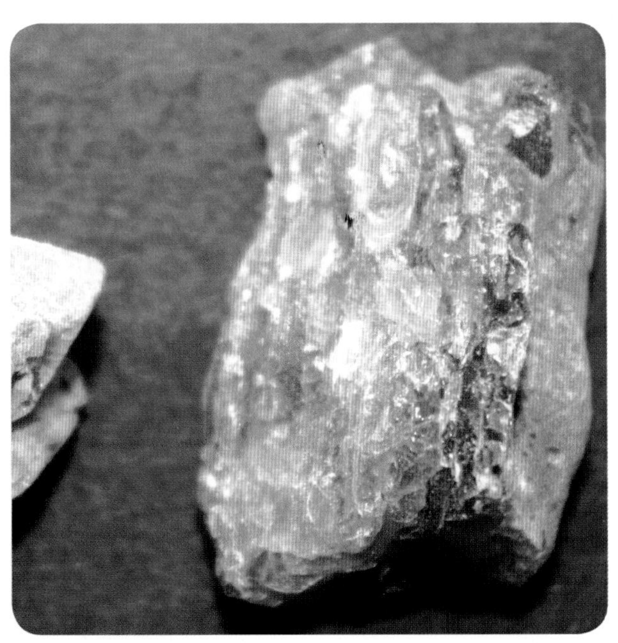

猪苓

【基　　源】　本品为多孔菌科真菌猪苓的干燥菌核。

【原 植 物】　菌核形状不规则，为凹凸不平瘤状突起的块状球形，稍扁，有的分枝如姜状，棕色或黑色，有油漆光泽，内部白色至淡褐色，半木质化，干燥后坚而不实，较轻，略弹性。子实体在夏秋季且条件适宜时，从菌核体内伸出地面，伞状或伞状半圆形，有柄，无环纹，边缘薄而锐，常内卷；菌管与菌肉皆为白色，管口圆形至多角形。

【生境分布】　生于凉爽干燥的山坡阔叶林或混交林中，菌核埋生于地下树根旁。全国大部分地区有分布。

【采收加工】　春、秋二季采挖，除去泥沙，晒干。

【性状鉴别】 本品菌核呈不规则块状、条形、类圆形或扁块状，有的有分枝，长5～25厘米，直径2～6厘米。表面黑色、灰黑色或棕黑色，皱缩或有瘤状突起。体轻，质硬，断面类白色或黄白色，略呈颗粒状。气微，味淡。

【性味功能】 味甘，性平。有利水渗湿，抗癌的功能。

【炮　　制】 洗净泥砂，润软切片，晾干。

【主治用法】 用于水肿，小便不利，泌尿系感染，腹泻，白带，淋浊，肿瘤等。用量6～12克。

【现代研究】

1. 化学成分　本品含有猪苓葡聚糖Ⅰ和甾类化合物：多孔菌甾酮A、B、C、D、E、F、克等成分。

2. 药理作用　本品具有利尿利用，免疫增强作用，抗肿瘤作用和对中毒性肝炎肝脏的保护作用，并有抗辐射作用。

【应　　用】

1. 肾炎浮肿，小便赤热：猪苓、茯苓、泽泻、滑石各9克，阿胶珠4.5克。水煎服。

2. 急性尿道炎：猪苓、木通、滑石各6克。水煎服。

3. 妊娠水肿，小便不利，微渴引饮：猪苓25克，研末，水冲服。

4. 热淋、尿急、尿频：猪苓、木通各6克，萹、车前子各9克。水煎服。

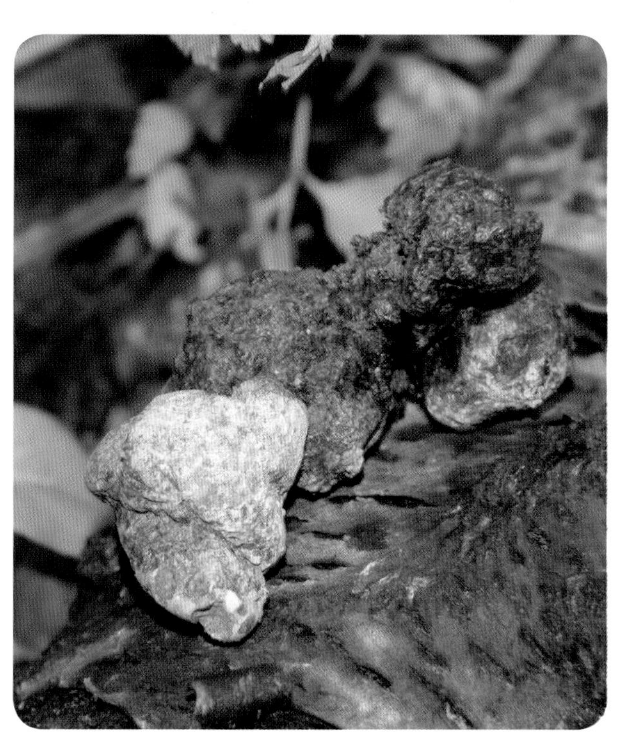

5 雷丸

【基　　源】 本品为真菌雷丸的干燥菌核。

【原 植 物】 腐生菌类。子实体寿命很短。菌核为不规则的坚块状至球形或近卵形，直径0.8～2.5厘米，稀达4厘米；黑棕色，具细密纹理或细皱纹，内面为紧密交织的菌丝体。质地坚硬，断面蜡白色，半透明，具白色纹理，略带粘性。

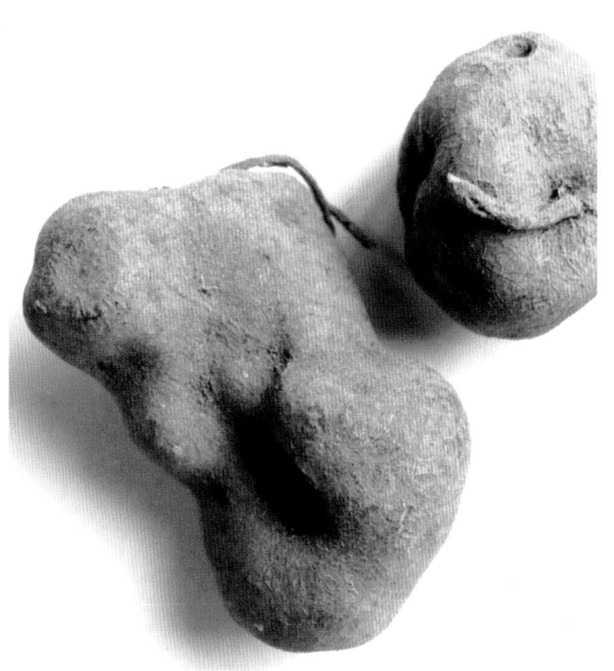

【生境分布】 多生于竹林中，竹根附近，或棕榈、油桐等树根下。分布于我国西北、西南、华南等地。

【采收加工】 秋季采挖，洗净，晒干。

【性状鉴别】 本品呈球形或不规则的圆块状，大小不等，直径1～2厘米。表面呈紫褐色或灰褐色，全体有稍隆起的网状皱纹。质坚实而重，不易破裂；击开后断面不平坦，粉白色或淡灰黄色，呈颗粒状或粉质。质紧密者为半透明状，可见有半透明与不透明部分交错成纹理。气无，味淡，嚼之初有颗粒样感觉，微带粘液性，久嚼则溶化而无残渣。

【性味功能】 味苦，性寒；有小毒。有杀虫消积的功能。

【炮　　制】 拣去杂质，洗净润透，切片晒干；或洗净晒干，用时捣碎。

【主治用法】 用于虫积腹痛，小儿疳积，绦虫、钩虫、蛔虫病。用量10～20克。不宜入煎剂，多粉碎服用。

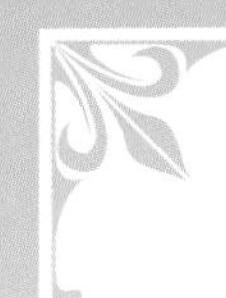

【现代研究】

1. 化学成分　本品含有灰分，醚浸出物，醇浸出物，主要成分是一种蛋白酶称雷丸素。

2. 药理作用　本品具有驱绦虫作用、驱蛔虫的作用和抗阴道毛滴虫作用。

【应　　用】

1. 绦虫：雷丸 20 克，研细粉，水调成膏，冲服。

2. 钩虫：雷丸 9 克研细粉，榧子肉、槟榔各 9 克，水煎，药液冲雷丸粉服。

3. 蛲虫：雷丸 3 克，大黄、二丑各 9 克，研粉，空腹，水冲服。

桑寄生

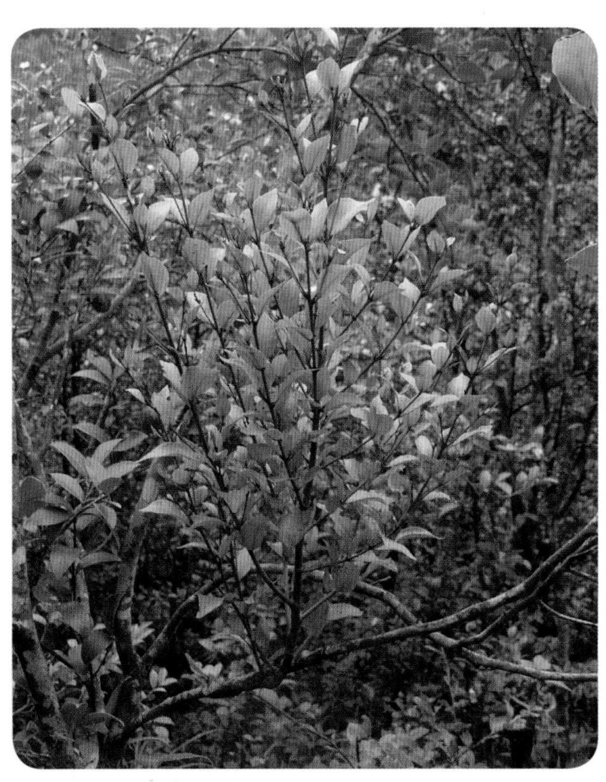

【基　　源】　桑寄生为桑寄生科植物油茶离瓣寄生的带叶茎枝。

【原 植 物】　小灌木。幼枝、叶密被锈色星状毛，后脱落。叶对生，卵形、椭圆形或卵状披针形，先端尖，基部宽楔形或楔形。总状花序 1 ～ 2 腋生，具 2 ～ 4(5) 花，苞片卵形，被毛；花红色，被星状毛，花托坛状；副萼环状；花瓣 4。果卵球形，红或橙色，顶部骤窄，平滑。花期 4 ～月，果期 8 ～ 10 月。

【生境分布】　生于常绿阔叶林中或林缘，寄生于油茶、山茶或樟科、柿科、大戟科等植物上。分布于福建、广东、海南、广西、云南等省区。

【采收加工】　夏季砍下枝条，晒干；或沸水捞过后，再晒干。

【性味功能】　味苦，性平。有祛风湿，补肝肾，强筋骨，降血压，安胎下乳的功能。

【主治用法】　用于风湿痹痛，腰膝酸软，高血压，胎动不安，产后乳少等症。用量 9 ～ 15 克。

【应　　用】

1. 冠心病心绞痛：桑寄生 15 克。制成冲剂，口服。

2. 冻伤：桑寄生适量，煮沸熬膏，涂敷患处。或研末，加甘油调敷。

3. 风湿关节疼痛，腰膝酸软：桑寄生、独活、续断、当归各 9 克。水煎服。

4. 胎动不安，心腹刺痛：桑寄生、艾叶、阿胶。水煎服。

红花寄生（寄生）

【基　　源】　寄生为桑寄生科植物红花寄生的带叶茎枝。

【原 植 物】　常绿小灌木。叶对生，卵形或长卵形，顶端钝，基部宽楔形或圆形，主脉两面突起，花红色，2 ～ 3 朵成腋生的聚伞花序，被褐色星状毛，总花梗短；苞片卵状三角形；花托陀螺状，副萼环状；花冠蕾时管状，弯曲，纤细，开放时下部稍膨胀，顶端 4 裂，裂片外折。果梨形，红黄色，有毛，长约 1 厘米，下部渐狭成柄状。花果期 10 月至竖年 4 月。

【生境分布】　寄生于柚、桔、油茶、夹竹桃等多种植物上。分布于福建、台湾、广东、广西、湖南、江西、贵州、四川、云南等省区。

【采收加工】　夏季砍下枝条，晒干，扎成捆。

【性状鉴别】　本品茎枝圆柱形，多分枝。表面有众多点状和黄褐色或灰褐色横向皮孔，以及不规则、粗而密的纵纹。质坚脆，易折断，断面不平坦。叶对生或近对生，易脱落；叶片多破碎，卷缩；完整者卵形至长卵形；花蕾管状，顶部长圆形，急尖，开放时，先端 4 裂，裂片反折，可见雄蕊 4 枚及花柱；果梨形，顶端钝圆，下半部渐狭呈长柄状。气清香，味微涩而苦。

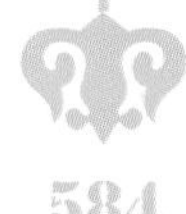

【性味功能】 有祛风湿，补肝肾，强筋骨，降血压，安胎下乳的功能。

【主治用法】 用于风湿痹痛，腰膝酸软，高血压，胎动不安，产后乳少等症。用量 9 ～ 15 克。

【现代研究】

1. 化学成分　本品茎叶中含槲皮素。

2. 药理作用　暂无。

【应　　用】

1. 风湿关节疼痛，腰膝酸软：桑寄生、独活、续断、当归各 9 克。水煎服。

2. 高血压：桑寄生 9 克。水煎服。

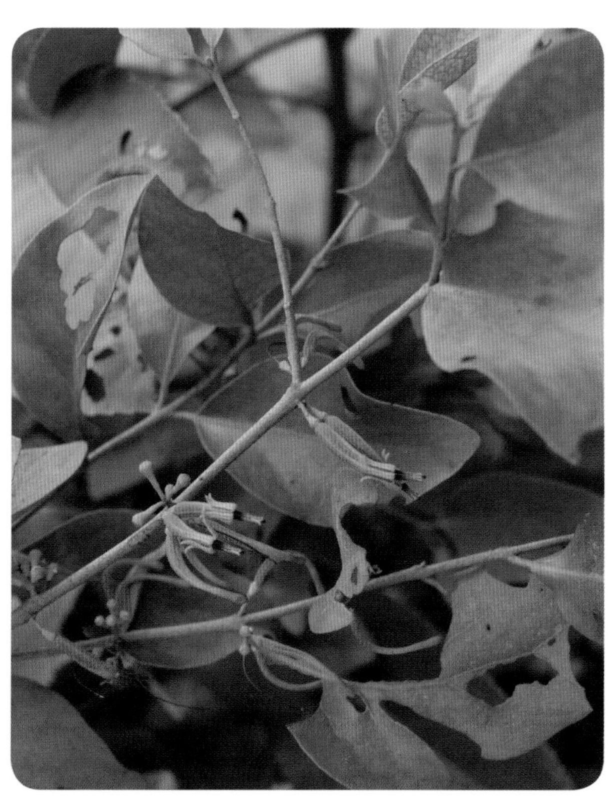

广寄生（寄生）

【基　　源】 桑寄生为桑寄生科植物广寄生的带叶茎枝。

【原 植 物】 别名：寄生。常绿寄生小灌木。老枝无毛，茎黄绿色或绿色，常 2 ～ 3 叉状分枝，节部膨大，节间圆柱形，具灰黄色皮孔。叶对生或近对生，卵形或卵圆形，顶端钝或圆，基部圆形或阔楔形，全缘。花 1 ～ 3 朵排列成聚伞花序，1 ～ 2 个生于叶腋，被红褐色星状毛，总花梗长 4 ～ 5 毫米，苞片小，鳞片状；花萼近球形，花冠狭管状，柔弱，稍弯曲，紫红色，顶端卵圆形，裂片 4，外展。果椭圆形，具小瘤体及疏毛。花期 4 ～ 10 月。

【生境分布】 寄生于多种树上。分布于福建、台湾、广东、广西省区。

【采收加工】 在夏季砍下枝条，晒干，扎成捆。

【性味功能】 味苦，性平。有祛风湿，补肝肾，强筋骨，降血压，安胎下乳的功能。

【主治用法】 用于风湿痹痛，腰膝酸软，高血压，胎动不安，产后乳少等症。用量 9 ～ 15 克。

【现代研究】

1. 化学成分　本品含鹿蹄草素、槲皮素 -3-O- 葡萄糖甙、金丝桃甙、鹿蹄草甙和高熊果酚甙等。

2. 药理作用　暂无。

【应　　用】

1. 妊娠胎动不安：寄生 150 克，艾叶 25 克，阿胶 50 克，水煎服。

2. 高血压：桑寄生 9 克。水煎服。

3. 风湿关节疼痛，腰膝酸软：桑寄生、独活、续断、当归各 9 克。水煎服。

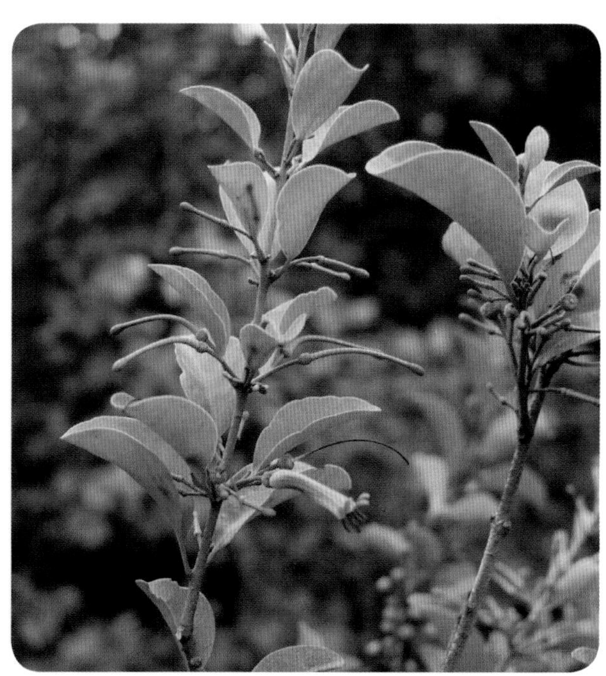

四川寄生

【基　　源】 本品为桑寄生科植物四川寄生的带叶茎枝作桑寄生入药。

【原 植 物】 别名：桑寄生、毛叶寄生。常绿寄生小灌木，嫩枝被褐色或红褐色叠生星状毛，小枝黑色或灰褐色。单叶对生或近对生，革质，全缘，卵形、长卵形或椭圆形，顶端钝圆，基部楔形，成长叶上面无毛，下面被茸毛。总状花序腋生，2～3朵花，密集成伞状，密被茸毛；花红色，花冠具冠筒，冠筒顶部分裂成4裂片。果长圆形，黄绿色，具颗粒状体和疏毛，干后赤褐色。花期6～8月。

【生境分布】 寄生于桑树等多种植物上。分布于四川、云南、贵州、福建、广西、广东、湖南省、江西等省。

【采收加工】 夏季砍下枝条，晒干或沸水捞过后，再晒干。

【性味功能】 味苦，性平。有祛风湿，补肝肾，强筋骨，降血压，安胎下乳的功能。

【主治用法】 用于风湿痹痛，腰膝酸软，高血压，胎动不安，产后乳少等症。用量9～15克。

【现代研究】

1. 化学成分 本品含有槲皮素，槲皮素3-O-β-D-半乳糖苷，异槲皮苷，槲皮苷，芦丁，没食子酸，阿魏酸，β-谷甾醇，胡萝卜苷。

2. 药理作用 本品具有祛风湿、安胎、降压等作用。

【应 用】

1. 高血压：四川寄生9克。水煎服。

2. 尿少，水肿：四川寄生9克。水煎服。

3. 风湿关节疼痛，腰膝酸软：四川寄生、独活、续断、当归各9克。水煎服。

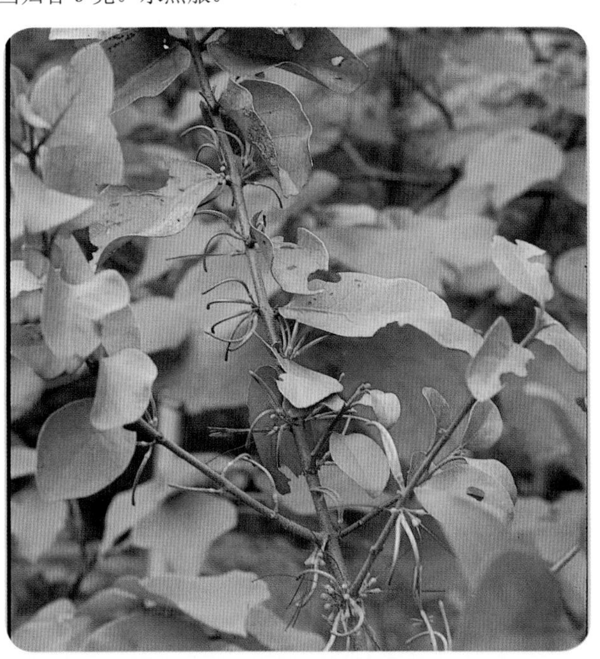

5 槲寄生

【基 源】 本品为槲寄生科植物槲寄生的茎叶。

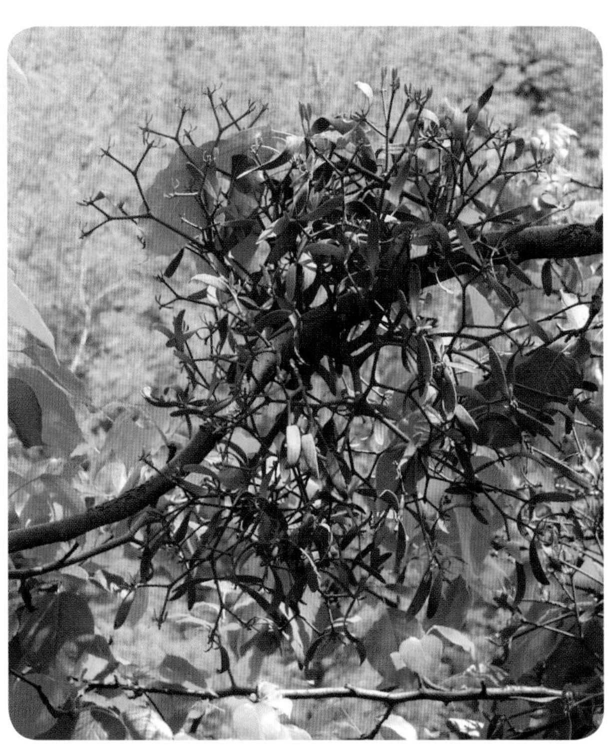

【原 植 物】 别名：北寄生、冻青、飞来草。常绿半寄生小灌木。茎枝圆柱状，黄绿色或绿色，稍有肉质，2～3叉状分枝，各分枝处膨大成节，单叶对生，生于枝端节上分枝处，无柄；叶近肉质，椭圆状披针形或倒披针形，先端钝圆，基部楔形，全缘，主脉5出，中间3条显著。雌雄异株，生于枝端或分叉处，雄花3～5朵，米黄色；雌花1～2朵生于粗短的总花梗上。浆果圆球形，半透明，熟时橙红色。花期4～5月。

【生境分布】 寄生于各种树上。分布于东北及河北、内蒙古、陕西、江苏、湖北、湖南、四川等省区。

【采收加工】 全年可采，切碎，晒干备用。

【性状鉴别】 本品茎枝呈圆柱形，2～5叉状分枝，表面黄绿色、金黄色或黄棕色，有纵皱纹；节膨大，节上有分枝或枝痕。体轻，质脆，易折断，断面不平坦，皮部黄色，木部色较浅，射线放射状，髓部常偏向一边。叶对生于枝梢，易脱落，无柄；叶片呈长椭圆状披针形，先端钝圆，基部楔形，全缘；表面黄绿色，有细皱纹，主脉5出，中间3条明显。革质。浆果球形，皱缩。无臭，味微苦，嚼之有黏性。

【炮 制】 除去杂质，略洗，润透，切厚片，干燥。

【性味功能】 味甘、苦，性平。有补肝肾，强筋骨，祛风湿，滋阴养血的功能。

【主治用法】 用于风湿关节痛、腰背酸痛，原发性高血压，胎动不安，咳嗽，冻伤等。并用于胃瘤、泌尿系肿瘤等。用量 20 ～ 30 克。

【现代研究】

1. 化学成分　本品含三萜类化合物：有齐墩果酸、b- 香树脂素乙酸酯，含黄酮类化合物：有槲寄生新甙Ⅰ，Ⅱ，Ⅲ，Ⅳ，Ⅴ，Ⅵ，Ⅶ，另含磷脂成分。

2.药理作用　本品具有降压作用，抗心肌缺血的作用，抗心律失常作用，改善微循环，抗血小板凝聚作用和抗肿瘤作用。

【应　　用】

1. 风湿关节疼痛，腰膝酸软：槲寄生、独活、续断、当归各 9 克。水煎服。

2. 胎动不安、先兆流产：槲寄生、白芍、当归、续断各 3 克。水煎服。

南天竹

【基　　源】 本品为小檗科植物南天竹的果实、叶及根。

【原 植 物】 灌木。叶互生，叶柄基部膨大呈鞘状抱茎，叶革质，2 ～ 3 回羽状复叶，小叶对生，无柄，椭圆状披针形，先端渐尖，基部楔形，全缘。大形圆锥花序顶生，花白色；萼片多轮重叠，每轮 3 片，外轮较小，卵状三角形，内轮较大，卵圆形；雄蕊 6，花瓣状。浆果球形，鲜红色，偶有黄色。花期 5 ～ 7 月，果期 8 ～ 10 月。

【生境分布】 生于山坡杂木林或灌丛中，也有栽培。分布于我国长江中下游各省。

【采收加工】 根叶全年可采，洗净，晒干或鲜用。果实在秋冬采收。

【性状鉴别】 浆果球形，直径 6 ～ 9 毫米，表面黄红色、暗红色或红紫色，平滑，微具光泽，有的局部下陷，先端具突起的宿存柱基，基部具果柄或其断痕。果皮质松脆，易破碎。种子两面三刀粒，略呈半球形，内面下凹，类白色至黄棕色。气无，味微涩。以粒圆、色红、光滑、种子色白者为佳。

【性味功能】 根、叶：味苦，性寒。有清热解毒，祛风止痛，活血凉血的功能。果实：味苦，性平；有小毒。有止咳平喘的功能。

【主治用法】 根、叶用于感冒发热，眼结膜炎，尿路感染，急性胃肠炎，腰肌劳损等。果实用于咳嗽气喘，百日咳。用量，果实 4.5 ～ 9 克，叶 9 ～ 15 克，根 9 ～ 30 克。

【现代研究】

1. 化学成分　本品果实含南天宁碱、原阿片碱、异紫堇定碱和南天竹种碱等。此外尚含脂肪酸，翠菊甙，蹄纹天竺素木糖葡萄糖苷等。

2. 药理作用　本品所含的南天竹碱、南丁宁碱对冷血动物（蛙）可引起吗啡样麻醉作用；有抑制心脏的作用；对离休兔子宫小量兴奋、大量麻痹。

【应　　用】

1. 咳嗽气喘：南天竹子 6 ～ 9 克，水煎服。

2. 眼结膜炎：南天竹叶 30 克，煎汁洗眼。

3. 腰肌劳损：南天竹根 30 克，黄酒浸服。

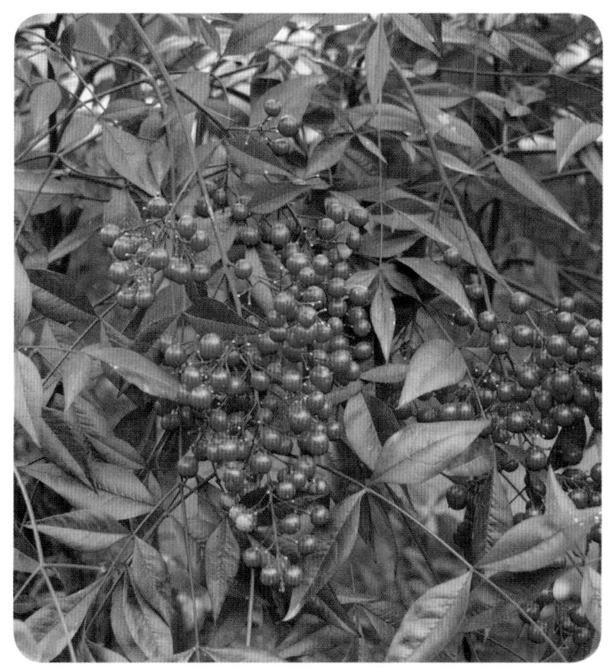

淡竹（竹茹）

【基　　源】 竹茹为禾本科植物淡竹的干燥中间层。

【原 植 物】 乔木或灌木状，高 6 ～ 18 米，直径 3 ～ 10 厘米，秆茎为紫墨蓝色，秆壁厚；秆环、箨环均甚隆起，秆箨长于节间，箨鞘背面无毛或上部具微毛，黄绿色至稻草色，上有灰黑色斑点和条纹；箨耳及缘毛易脱落；箨叶长披针形；每节常2分枝，小枝具1～5叶，叶鞘口无毛；叶狭披针形，无毛，边缘一侧有小锯齿，一侧平滑。穗状花序排成覆瓦状圆锥花序，基部托以4～6枚佛焰苞，每小穗有2～3花。

【生境分布】 生于平地或丘陵，多栽培。分布于河南、山东及长江流域各省。

【采收加工】 全年可采，砍取新鲜茎，除去外皮，将中间层刮成丝条或削成薄片，捆扎成束，晾干。

【性味功能】 味甘，性微寒。有清热化痰，除烦止呕的功能。

【主治用法】 用于痰热咳嗽，胆火挟痰，烦热呕吐，胃热呕吐，妊娠恶阻，胎动不安，血热吐血，衄血，崩漏。用量4.5～9克。

【应　用】

同青秆竹。

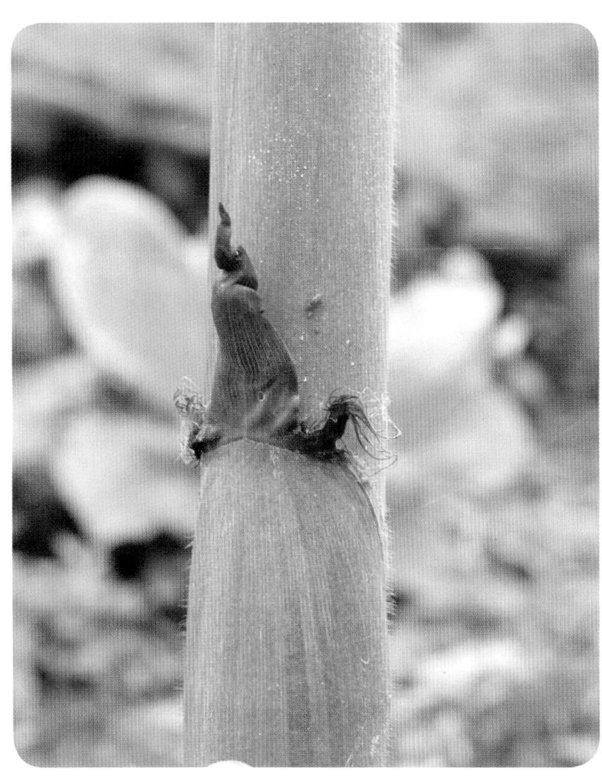

5 青秆竹（竹茹）

【基　源】 竹茹为禾本科植物青秆竹的干燥中间层。

【原植物】 常绿乔木状，秆丛生，被毡毛，秆箨长，短于节间，脱落性，箨鞘背面无毛；箨耳显著；箨叶狭三角形；分枝常于秆基部第一节开始分出，枝簇生，主枝较粗长。小枝3～4叶，披针形，上面无毛，下面密生短柔毛。花枝每节有单生或簇生的假小穗，近圆柱形而微压扁，先端尖，淡绿色，小穗有花5～8。

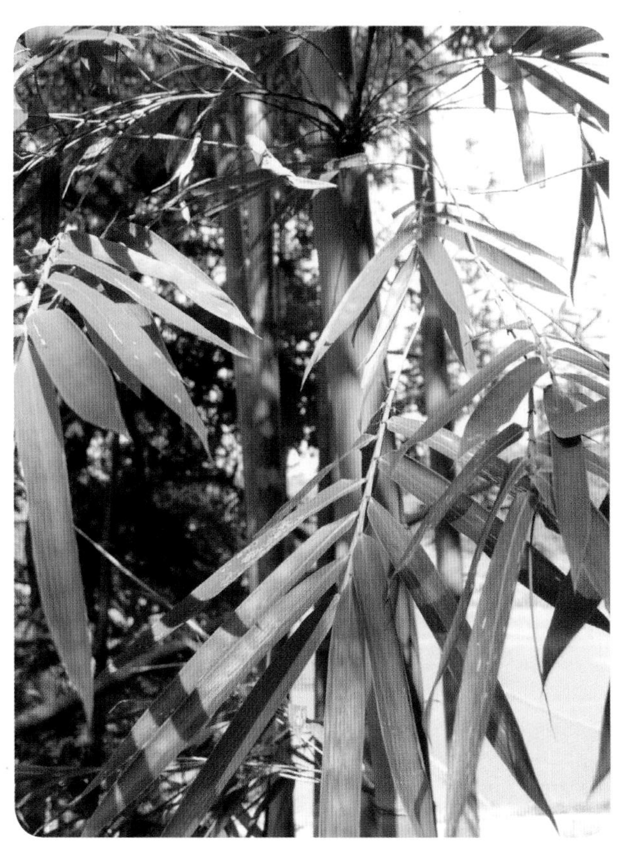

【生境分布】 生于平地或丘陵，多栽培。分布于广东、广西等华南地区。

【采收加工】 全年可采，砍取新鲜茎，除去外皮，将中间层刮成丝条或削成薄片，捆扎成束，晾干。

【性味功能】 味甘，性微寒。有清热化痰，除烦止呕的功能。

【主治用法】 用于痰热咳嗽，胆火挟痰，烦热呕吐，胃热呕吐，妊娠恶阻，胎动不安，血热吐血，衄血，崩漏。用量4.5～9克。

【应　用】

1. 肺热咳嗽，咳黄痰：竹茹10克。水煎服。

2. 胃热呕吐：竹茹9克，姜汁制后，冲服。

3. 急性胃炎，妊娠呕吐：竹茹、法半夏、枇杷叶、甘草、生姜各9克，山栀子、陈皮各6克，大枣4枚。水煎服。

4. 痰热上扰的神经官能症：竹茹、法半夏、茯苓各9克，枳实、甘草各3克，陈皮6克，大枣5枚。水煎服。

天竺黄

【基　源】 本品为禾本科植物青皮竹或华思劳竹等杆内的分泌液干燥后的块状物。

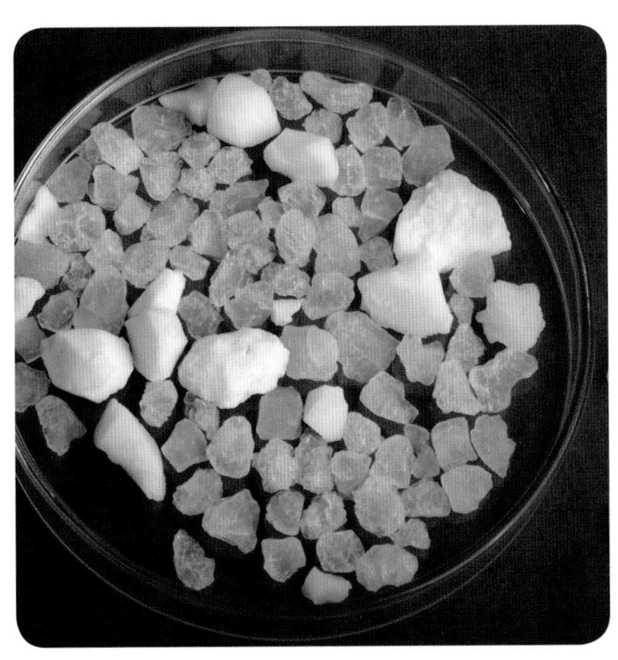

【原 植 物】 青皮竹竿高8～10m，直径3～5厘米，尾梢弯垂，下部挺直；节间长40～70厘米，绿色，幼时被白蜡粉，并贴生淡棕色刺毛，后变无毛；分枝常自竿中下部第7～11节开始，以数枝或多枝簇生，中央1枝略较粗长。箨鞘早落；箨耳较小，不相等，大耳狭长圆形至披针形；箨舌边缘齿裂；箨片直立，易脱落。叶鞘无毛，背部具脊，纵肋隆起；叶耳通常呈镰刀形，边缘具弯曲而呈放射状的縫毛；叶舌边缘啮蚀状；叶片线状被针形至狭披针形，一般长9～17厘米，宽1～2厘米，先端渐尖具钻状细尖头，基部近圆形或楔形。假小穗单生或簇生于花枝各节，鲜时暗紫色，干时古铜色；小穗含小花5～8朵，顶端小花不孕；颖仅1片，具21脉；外稃椭圆形，具25脉；内稃被针形，具2脊，脊间10脉；鳞被不相等，边线被长纤毛；花丝细长，花药黄色，子房基部具柄，花柱被短硬毛，柱头3羽毛状。

【生境分布】生态环境：青皮竹常栽培于低海拔地的河边、村落附近。青皮竹分布于广东、广西，现华东、华中、西南各地广为栽培。

【性状鉴别】本品呈不规则多角形的片块状或颗粒状，大小不一，有的仅长1～2毫米。表面发白色、乳白色、灰褐色或灰蓝色，半透明，略带光泽。体轻，质硬而脆，易破碎，断面光亮，稍显粉性，触之有滑感。吸水性强，置于水中有气泡产生，不溶于水。气微，味甘，有清凉感，舐之粘舌。以片块大、色灰白、光亮、质细、体轻、吸湿性强者为佳。

【应　用】

1. 用于痰热惊痫等证。天竹黄性寒，既清心、肝之热，又能豁痰利窍，为清热化痰、凉心定惊之良药。味甘力缓，儿科用之尤宜。

2. 用于痰热咳喘。用天竺黄以清热化痰，常配全瓜蒌、贝母、桑白皮等药，以加强清肺热化痰之效。

白马骨（六月雪）

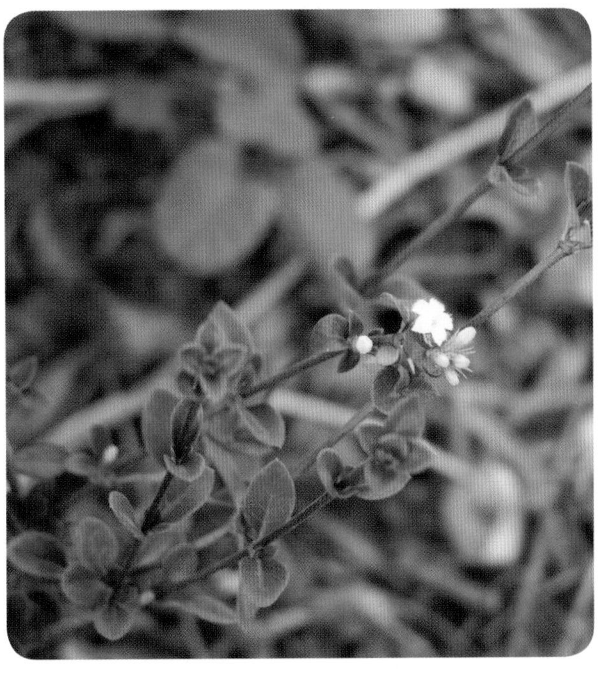

【基　源】 六月雪为茜草科植物白马骨的全株。

【原 植 物】 别名：白马骨、满天星、路边姜。常绿小灌木，多分枝。枝粗壮，灰白色或青灰色。叶对生或从生于短枝上，近革质，倒卵形，椭圆形或倒披针形，先端短尖，基部渐窄而成一短柄，全缘，叶片下面被灰白色柔毛。花白色，无柄，数朵簇生枝顶或叶腋；雄蕊5，花丝白色。核果球形。花期8月。

【生境分布】 生于林边、灌丛、草坡。分布于我国东南部或中部各省区。

【采收加工】 全年可采，洗净鲜用或切段晒干。

【性状鉴别】 本品根细长圆柱形，有分枝，表面深灰色、灰白色或黄褐色，有纵裂隙，栓皮易剥落。粗枝深灰色，表面貌纵裂纹，栓皮易剥落；嫩枝浅显灰色，微被毛；断面纤维性，木质，坚硬。叶对生或簇生，薄弱革质，黄绿色，卷缩或脱落。完整者展平后呈卵形或长圆太卵形，先端短尖或钝，基部渐狭成短柄，全缘，两面羽状网脉突出。枝端叶间有时可见黄白色花，气微味淡。

【性味功能】 味淡、微辛，性凉。有疏风解表，清热利湿，舒筋活络的功能。

【炮　　制】 洗净，切段，鲜用或晒干。

【主治用法】 用于感冒，咳嗽，牙痛，急性扁桃体炎，咽喉炎，急、慢性肝炎等。用量15～30克。

【现代研究】

1. 化学成分　本品含有酚性化合物、有机酸、甾醇及三萜，尚含熊果酸及β-谷甾醇，皂甙等。

2. 药理作用　本品对关节炎有显着性抑制性作用。对甲醛性关节炎亦一定抑制作用，并对葡萄球菌有抑制作用。

【应　　用】

1. 感冒：六月雪、凤尾草、筋骨草各30克，水煎服。

2. 流行性感冒：六月雪、千里光、土牛膝、白茅根各15克，留兰香3克。水煎服。

3. 急性黄疸型传染性肝炎：六月雪30克，山栀根30克，紫金牛15克。水煎服。

地枫皮

【基　　源】 为八角科植物地枫皮的树皮或枝皮。

【原 植 物】 别名：钻地枫、风榔、矮丁香。常绿灌木，高1～3米；全株具芳香气味。树皮灰棕色。叶3～5聚生枝顶或节上；叶厚革质，有光泽，倒披针形至长椭圆形，先端短渐尖，基部楔形，全缘，无毛；密布褐色油点。花红色或紫红色，腋生或近顶生；花被片15～20，宽卵形，下凹，肉质；雄蕊多数；心皮12～13枚。聚合果由9～11果组成，果顶端喙细尖，常内弯。种子扁卵形，黄色，光亮。花期4～5月，果期8～9月。

【生境分布】 生于石灰岩山的石缝中或疏林下。分布于广西西南部及南部。

【采收加工】 春、秋二季剥取树皮或枝皮，晒干。

【性状鉴别】 本品呈卷筒状或槽状，长5～15厘米，直径1～4厘米，厚0.2～0.3厘米。外表面灰棕色至深棕色，有的可见灰白色地衣斑，粗皮易剥离或脱落，脱落处棕红色。内表面棕色或棕红色，具明显的细纵皱纹。质松脆，易折断，断面颗粒状。气微香，味微涩。

【性味功能】 味涩、微辛，性温；有小毒。有祛风除湿、行气止痛的功能。

【炮　　制】 除去杂质，洗净，打碎，晒干。

【主治用法】 用于风湿性关节痛、腰肌劳损等症。用量6～9克。

【现代研究】

1. 化学成分　本品含挥发油，油中成分有：α-和β-蒎烯、樟烯、1，8-桉叶素、芳樟、樟脑等。

2. 药理作用　暂无。

【应　　用】

1. 蜈蚣咬伤：地枫皮，研粉酒调外涂患处。

2. 风湿性关节痛、腰肌劳损：地枫皮9克。水煎服。

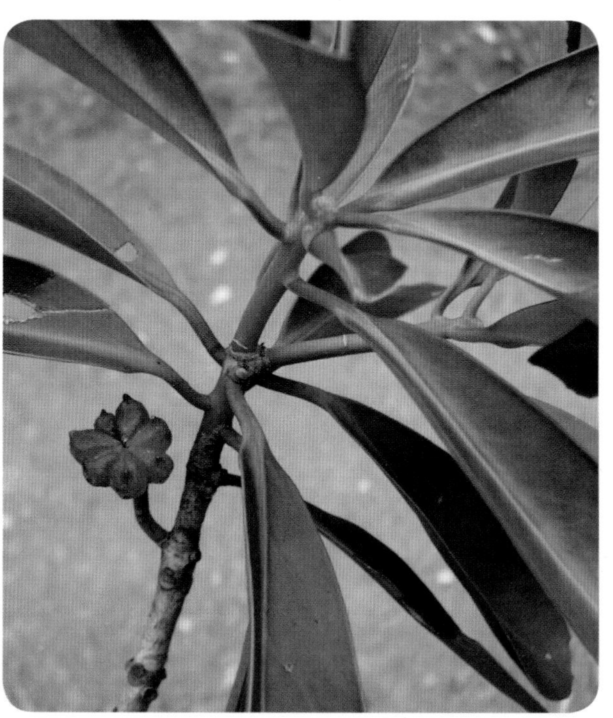

杠柳（香加皮）

【基　　源】 香加皮为萝藦科植物杠柳的根皮。

【原 植 物】 别名：香加皮、北五加皮、羊奶藤。落叶蔓生灌木，有乳汁。叶对生，革质，披针形，先端渐尖，基部楔形，全缘。聚伞花序腋生，花冠黄绿色，5深裂，裂片内部有一白色毡毛，内面紫红色。果对生，细长圆柱形，先端长渐尖，弯曲，沿内侧纵裂。种子多数，长圆形，黑褐色，先端丛生白色长毛。花期5～6月。果期7～9月。

【生境分布】 生于山坡，沟边及平原砂质地。分布于东北、华北及陕西、甘肃、宁夏、河南、山东、江苏、江西、贵州、四川等省区。

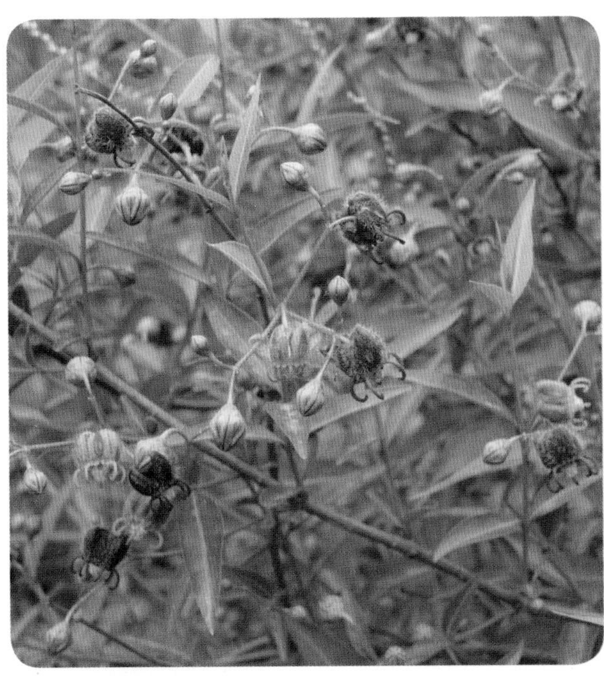

【采收加工】 春、秋二季采挖根部，剥下根皮，除去木心，晾干。

【性状鉴别】 本品根皮呈卷筒状或槽状，少数呈不规则的块片状，长3～10厘米，直径1～2厘米，厚2～4毫米。外表面灰棕色或黄棕色，栓皮松软常呈鳞片状，易成片剥落；内表面淡黄色或淡黄棕色，较平滑，有细纵纹。体轻，质松脆，易折断，断面不整齐，黄白色。有特异香气，味苦。

【炮 制】 洗净泥土，趁鲜用木棒敲打，剥取根皮，阴干或晒干，切段备用。

【性味功能】 味辛、苦，性温，有毒。有祛风湿，壮筋骨，利小便的功能。

【主治用法】 用于风湿筋骨疼痛，腰膝酸软，用量3～6克。本品有毒，服用不可过量。

【现代研究】

1. 化学成分 本品含十余种甙类化合物，有强心甙杠柳毒甙、皂甙杠柳甙、香树酯醇乙酸酯、β－香树酯醇乙酸酯、4－甲氧基水杨醛、β－谷甾醇及其葡萄糖甙等成分。

2. 药理作用 本品具有中枢兴奋作用，利尿作用，且有强心作用和杀虫作用。

【应 用】

1. 慢性风湿性关节炎、尿少：香五加、黄芪、当归、川芎、牛膝、续断、海桐皮、千年健。浸酒，饮酒。

2. 水肿，小便不利：香五加12克，茯苓15克，大腹皮9克，生姜皮、陈皮各6克。水煎服。

3. 风湿性关节炎，关节拘挛疼痛：香五加，穿山龙，白鲜皮各15克，用白酒泡24小时，每天服20毫升。

5 苦郎树

【基 源】 本品为马鞭草科植物苦郎树的根、茎、叶入药。

【原 植 物】 攀援状灌木，直立或平卧；幼枝四棱形，被短柔毛。叶对生，薄革质，卵形、椭圆形或卵状披针形，先端钝尖，基部楔形或宽楔形；全缘，两面散生黄色小腺点，干后脱落成小浅窝。3朵花组成聚伞花序，生于叶腋；花芳香，花萼钟状，外被细毛，微5裂；花冠白色，内密生绢状柔毛；先端5裂。核果倒卵形，外果皮黄灰色，花萼宿存。花果期3～12月。

【生境分布】 生于海岸沙滩、路边及坡地杂草丛中。分布于福建、台湾、广东、海南、广西等省区。

【采收加工】 根、茎全年可采，叶夏秋季采收，鲜用或晒干。根洗净后去粗皮，蒸过晒干，切片。

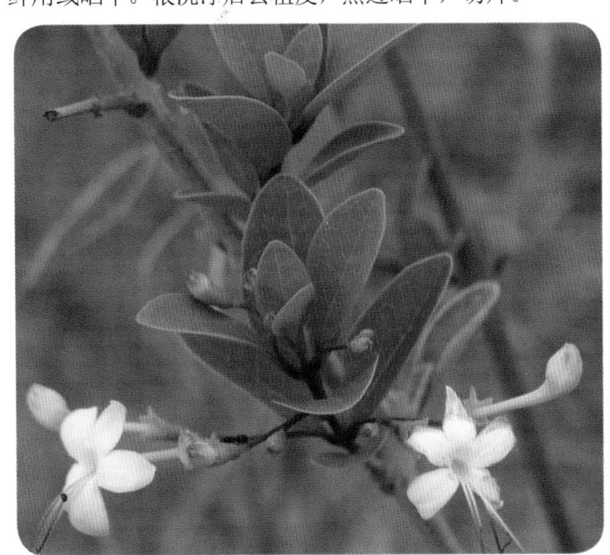

【性味功能】 味苦，性寒，有小毒。有清热解毒，祛风除湿，散瘀活络的功能。

【主治用法】 用于风湿性关节炎，腰腿痛，坐骨神经痛，胃痛，疟疾，肝炎，肝脾肿大；外用治皮肤湿疹，跌打损伤。鲜叶捣烂敷患处或煎水洗。用量：根 9～15 克。

【现代研究】

1. 化学成分　暂无。

2. 药理作用　本品具有止痛、止泻、抗疟、降血糖、镇静、平喘、抗真菌、抗寄生虫及抗关节炎等多种作用和疗效。

【应　　用】

1. 肝脾肿大：苦郎树根（去表皮）15 克，水煎服。

2. 皮肤湿疹：鲜苦郎树适量捣烂敷患处。

文冠果（文冠木）

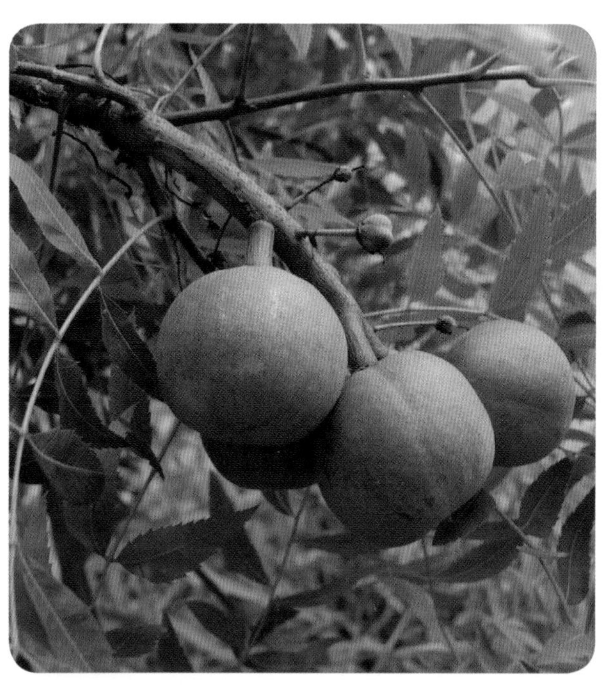

【基　　源】 文冠木为无患子科植物文冠果的枝条木质部。

【原 植 物】 落叶小乔木。单数羽状复叶互生，小叶 9～19，膜质，狭椭圆形至披针形，边缘有尖锐锯齿。花先叶或同时开放，圆锥花序，杂性；花瓣 5，白色，基部红色或黄色，内面有紫红色斑点；花盘 5 裂，裂片背面有角状橙色附属体。蒴果，壳硬，绿色，背裂成 3 瓣，果皮厚，木栓质。种子圆形，暗褐色，坚硬，光滑。花期 4～5 月。果期 7～8 月。

【生境分布】 生于山坡、河谷、黄土地或干旱丘陵地。分布于东北、华北、西北及山东等省区。

【采收加工】 春季结合森林抚育砍取枝条，去皮晒干或切碎鲜用。

【性状鉴别】 本品茎干木部呈不规则的块状，表面红棕色或黄褐色，横断面红棕色，有同心性环纹，纵剖面有细皱纹。枝条多为细圆柱形，表面黄白色或黄绿色，断面有年轮环纹，外侧黄白色，内部红棕色。质坚硬。气微，味甘、涩、苦。

【炮　　制】 剥去外皮，取木材晒干；或取鲜枝、叶切碎，熬膏用。

【性味功能】 味甘，微苦，性凉。有清热燥湿，祛瘀止痛，敛干黄水的功能。

【主治用法】 用于风湿性关节炎，风湿内热，皮肤风湿，疥癣，痈肿，瘀血紫斑等。水煎服或膏服。用量 9～15 克。

【现代研究】

1. 化学成分　本品含有 2a，3β－二氢杨梅树皮素，2a，3β－二氢槲皮素、杨梅树皮素、消旋白蔹素、槲皮素、尚含棕榈酸、油酸、亚油酸，甾醇类 a- 菠菜甾醇等成分。

2. 药理作用　本品具有杀菌止血，降低胆固醇，抗癌作用。

【应　　用】

1. 风湿性关节炎：文冠木 3 克。水煎服，或熬膏敷患处。

2. 小儿夜尿症：文冠木，水煎服。文冠 5 粒，去皮生吃。

苦皮藤

【基　　源】 本品为卫矛科植物苦皮藤的根、根皮和茎皮。

【原 植 物】 藤状灌木根皮淡褐色至黄褐色，具纵皱纹。小枝常 4～6 锐棱，红褐色，发亮，密生细小皮孔。单叶互生，革质，矩圆状宽卵形或近圆形，先端短尖；基部圆形或近截形，边缘有锯齿。聚伞状圆锥花序顶生，雌雄异株；花梗粗壮有棱；花小，多而密生，绿白色或黄绿色，花瓣 5；雄花萼片三角状卵形，花瓣边缘锯齿。蒴果，近球形，黄色 3 瓣裂；种子每室 2 粒，被红色假种皮。花

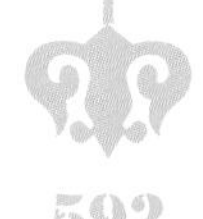

期 4 ～ 6 月，果期 8 ～ 10 月。

【生境分布】 生于山坡灌丛中。分布于陕西、甘肃、河南、山东、安徽、江苏、浙江、江西、湖北、湖南、云南等省区。

【采收加工】 全年可采，洗净，剥取根皮或茎皮，晒干。

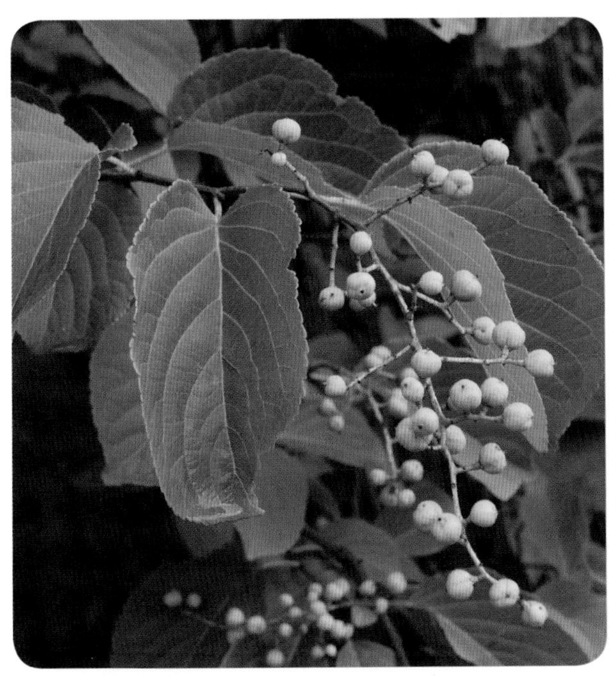

【性状鉴别】 本品茎皮呈单卷状、槽状或长片状，长 20 ～ 55 厘米，宽 2 ～ 10 厘米，大多数已除去栓皮。未去栓皮的幼皮表面棕绿色，皮孔细小，淡棕色，稍突起；未去栓皮的老皮表面棕褐色，圆形皮孔纵向排列，中央下凹，四周突起，常附有白色地衣斑纹。内表面黄白色，平滑。质脆，易折断，折断面略粗糙，可见微细的纤维。气微，味苦。

【性味功能】 味辛、苦，性凉。有小毒。有清热解毒，消肿，杀虫，透疹，调经，舒筋活络的功能。

【主治用法】 根用于风湿痛。根皮或茎皮用于黄水疮，头癣秃疮，头虱，骨折肿痛，跌打损伤。用量 25 ～ 50 克。外用适量。

【现代研究】

1. 化学成分 本品含苦木西碱 I、J、K、T。

2. 药理作用 本品有抗菌、降压和减慢心率作用。

【应 用】

1. 经闭：苦皮藤 50 克、大过路黄根 50 克。煨水服，用酒为引。

2. 秃疮：苦皮藤、盘龙七、黄柏各适量。共研细末，菜油调敷。

3. 黄水疮：苦皮藤研粉，菜油调敷患处。

5 雷公藤

【基 源】 本品为卫矛科植物雷公藤的根；叶、花及果实也入药。

【原植物】 落叶蔓性灌木，长达 3 米。根内皮橙黄色。小枝棕红色，有 4 ～ 6 棱，密被瘤状皮孔及锈色短毛。单叶互生，椭圆形或宽卵形，先端短尖，基部近圆形或阔楔形，边缘具细锯齿，上面光滑，下面淡绿色，主、侧脉在上面均稍凸出，脉上疏生锈褐色柔毛。聚伞圆锥花序顶生或腋生，被锈毛；花白绿色，杂性，花瓣 5；子房三角形，柱头 6 浅裂。蒴果具 3 片膜质翅，翅上有脉 5 条斜生。种子 1，细柱状，黑色。花期夏季。

【生境分布】 生于山地林缘阴湿处。分布于长江流域以南各地及西南地区。

【采收加工】 根秋季采，叶夏季采，花、果夏秋采收，晒干。

【性状鉴别】 本品根圆柱形，扭曲，常具茎残基。表面土黄色至黄棕色，粗糙，具细密纵向沟纹及环状或半环状裂隙；栓皮层常脱落，脱落处显橙黄色。皮部易剥离，露出黄白色的木部。质坚硬，折断时有粉尘飞扬，断面纤维性；横切面木栓层橙黄色，显层状；韧皮部红棕色；木部黄白色，密布针眼状孔洞，射线较明显。气微、特异，味苦，微辛。有大毒。

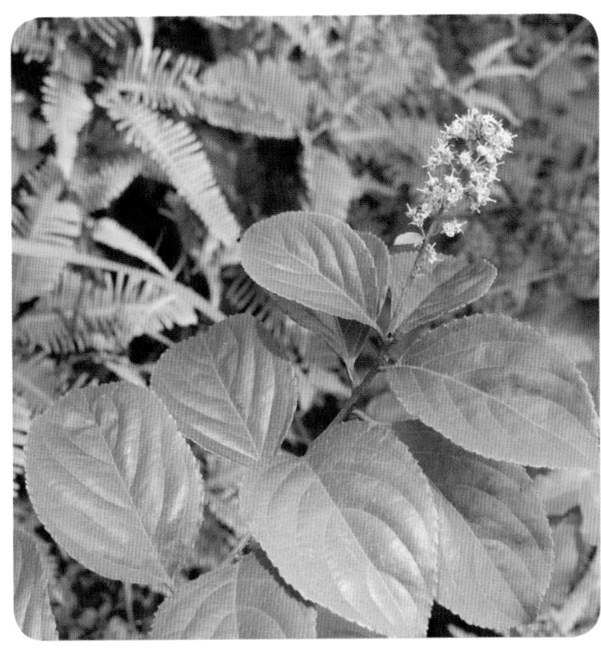

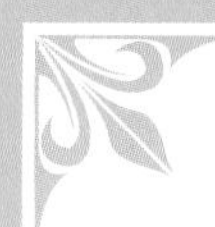

【性味功能】 味苦、辛，性凉。有大毒。有祛风，解毒，杀虫功能。

【主治用法】 外用于风湿性关节炎，皮肤发痒，杀蛆虫，孑孓，灭钉螺，毒鼠。不可内服。

【现代研究】

1. 化学成分 本品根含雷公藤碱、雷公藤次碱、雷公藤宁碱、雷公藤春碱和雷公藤精碱等生物碱。

2. 药理作用 本品有免疫调节作用、抗肿瘤作用和改善微循环作用。还具有抗炎的作用、杀菌作用以及解热镇痛作用等

【应 用】

1. 头癣：雷公藤根皮研粉，调凡士林，涂患处。

2. 灭钉螺：雷公藤根皮，拌粘土、草木灰、烟草粉，撒入钉螺区。

附注：本品因有剧毒，内服必须在医师指导下进行，而且根皮必须除去，木质部用文火煎煮2小时以上方可。外用适量，捣烂敷患处，或捣汁搽患处，敷药时间不可超过半小时，否则起泡。

八角枫

【基 源】 本品为八角枫科植物八角枫的细根。

【原植物】 落叶灌木或小乔木。茎灰绿色，“之”字形曲折。叶互生，绿色或带红色；叶形变异较大，卵形或椭圆形，先端长渐尖或短渐尖，基部不对称，全缘或2～7掌裂，幼叶具毛茸，老叶仅叶背脉腋有簇毛。聚伞花序腋生，花序轴及苞片被毛，花两性，白色，萼钟状，被疏毛，6～8裂，裂片三角状短齿形，口部有纤毛；花瓣与萼片同数，线形，顶端钝圆，内外均有细毛，外卷；核果卵圆形，熟时黑色，花萼宿存。花期6～7月，果期10月。

【生境分布】 生于山谷，溪边或丘陵中。分布于陕西、甘肃、河南及长江以南各省区。

【采收加工】 全年可采，以9～10月份为好，挖出后，除去泥沙，晒干。切忌水洗。

【性状鉴别】 本品根细呈圆柱形，略成波状弯曲，有分枝及众多纤细须状根或其残基。表面灰黄色至棕黄色，栓皮纵裂，有时剥离。质坚脆，折断面不平坦，黄白色，粉性。气微，味淡。

【炮 制】 根：除去泥沙，斩取侧根和须状根，晒干即可；叶及花：晒干备用或鲜用。

【性味功能】 味辛，性微温，有小毒。有祛风除湿，舒筋活络，散瘀止痛的功能。

【主治用法】 用于风湿痹痛，麻木瘫痪，跌打损伤。用量3～9克。

【现代研究】

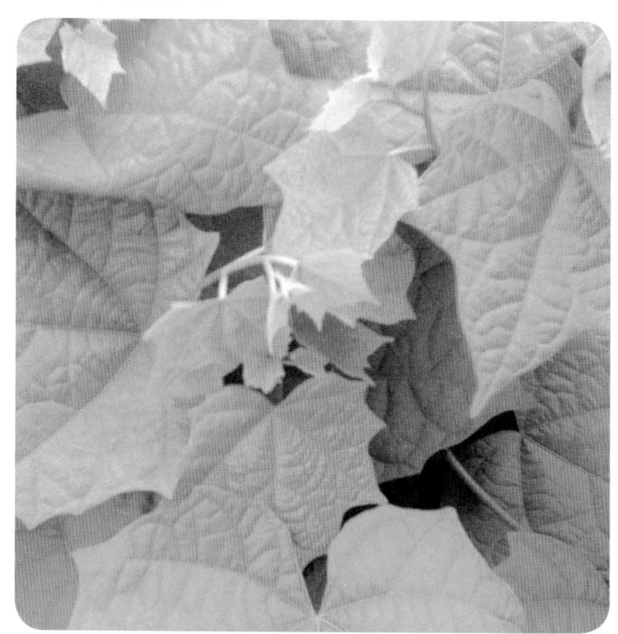

1. 化学成分 本品含有喜树次碱和消旋毒黎碱，其中含有β-香树脂醇已酸酯，三十烷醇，β-谷甾醇等成分。

2. 药理作用 本品具有肌肉松弛及镇痛作用和避孕作用，并能降血压。

【应 用】

1. 风湿性关节痛：八角枫侧根30克，白酒1k克，浸7天，每日早晚各服15克。

2. 跌打损伤：八角枫1.5克，牛膝30克，混和醋炒，水煎服。

路边青（大青）

【基 源】 大青为马鞭草科植物路边青的根和叶。

【原植物】 别名：大青、山靛、野靛青。灌木或小乔木。叶对生，纸质，椭圆形或长圆形，先端渐尖或急尖，基部圆形或宽楔形，全缘，下面常有腺点。伞房状聚伞花序，花小，有桔香味；萼杯状，外被黄褐色短绒毛，顶端5裂；花冠白色，外面疏生细毛和腺点，花冠管细长，5裂。果实球形或倒卵形，蓝紫色，为红色的宿萼所托。

花果期6月至次年2月。

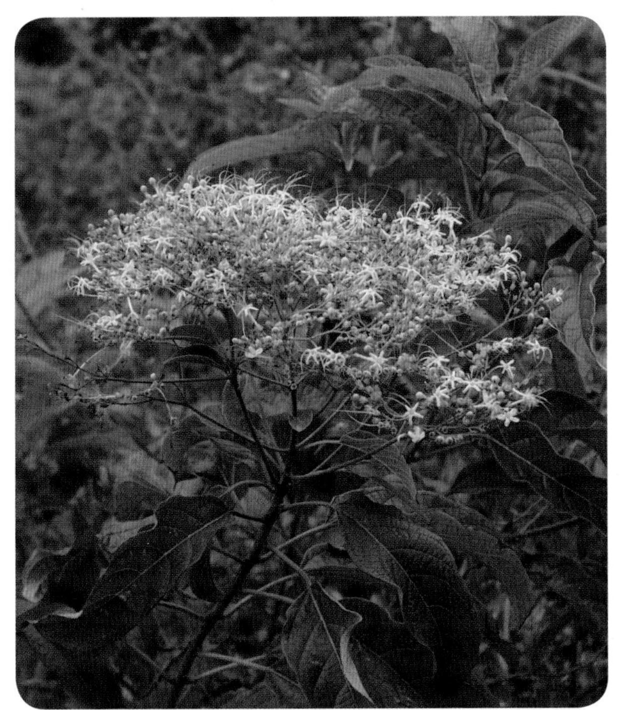

【性状鉴别】 本品碎段长短不一。主根短，有多数条状细根，褐棕色。茎圆柱形具棱，密被短硬毛。基生叶有长柄，羽状复叶，顶裂片特大，卵形或宽卵形，边缘有大锯齿，两面被毛；侧裂片小，边缘有不规则的粗齿；茎生叶互生，卵形，3浅裂或羽状分裂。花顶生，黄色，常脱落。聚合瘦果近球形，瘦果顶端宿存扭曲的花柱和长硬毛。气微，味辛，微苦。

【炮　　制】 切段，晒干备用。

【性味功能】 味苦，性寒。有清热利湿，消炎，镇痛，凉血的功能。

【主治用法】 用于感冒高烧，流脑，乙脑，偏头痛，高血压，肠炎痢疾，风湿性关节炎，外用于痈疖丹毒，毒虫咬伤，肿痛等。用量15～30克。

【现代研究】

1. 化学成分　本品含有胡萝卜素、鞣质，并含芳香苦味质、挥发油：为丁香油酚，水杨梅甙，尚含黄酮类和脂肪油等成分。

2. 药理作用　本品有较强的抑菌作用。

【应　　用】

1. 风湿性关节炎：大青根50克，酒水各半炖服。

2. 蛇、虫咬伤，蜂螫伤：鲜大青叶，捣烂绞汁外敷患处。

3. 阴囊痛、睾丸脓肿：鲜大青根50克，马鞭草、土牛膝、大蓟根各15克，酒水各半炖服。

4. 腮腺炎，疮疡：鲜大青叶，捣烂敷患处。

5 白背枫

【基　　源】 本品为马钱科植物白背枫的全株。

【原 植 物】 别名：狭叶醉鱼草、驳骨丹、白鱼号、白花洋泡。常绿小灌木。上部分枝，密被白色绵毛，嫩茎四棱形。单叶对生，披针形，具短柄，先端窄长渐尖，基部窄楔形，全缘或疏生小锯齿，上面绿色，下面带灰白色，密被绵毛。花白色，芳香，穗状花序顶生或近顶腋生，成圆锥花丛，被黄灰色绵毛；花萼钟状，4裂；花冠管状4裂；雄蕊4；子房2室。蒴果椭圆形。种子小。花期夏秋季。

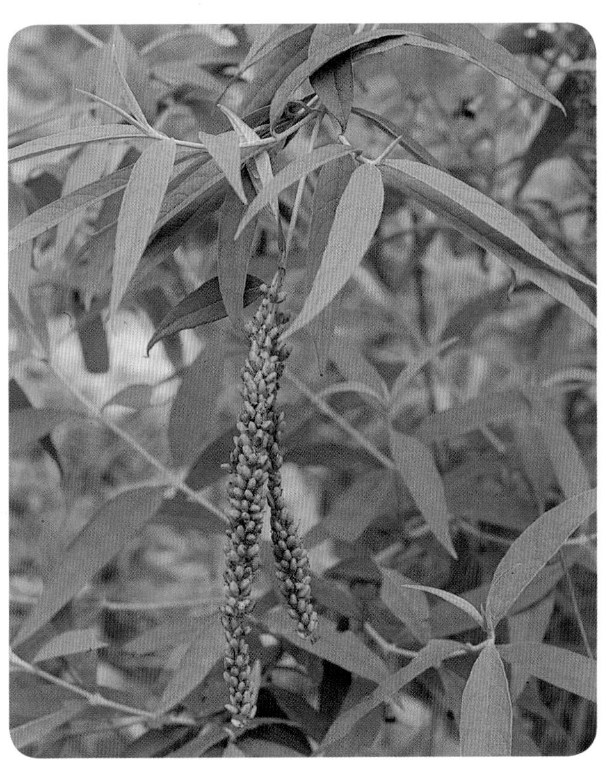

【生境分布】 生于村边，溪旁或山坡灌木丛中。分布于福建、台湾、湖北、广西、广东、四川、云南等省区。

【采收加工】 全年可采收全株，晒干或鲜用。

【性味功能】 味辛、苦，性温。有小毒。有祛风除湿，行气活血止痛的功能。

【主治用法】 用于妇女产后头风痛，胃寒作痛，风湿关节痛，跌打损伤，骨折；外用于皮肤湿痒阴囊湿疹，无名肿毒。用量9～15克，外用适量。

【应　　用】

1. 跌打肿痛，骨折：白背枫根15克，酒水各半煎服，并用鲜叶适量，捣烂敷患处。

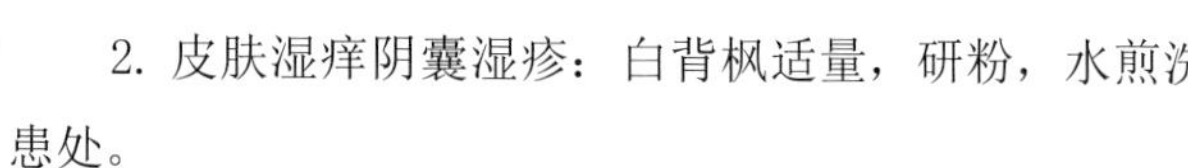

2. 皮肤湿痒阴囊湿疹：白背枫适量，研粉，水煎洗患处。

3. 妇女产后头风痛：白背枫 15 克，水煎服。

大叶醉鱼草

【基　　源】 本品为马钱科植物大叶醉鱼草的根皮及枝叶。

【原 植 物】 别名：紫花醉鱼草、大蒙花、酒药花。灌木。枝长而扩散，四棱形，具短柔毛。单叶对生，

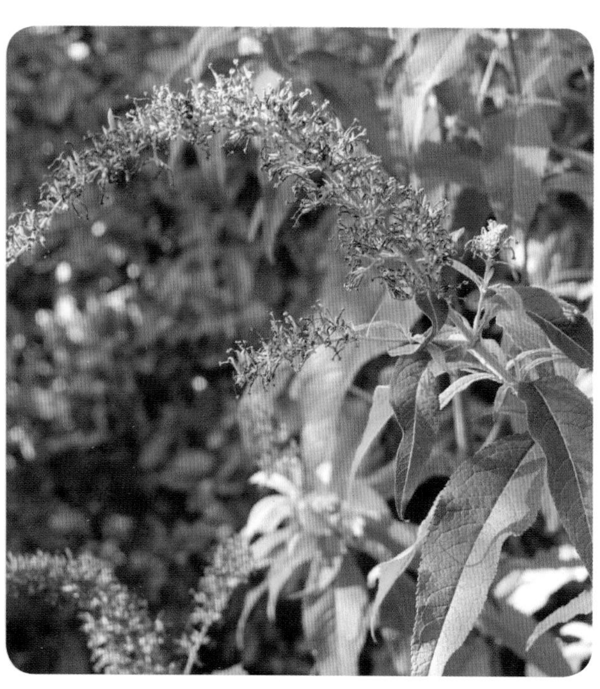

披针形，具短柄，先端长渐尖，基部楔形，边缘具密齿，上面暗绿色，下面密被白色绒毛。花淡紫色，总状圆锥花序直立或稍下垂；花萼具柔毛，4 裂；花冠管细而直，外面疏生星状绒毛及鳞片，喉部为橙黄色；雄蕊 4；子房 2 室。蒴果长圆形，先端尖，无毛或稍有鳞毛。种子多数，两端有长尖翅。花期夏秋季。

【生境分布】 生于山沟，路边，岩石山脚或山坡灌木丛中。分布于陕西、甘肃、江苏、浙江、湖北、湖南、四川、贵州、云南等省。

【采收加工】 春、秋采收根皮，夏秋季采枝叶，晒干。

【性状鉴别】 本品叶色灰绿，叶大对生，长约 25 厘米，圆锥花序，花序长约 40 厘米，有紫色、兰色、粉色、白色、黄色。

【性味功能】 味辛、微苦，性温。有毒。有驱风散寒，活血止痛的功能。

【主治用法】 用于风湿关节痛，跌打损伤，骨折；外用于脚癣。用量 1.5 ～ 3 克，外用适量煎水洗、捣烂敷或研末敷患处。

【现代研究】

1. 化学成分　本品含有齐墩果酸，α - 菠甾醇葡萄糖苷，1- 二十六烷醇、二十九烷，β - 谷甾醇、胡萝卜苷等成分。

2. 药理作用　本品具有抗炎、抗细胞毒作用。

【应　　用】

1. 跌打肿痛，骨折：大叶醉鱼草 3 克，酒水各半煎服，并用鲜叶适量，捣烂敷患处。

2. 脚癣：大叶醉鱼草，水煎洗脚；并研粉，调敷患处。

黄兰（黄缅桂）

【基　　源】 黄缅桂为木兰科植物黄兰的根、果。

【原 植 物】 乔木，被淡黄色，柔毛。叶互生，薄革质，披针状卵形或披针状长椭圆形，先端长渐尖或近

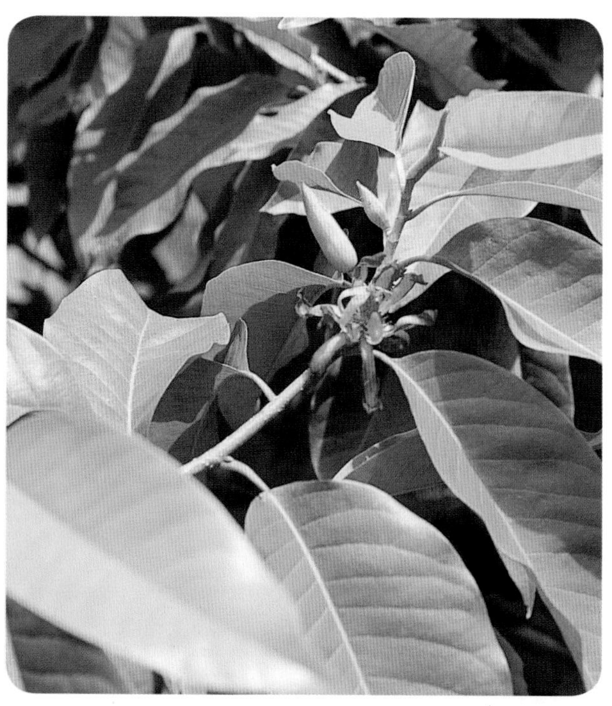

尾状，基部楔形，全缘。花单生于叶腋，橙黄色，极香；花被片 15 ～ 20，披针形；穗状聚合果；果倒卵状长圆形，外有白色斑点；种子 2 ～ 4，有红色假种皮，具皱纹。

【生境分布】 生于气候温暖的地区，常栽培于村边、庭园中。分布于云南南部和西南部，长江以南各省区均有栽培。

【采收加工】 根全年可采收，切片晒干。果实夏、秋采收，去皮晒干研粉备用。

【性味功能】 根、果：味苦，性凉。根有祛风除湿、利咽喉的功能。果有健胃止痛的功能。

【主治用法】 根用于风湿骨痛等症。果用于胃痛，消化不良。用量，根：15～30克，泡酒服；果：研粉冲开水服，每用1～2克。

【现代研究】

1. 化学成分 本品根含小白菊内酯。树皮含黄心树宁碱、鹅掌楸碱、木兰花碱等，又含β-谷甾醇。

2. 药理作用 本品所含黄心树宁碱对葡萄球菌、沙门氏菌属、分支杆菌以及枯草杆菌皆有显著的抑菌作用。

【应　　用】

1. 风湿骨痛：黄兰根15～50克。泡酒服。

2. 骨刺卡喉：黄缅桂，切成薄片，每含1～2片，徐徐咽下药液，半小时后更换。

3. 胃痛、消化不良：黄兰果研粉，开水冲服。

衡州乌药

【基　　源】 本品为防已科植物衡州乌药的根及茎。

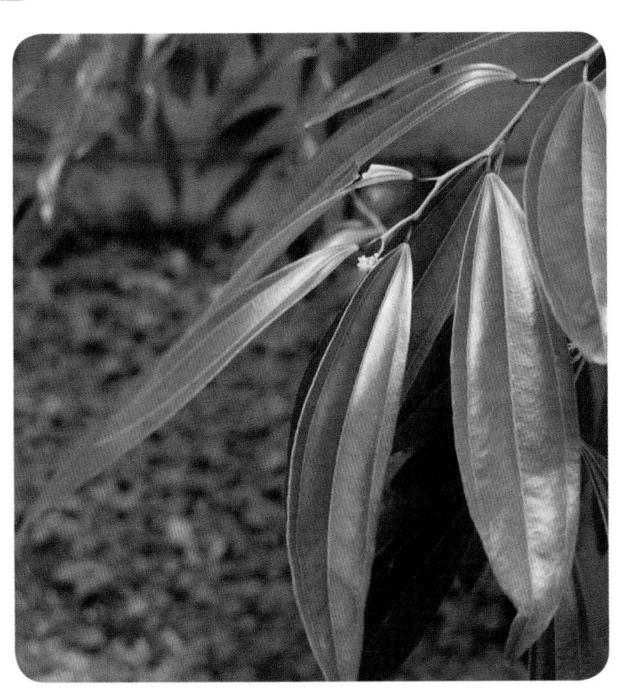

【原 植 物】 常绿灌木。树皮灰绿色，光滑无毛。叶互生，近革质，椭圆状长圆形或长圆状披针形，先端渐尖，基部狭楔形，全缘，干时边缘呈微波状，基出脉3。聚伞状圆锥花序生于叶腋，少单生；雌雄异株；雄花萼片6；花瓣6，宽倒三角形，先端2深裂，有时裂片再2浅裂雄蕊6；雌花的萼片、花瓣与雄花相似。核果扁球形。花期5～6月，果期7～8月。

【生境分布】 生于山地，林中或林缘。分布于江西、湖南、贵州、四川、云南、广东、广西、海南、福建、台湾等省区。

【采收加工】 春、冬季采收，晒干。

【性味功能】 味苦，性微寒。有祛瘀消肿，祛风止痛，消食止泻的功能。

【主治用法】 用于风湿腰腿痛，跌打损伤，脚气，高血压，头痛，疝气，腹痛，腹泻，胸膈痞胀，小便不利，驱虫等。用量6～15克。外用适量。

【现代研究】

1. 化学成分 本品叶含衡州乌药定、衡州乌药灵和木兰花碱等。根和木质含衡州乌药弗林、衡州乌药胺。树皮和木质含乌药碱、木防己碱、樟叶木防己碱等。

2. 药理作用 本品有有箭毒样作用和降压作用；有镇痛、抗炎、抗菌、抗过敏等作用。

【应　　用】

1. 风湿腰腿痛，胸膈痞胀，胸腹痛：衡州乌药根9～15克，水煎服。

2. 疝气肿痛、跌打损伤：衡州乌药根9克，水煎服。

3. 腹泻、腹痛：衡州乌药茎叶15克，水煎服。

构棘（穿破石）

【基　　源】 本品为桑科植物构棘的根。

【原 植 物】 常绿直立或攀援灌木，全株有白色乳汁。根长而粗壮，圆柱形，金黄色或橙红色。枝有5～10毫米棘刺，粗壮。叶互生，革质，倒卵状椭圆形或椭圆形，先端钝或短渐尖，基部楔形，全缘。头状花序单生或成对腋生。花单性，雌雄异株；雄花被片3～5枚，有毛；雌花序球状，结果时增大，花被片4，顶端厚，有绒毛。聚花果肉质球形，灰绿色，橙红色，被毛。瘦果包围于肉质花被和苞片中。花期4～5月，果期9～10月。

【生境分布】 生于山坡、溪边，灌丛中。分布于湖南、安徽、浙江、福建、广东、广西等省区。

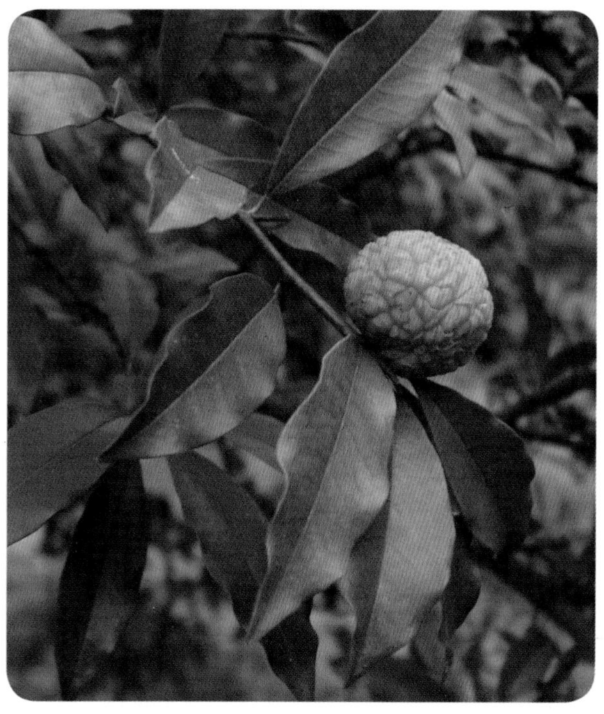

【采收加工】 全年可采，挖出根部，切段或切片晒干。

【性味功能】 味淡微苦，性凉。有祛风利湿、活血通经的功能。

【主治用法】 用于风湿关节疼痛、肺结核、湿热黄疸、淋浊、闭经、劳伤咳血、跌打损伤、疔疮痈肿。用量15～30克；外用适量。

【应　　用】

1. 肺痨，风湿：穿破石、铁包金、甘草。水煎服。
2. 体虚白带：穿破石50克。水煎服。
3. 急、慢性肝炎：穿破石、五指毛桃、葫芦茶。水煎服。

苏铁

【基　　源】 本品为苏铁科植物苏铁的根、叶、花及种子。

【原 植 物】 灌木或乔木。羽状复叶多数，丛生于茎顶，倒卵状狭披针形，基部两侧有齿状刺；羽状裂片条形，质坚硬，疏生柔毛或无毛。雌雄异株，雄球花序圆柱形，密生黄褐色或灰黄色长绒毛；雌花序为半球状的头状体，密生淡黄色或淡灰黄色绒毛。种子倒卵圆形或卵圆形，稍扁，熟时朱红色。花期6～7月，种子10月成熟。

【生境分布】 分布于福建、台湾、广东，全国各地普遍栽培。

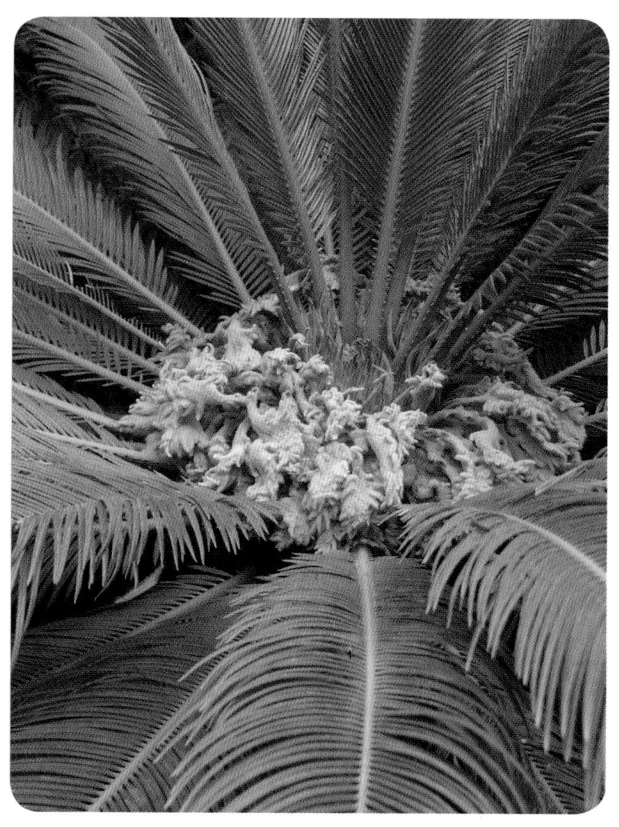

【采收加工】 根、叶四季可采，夏季采花，冬季采种子，晒干。

【性味功能】 味甘淡，性平，有小毒。根有祛风活络，补肾的功能。叶有理气活血的功能。花有活血化瘀的功能。种子有消炎止血的功能。

【主治用法】 根用于肺结核咳血，肾虚，牙痛，腰痛风湿关节麻木，跌打损伤。叶用于肝胃气痛，经闭，难产，咳嗽，吐血，跌打损伤，刀伤等。花用于吐血，咳血，遗精，带下等。种子用于痰多咳嗽，痢疾等。用量根及种子9～15克。叶及花30～60克。

【应　　用】

1. 宫颈癌：苏铁叶120克，红枣12枚，水煎服。
2. 妇女经闭：叶晒干烧存性研末，每次取6克，用红酒送下，日服一次。

丝棉木

【基　　源】 本品为卫矛科植物丝棉木的根，茎皮及枝叶。

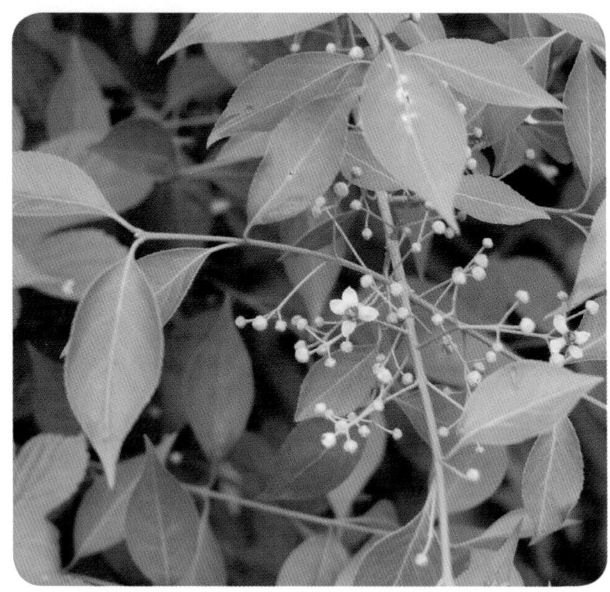

【采收加工】 茎皮春季采，切段晒干。枝叶夏秋季采，鲜用。

【性状鉴别】 本品呈浅槽状或单筒状，外表灰白色或灰黑色相间，内表面黄白色或淡红棕色，有细纵纹。断面有白色胶丝，疏而脆。气无，味微甘。

【炮　　制】 洗净，切片，晒干。

【性味功能】 味微苦，涩，性寒。有消炎，祛风湿，活血，止痛，补肾的功能。枝叶有解毒的功能。

【主治用法】 根、茎皮用于血栓闭塞性脉管炎，风湿性关节炎，腰膝痛，外用于痔疮。用量 9 ～ 30 克。

【现代研究】

1. 化学成分　本品含雷公藤内酯 A、B，没食子酸，齐墩果酸，丝木棉酸，橡胶及卫矛醇。

2. 药理作用　本品具有抗风湿，镇痛作用。

【应　　用】

1. 血栓闭塞性脉管炎：丝棉木根或茎皮 30 ～ 120 克，土牛膝 15 ～ 30 克，鲜品加倍，每日 1 剂。

2. 风湿性关节炎：丝棉木根、虎杖各 30 克，五加皮 15 克，白酒 750 ～ 1000 毫升，冬天浸 7 天，夏天浸 3 ～ 5 天。每次服 30 ～ 50 毫升。

3. 漆疮：枝叶，煎水熏洗。

5 破布叶（布渣叶）

【基　　源】 布渣叶为椴树科植物破布叶的叶。

【原 植 物】 灌木或小乔木。树皮灰黑色。单叶互生；叶柄粗壮；托叶线状披针形，长为叶柄之半。叶片卵状矩圆形或卵形，纸质或薄革质，先端短渐尖，常破裂，基部渐窄，末端钝圆，边缘有不明显小锯齿，幼叶下面被星状柔毛，夏秋枝顶及上端叶腋抽出圆锥花序，由多个具 3 花的小聚伞花序所组成，被灰黄色短毛及星状柔毛；萼片长圆形；花瓣 5，淡黄色。核果近球形，无毛。

【生境分布】 生于原野、山坡、林缘及灌丛中。分布于广西、广东和云南等省区。

【采收加工】 夏、秋采叶，晒干。

【性状鉴别】 本品干燥叶多皱缩、破碎，枯黄色或淡绿棕色，具短柄，完整者展平后呈卵形或卵状矩圆形，先端渐细，基部浑圆，边缘具小锯齿，基出主脉 3，侧脉羽状，小脉网状，叶柄及主脉被星状柔毛。托叶线状披针形，长约为叶柄之半。气微，味淡。

【性味功能】 味淡、微酸，性平。有清暑，消食，化痰的功能。

【主治用法】 用于感冒，中暑，食滞，消化不良，腹泻，黄疸等症。用量 15 ～ 50 克。

【现代研究】

1. 化学成分　叶主要含有黄酮类，三萜类和烃类与脂肪酸类的挥发油。茎和树皮中含有生物碱成分。

2. 药理作用　本品水提物有较好的解热作用和抗急

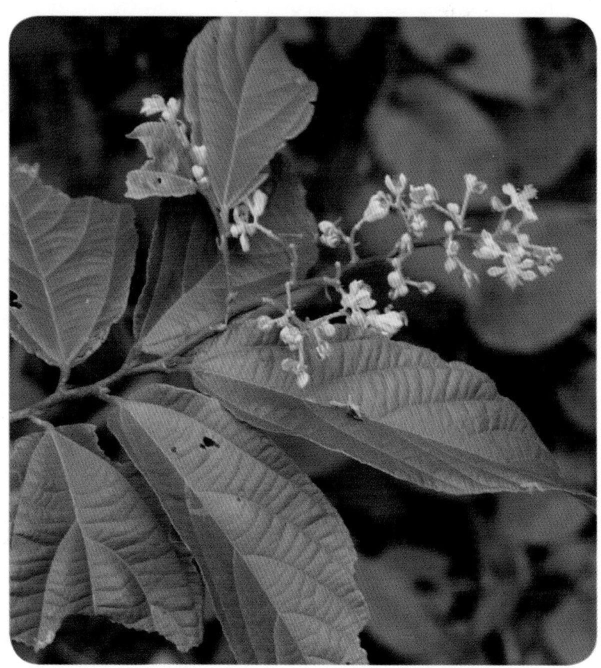

性炎症的作用。其正丁醇提取物有明显的降酶退黄的功效。

【应　　用】

1. 小儿食欲不振，食滞腹痛：布渣叶、山楂、麦芽各9克，水煎服。

2. 小儿秋季腹泻：布渣叶、淮山药、云苓各12克，白术6克，炒番石榴叶9克，车前草15克。热重加黄芩6克；腹痛肠鸣加藿香6克。水煎服。

3. 消化不良，腹泻：布渣叶、番石榴叶、辣蓼各18克。

白背叶

【基　　源】 本品为大戟科植物白背叶的根、叶。

【原 植 物】 灌木或乔木。单叶互生，近革质，长圆状卵形，先端渐尖，全缘或3浅裂，灰白色，被星状毛，具2腺体。花单性，雌雄异株，雄花穗状花序顶生，被灰白色星状毛；雌花穗状花序顶生或侧生；花萼3～6裂，外密被柔毛，无花瓣。蒴果近球形，密生羽毛状软刺及星状毛。花期5～6月。果期7～9月。

【生境分布】 生于山坡、灌丛。分布于我国南方大部分省区。

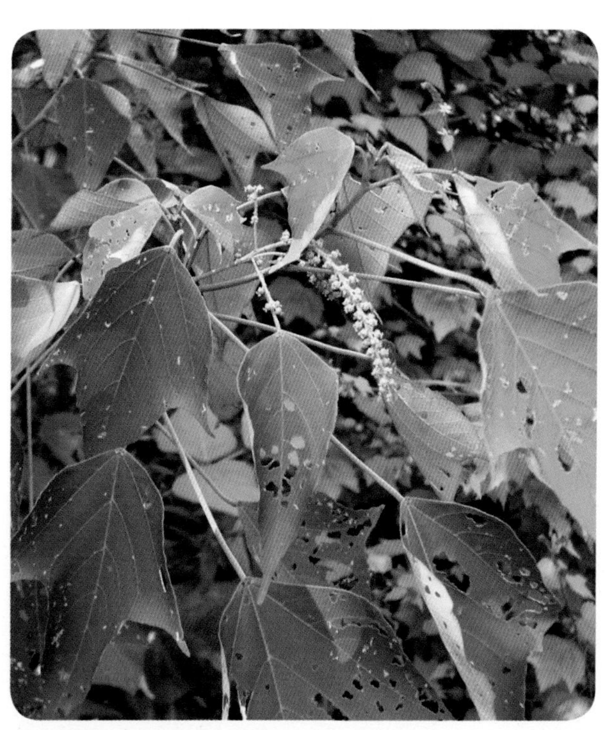

【采收加工】 根全年可采挖，切片晒干。叶夏秋采集，晒干或鲜用。

【性状鉴别】 单叶互生，具长柄；叶片圆卵形，先端渐尖，基部近截形或短截形，2腺点，全缘或不规则3浅裂，上面近无毛，下面灰白色，密被星状毛，有细密棕色腺点。气微，味苦、涩。

【性味功能】 味微苦，涩，性平，根有小毒。有清热平肝，健脾化湿，收敛固脱的功能。叶有清热利湿，消炎解毒，止血止痛的功能。

【主治用法】 根用于急慢性肝炎，肝脾肿大，胃痛，消化不良，风湿关节痛，目赤。叶外用于中耳炎，疖肿，湿疹，跌打损伤，外伤出血。用量15～30克。

【现代研究】

1. 化学成分　本品根含酚类、氨基酸、鞣质、糖类。果实中含有脂肪油。

2. 药理作用　本品煎剂或浸剂均能抑制钉螺活动，还能治疗慢性肝炎，对降低转氨酶和缩小肝脾有一定作用。

【应　　用】

1. 急、慢性肝炎：白背叶鲜根50克，水煎服。

2. 妊娠水肿：白背叶根、相思豆全草（除去种子）、大风艾。水煎服。

3. 化脓性中耳炎：白背叶，水煎，先用白醋洗耳，拭干，滴入药液擦涂。

夹竹桃

【基　　源】 本品为夹竹桃科夹竹桃的叶。

【原 植 物】 常绿灌木。3～4叶轮生，枝条下部为对生，革质，条状披针形，先端渐尖，基部楔形，全缘。聚伞花序顶生，花萼5裂，密被细毛；花冠漏斗状，5裂，桃红色或白色，有芳香气，常为重瓣；有条形附属体。副花冠鳞片状，顶端撕裂；雄蕊5，花丝短，被白色长毛，药端有丝状附属体，旋钮状，半球形，密被短毛；花柱圆柱形。果长圆形；种子顶端具黄褐色种毛。

【生境分布】 全国大部地区有栽培。

【采收加工】 结合整枝修剪时，采集叶片，晒干或烘干。

【性状鉴别】 本品叶窄披针形，长可达15厘米，宽约2厘米，先端渐尖，基部楔形，全缘稍反卷，上面深绿色，下面淡绿色，主脉于下面凸起，侧脉细密而平行；叶柄长约5毫米。厚革质而硬。气特异，味苦；有毒。

【性味功能】 味辛、苦涩，性温。有大毒。有强心利尿，祛痰杀虫的功能。

【炮　　制】 取叶片及枝皮，晒干或炕干。

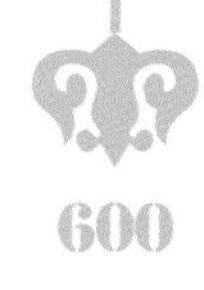

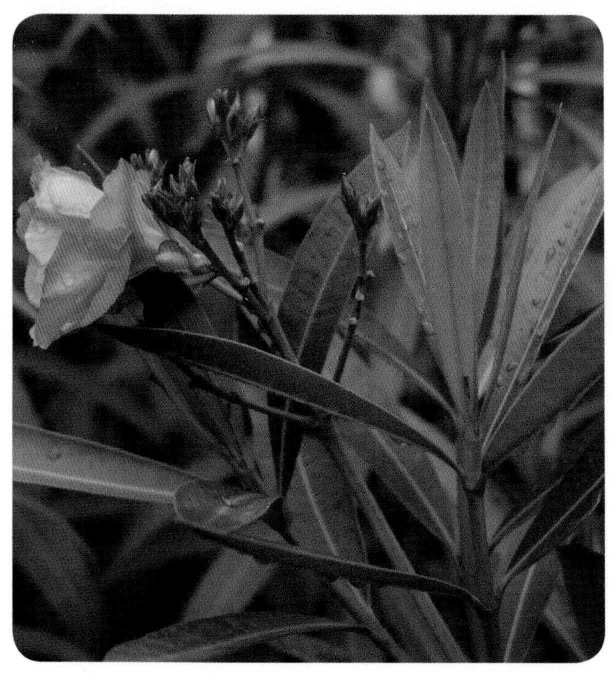

【主治用法】 用于心力衰竭，癫痫；外用于甲沟炎，斑秃。煎水洗或干品调敷。用量：干叶 1 ～ 1.5 克，鲜叶 3 ～ 4 片，水煎分 3 次服用。本品有大毒，不可过量，必须在医生指导下使用，孕妇禁用。

【现代研究】

1. 化学成分 本品含有欧夹竹桃甙丙，系夹竹桃甙元与夹竹桃糖所成的甙，欧夹竹桃甙甲，欧夹竹桃甙乙，去乙酰欧夹竹桃甙丙等，还含夹竹桃甙 A、B、D、F、G、H、K 等，系洋地黄毒甙元和乌他甙元的各种糖甙，尚含三萜皂甙（甙元为熊果酸及齐墩果酸），芸香甙，橡胶肌醇、酚性结晶物质、挥发油、棕榈酸、硬脂酸、油酸、亚油酸、三萜成分等。

2. 药理作用 本品具有强心作用、抗癌作用，并有利尿作用。

【应　用】

1. 心力衰竭，癫痫：夹竹桃叶干粉装入胶囊，口服。

2. 斑秃：将夹竹桃老叶干粉装入有色瓶内，用酒精配成酊剂后放置 1 ～ 2 周，用时将药液擦于患处。

3. 蛇头疮：鲜黄花夹竹桃叶适量，捣烂，和蜜调匀，包敷患处。

5 中国旌节花（小通草）

【基　源】 小通草为旌节花科植物中国旌节花的茎髓。

【原植物】 落叶灌木。树皮灰褐色，小枝带暗紫色，髓部粗大。单叶互生，纸质，倒卵形、卵形至长椭圆状卵形，先端渐尖或尾状渐尖，基部圆形或宽楔形，边缘有细锯齿，上面暗绿色，光滑，沿中脉及侧脉稍有毛，下面淡绿色，中脉微被毛。总状花序腋生，下垂；花梗短，小苞片 1 对，三角状卵形；萼片 4，椭圆形；花瓣 4，淡绿色，倒卵形。浆果球形，熟时黄绿色，顶端有短尖头。花期 3 ～ 4 月。果期 8 ～ 9 月。

【生境分布】 生于山谷，沟边，林缘或林中。分布于陕西、甘肃、安徽、浙江、江西、福建、湖北、湖南、广东、广西、贵州、四川、云南等省区。

【采收加工】 夏、秋季采收，茎枝截成 30 ～ 50 厘米长段，趁鲜时取出髓部，晒干。

【性状鉴别】 本品呈圆柱形，长 20-40 厘米，直径 1-2.5 厘米。表面白色或淡黄色，有浅纵沟纹。体轻，质松软，稍有弹性，易折断，断面平坦，显银白色光泽，中内有直径 0.3 ～ 1.5 厘米的空心或半透明的薄膜，纵剖面呈梯状排列，实心者少见。

【炮　制】 将茎髓捅出，拉平，晒干切段。

【性味功能】 味淡，性平。有清热利尿，通乳的功能。

【主治用法】 用于小便不利、赤黄，尿道感染，热病口渴，乳汁不通，闭经等。用量 3 ～ 9 克。

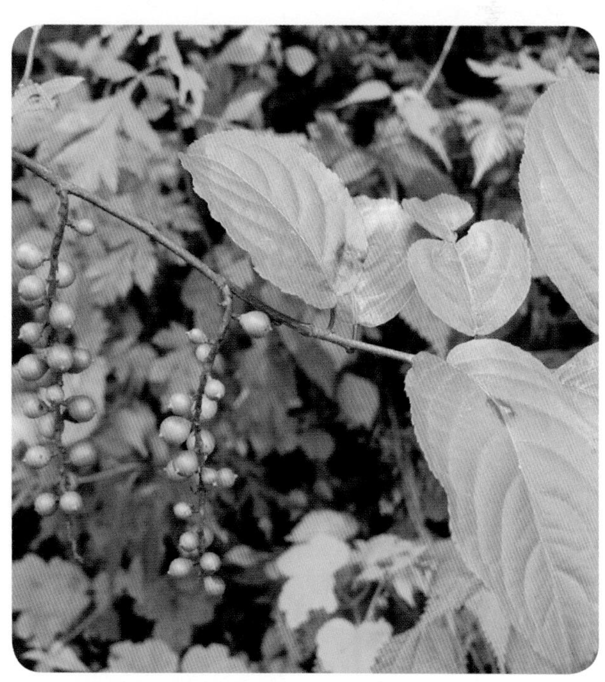

【现代研究】

1. 化学成分　本品含有木质素，灰分，脂肪，蛋白质，粗纤维，戊聚糖及糖醛酸，多糖类成分，还含天冬氨酸、苏氨酸、侣氨酸、苯丙氨酸等氨基酸以及钙、钡、镁、铁等微量元素。

2. 药理作用　本品具有利尿、抗炎和解热作用，并可调节免疫和抗氧化作用。

【应　　用】

1. 小便不利：小通草，车前子，水菖蒲各 15 克，灯心草，生石膏各 3 克，水煎服。

2. 闭经：小通草，川牛膝各 9 克。水煎服。

喜马山旌节花（小通草）

【基　　源】　小通草为旌节花科植物喜马山旌节花的茎髓。

【原 植 物】　别名：西域旌节花。小乔木或灌木。单叶互生，叶片卵形、矩圆形或矩圆状披针形，先端尾状渐尖，基部圆形或近心形，边缘有密而细的锐锯齿，齿端有加厚小尖头。穗状花序腋生，先叶开花，花黄色，花萼、花瓣均为 4 片；雄蕊 8，短于花瓣。浆果圆球形，绿色。

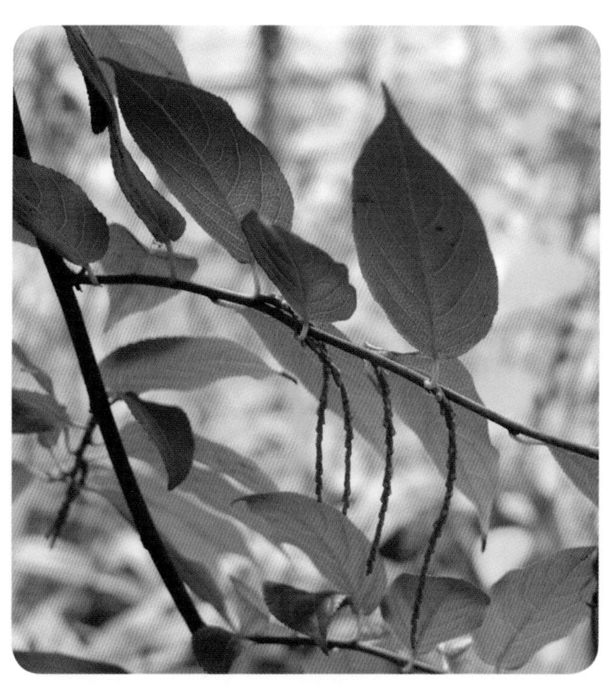

花期 3 ～ 4 月。

【生境分布】　生于山坡丛林中。分布于江西、台湾、湖北、湖南、广西、广东、四川、贵州、云南、西藏等。

【采收加工】　秋季将嫩树枝砍下，捅出茎髓，拉平，晒干。

【炮　　制】　将茎髓捅出，拉平，晒干切段。

【性味功能】　味甘、淡，性寒。有清热利水，通气下乳的功能。

【主治用法】　用于尿赤，淋病，尿闭，水肿，乳汁不下。用量 3 ～ 9 克。

【现代研究】

1. 化学成分　暂无。

2. 药理作用　本品具有利尿、抗炎和解热作用，并可调节免疫和抗氧化作用。

【应　　用】

1. 产妇乳少：小通草 6 克，炙山甲、王不留行各 9 克，猪蹄 90 克，炖服。

2. 湿温尿赤，烦渴：小通草、滑石、生地、淡竹叶。水煎服。

3. 淋病：小通草 9 克。水煎服。

细叶十大功劳（功劳木）

【基　　源】　功劳木为小檗科植物细叶十大功劳的干燥茎。

【原 植 物】　常绿灌木。茎多分枝。奇数羽状复叶；小叶 5 ～ 9，革质，长圆状披针形或狭状披针形，先端长渐尖，基部楔形，边缘各具 6 ～ 13 刺状锐齿。总状花序生自枝顶芽鳞腋间；花瓣 6，花黄色。浆果，圆形或长圆形，蓝黑色，有白粉。花期 7 ～ 8 月。

【生境分布】　生于山坡、灌丛中，也有栽培。分布于江苏、浙江、江西、福建、湖北、湖南、四川、贵州等地。

【采收加工】　全年均可采收，切块片，干燥。

【性状鉴别】　干燥茎呈圆柱形，表面灰褐色，有浅纵沟及突起的叶痕；嫩茎较平滑，具纵裂隙，节明显，皮部较薄，易剥离，内面鲜黄色，附有线状纤维。质坚硬，折断面破裂状；横切面髓部淡黄色，木部黄色，外侧黄色较深，射线白色，极显着。

【炮　　制】　取叶洗净，阴干备用。

【性味功能】　味苦，性凉。有清热解毒，消炎止痢，止血，健胃止泻的功能。

【主治用法】 用于湿热泻痢，黄疸，目赤肿痛，胃火牙痛，疮疖，痈肿，黄疸型肝炎。用量9～15克。

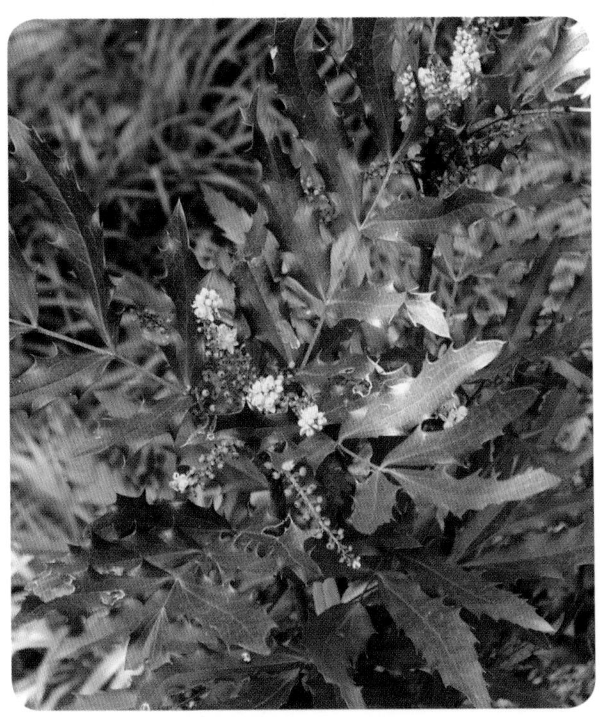

【现代研究】

1. 化学成分 本品含小檗碱、掌叶防已碱、药根碱、木兰碱。

2. 药理作用 本品有抗菌和降压作用；提取物低浓度时能促进离体肠管的自发运动，高浓度时可导致张力上升、运动抑制。

【应 用】

1. 小儿急性扁桃体炎：十大功劳叶、朱砂根、岗梅、栀子、淡竹叶、木通、射干、甘草各9克，生石膏12克。水煎服。

2. 支气管炎、肺炎：十大功劳根、虎杖、枇杷叶各15克。水煎服。

3. 急性黄疸型传染性肝炎：十大功劳15克，赛葵15克。水煎服。

4. 眼结膜炎：十大功劳叶200克。水煎，高压消毒，滴眼。

毛鸡骨草（鸡骨草）

【基 源】 鸡骨草为豆科植物毛鸡骨草的全草。

【原 植 物】 别名：油甘藤。缠绕藤本。全株密被黄色长柔毛，偶数羽状复叶，小叶11～16对，小叶片长圆形，最上的一对常为倒卵形，先端平截，有小尖头，小脉不明显。总状花序腋生。雄蕊9，花丝合生成一管。荚果长圆形，扁平，先端有喙。花期7～8月，果期8～9月。

【生境分布】 生于丘陵坡地灌丛中或林下。分布于广东、广西等省区。

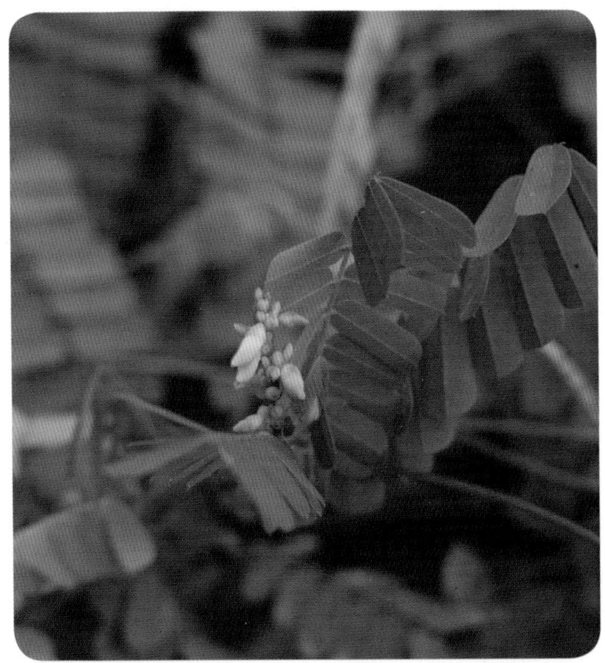

【采收加工】 全年均可采挖，除去泥沙及荚果，晒干。

【性味功能】 味微甘，性凉。有清热利湿，舒肝止痛，活血散瘀的功能。

【主治用法】 用于慢性肝炎，肝硬化腹水，胃痛，小便刺痛，风湿骨痛，跌打损伤，毒蛇咬伤，乳腺炎。用量30～60克。

【应 用】

1. 急性黄疸型传染性肝炎：鸡骨草（去果荚及种子）、茵陈、地耳草各30克，山栀子15克，水煎服。

2. 胆囊炎，肝硬化腹水，黄疸，胃痛：鸡骨草（去果荚及种子），水煎服。

木本曼陀罗（洋金花）

【基 源】 洋金花为茄科植物木本曼陀罗的花。

【原 植 物】 小乔木，高约2米。茎粗壮，上部分枝。叶卵状披针形、矩圆形或卵形，顶端渐尖或急尖，基部不对称楔形，全缘、微波状或缺刻状齿，两面有微柔毛。花单生，俯垂，花萼筒状，中部稍膨胀，裂片长三角形；花冠白色、脉纹绿色，长漏斗状，筒中部以下较细而向上渐扩大成喇叭状，檐部裂片有长渐尖头：雄蕊不伸出花冠筒，花柱伸出花冠筒，柱头稍膨大，浆果状蒴果，表面平滑，广卵状。

【生境分布】 原产美洲；福州、广州及西双版纳等地有栽培。

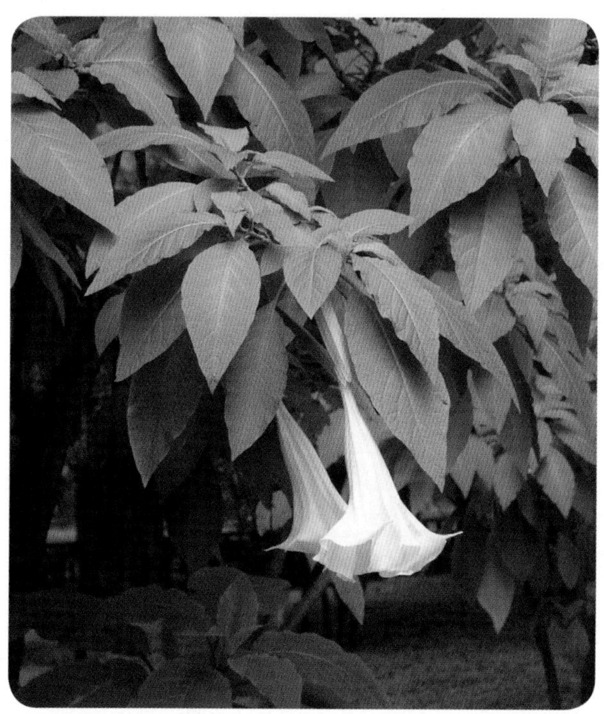

【采收加工】 夏季花初开时采收，晒干或低温干燥。

【性味功能】 味辛，性温，有毒。有定喘，祛风，麻醉止痛的功能。

【主治用法】 用于哮喘，风湿痹痛，脚气，疮疡疼痛。外科手术麻醉剂。用量：0.1克，水煎服。外用适量，煎水洗或研末调敷。

【现代研究】

1. 化学成分　本品含东莨菪碱，还含莨菪碱。

2. 药理作用　本品具有平喘止咳、解痉、镇痛、麻醉、抗菌作用。

【应　　用】

1. 麻醉：洋金花、生草乌、川芎、当归。水煎服。

2. 慢性气管炎：洋金花注射液，肌肉注射。

3. 精神分裂症：洋金花，水煎服。

4. 诸风痛及寒湿脚气：洋金花、茄梗、大蒜梗、花椒叶。水煎熏洗。

5. 跌打损伤、蛇咬伤：鲜洋金花叶捣烂敷患处。

5 鹰爪花根

【基　　源】 本品为番荔枝科植物鹰爪花的根。

【原 植 物】 攀援灌木，常借钩状总花梗攀援于它物上。全株无毛或近于无毛，高3～4米。叶纸质，矩圆形或矩圆状披针形，先端渐尖或急尖，基部楔形。花1～2朵生于木质钩状的总花梗上，花淡绿色至淡黄色，芳香，萼片3，卵形，下部合生；花瓣6，2轮排列，外轮比内轮大，长圆状披针形，近基部收缩；雄蕊多数，紧贴，药隔三角形。心皮多数，长圆形，柱头线状椭圆形。果卵形，顶端尖，数个聚生于花托上。

【生境分布】 生于海拔1300～1500米的阴湿林中，分布于四川、浙江、江西、云南、广东、广西、福建、台湾、等省区。多见栽培。

【采收加工】 挖取根部，放阴凉处风干半月，备用。

【性味功能】 微苦，性寒。截疟。有杀虫功能。

【现代研究】

1. 化学成分　本品含有倍半萜：鹰爪甲素和乙素，

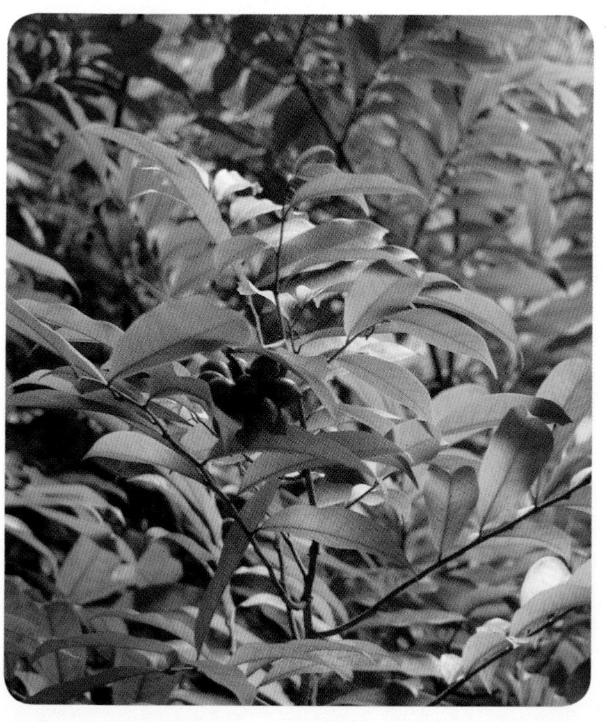

木脂素：异洋商陆素、异洋商陆醇、洋商陆素、鹰爪木脂醇，以及(R)—鹰爪三醇、棕榈酸、B—谷甾醇和胡萝卜苷等成分。

2. 药理作用　本品具有杀虫作用和止痢作用。

【主治用法】　用于治疗疟疾等。

粗糠柴

【基　　源】　本品为大戟科植物粗糠柴的果实表面粉状毛茸和根入药。

【原 植 物】　常绿小乔木。小枝被棕褐色星状柔毛。单叶互生，近革质，长圆状卵形或卵状披针形，先端渐尖，基部圆或宽楔形，全缘或有波状齿，上面深绿色，下面密被短星状毛及红色腺点，近叶柄处有2腺体。花单性，雌雄同株；穗状花序顶生或生于枝上部叶腋内，花序

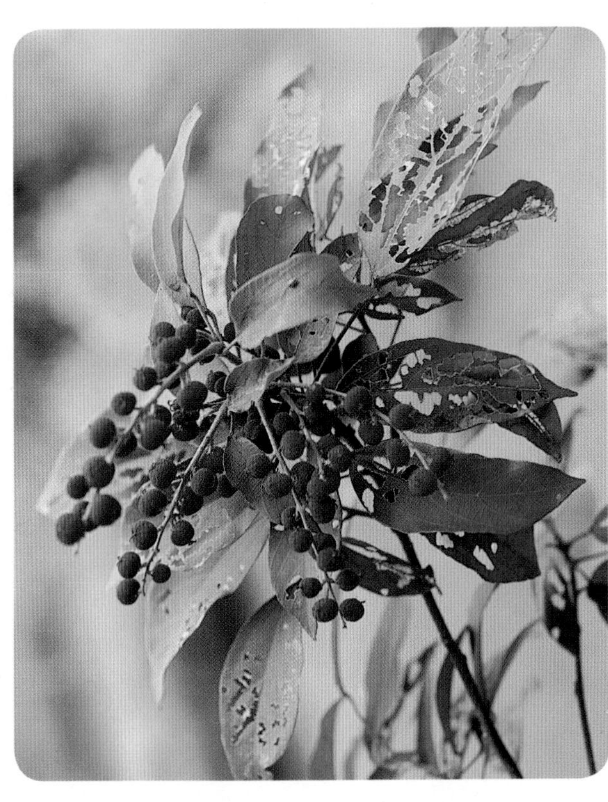

梗密被星状柔毛及腺点；雄花黄白色，无花瓣；雌花萼管状，4～5裂齿；子房外被红色颗粒状腺点。蒴果球形，密被鲜红色粉状茸毛。花期3～4月，果期7～8月。

【生境分布】　生于山坡丛林中。分布于四川、贵州、浙江、湖北、湖南、云南、广东、广西、福建、海南、台湾等省区。

【采收加工】　根全年可采。果实秋季采，收取腺毛及毛茸晒干。

【性状鉴别】　本品腺毛及毛茸呈细粒状，暗红色，浮动性粉末，无臭，无味。置水上呈悬浮状，略使水变红。放入乙醇、醚、氯仿或苛性钠溶液中，可使溶液呈深红色。轻轻振动后，非腺毛部分（呈灰色）聚集于表面。

【性味功能】　根味微苦，微涩，性凉。有清热利湿的功能。果毛（腺体粉），有毒。有驱虫的功能。

【主治用法】　根用于急慢性痢疾，咽喉肿痛。腺体粉末用于驱绦虫，蛲虫，蛔虫。用量根15～30克。腺体粉末成人6～9克，小儿1.5克。

【现代研究】

1. 化学成分　暂无。

2. 药理作用　本品具有止血，生肌和驱虫作用。

【应　　用】

1. 绦虫：腺体粉末4.5克，咖啡碱2.1克，石榴皮碱0.9克，蓖麻油4.5克，混合装入胶囊，每服1～2克。

2. 疮疡溃烂久不收口：叶煎水外洗或用叶研粉撒敷患处。

白刺花

【基　　源】　本品为豆科植物白刺花的根、叶、花及种子。

【原 植 物】　落叶灌木。单数羽状复叶互生，椭圆形，先端微凹，有小尖，基部近圆形，全缘，下面被疏柔毛。花6～12成总状花序顶生；花萼钟状蓝色，密被短柔毛；花冠蝶形，白色或蓝白色，旗瓣匙形，反曲，龙骨瓣2瓣。荚果细长，种子间缢缩成念珠状，密被白色平伏长柔毛。花期5～6月。果期7～8月。

【生境分布】　生于山坡、路旁或灌木丛中。分布于河北、山西、陕西、甘肃、河南、江苏、浙江、湖北、贵州、四川、云南等省。

【采收加工】　根全年均可采挖，晒干。叶、种子夏秋季采，晒干。

【性状鉴别】　本品根呈长圆柱形，下部常有分枝，表面深棕色，有明显的纵皱纹及皮孔样突起，栓皮薄，多破裂成片状，易剥落而显黄色较光滑的内层栓皮。质坚硬不易折断，断面较平坦，黄白色，有微细的放射状纹理。气微，味苦。

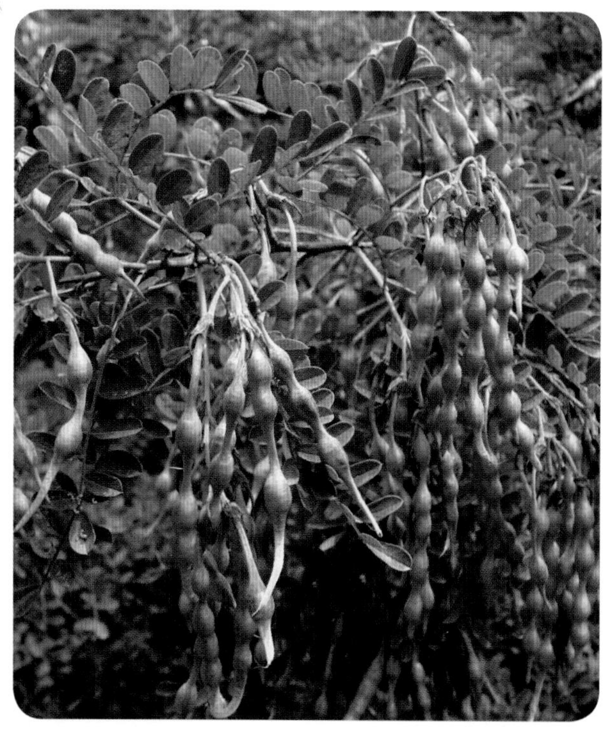

【炮　　制】　鲜用或晒干。

【性味功能】　味苦，性寒。有清热解毒，消炎杀虫，利尿消肿，凉血止血的功能。

【主治用法】　根用于胃痛，痢疾，肠炎，扁桃腺炎，气管炎，肝炎，水肿，蛔虫，衄血，尿血，便血。花用于清凉解暑。种子用于消化不良，胃腹痛，驱虫，白血病。用量 9 ～ 15 克。水煎服或研末冲服。外用适量。

【现代研究】

1. 化学成分　本品主含氧化苦参碱、氧化槐果碱、苦参碱等生物碱类以及黄酮类、游离氨基酸、脂肪酸等化学成分。

2. 药理作用　本品有抗炎抗过敏，还对吞噬细胞的吞噬功能、淋巴细胞功能、白细胞介素有抑制作用，另外还可抑制肿瘤坏死因子 α 的表达。

【应　　用】

1、便血：白刺花根、苦参各 10 克，水煎服。

2、痢疾、膀胱炎、血尿、水肿：白刺花根 3 ～ 9 克，水煎服。

3、阴道滴虫疮疖：白刺花根适量，水煎，洗患处。

4、白刺花冲泡代茶饮为清凉解署的的饮料。

5　紫薇（紫薇根）

【基　　源】　紫薇根为千屈菜科植物紫薇的根，其叶、花也入药。

【原 植 物】　灌木或小乔木。枝四棱，有狭翅。单叶对生或近对生，上部叶常互生，纸质，椭圆形至倒卵形，先端钝或稍尖，基部宽楔形或倒卵形，近无毛或沿背面中脉有毛。圆锥花序顶生，花淡红色或紫色，有时为白色，被柔毛；花萼半球形，绿色，平滑无毛，先端 6 浅裂，裂片三角形；花瓣 6，呈皱缩状，边缘有不规则缺刻，基部有长爪；蒴果椭圆状球形，6 瓣裂，具宿存萼。花期 6 ～ 8 月，果期 7 ～ 9 月。

【生境分布】　多为栽培，少有野生，生于山野丘陵地或灌木丛中。分布于河北、陕西及华东、中南、西南各省区。

【采收加工】　根全年可采，切片晒干。叶夏、秋季采，晒干或鲜用。

【性状鉴别】　本品根呈圆柱形，有分枝，长短大小不一，表面灰棕色，不易折断，断面不整齐，淡黄白色，无臭，味淡微涩。花淡红紫色，直径约 3 厘米；花萼绿色，长约 1 厘米，先端 6 浅裂，宿存；花瓣 6，下部有细长的爪，瓣面近圆球而呈皱波状，边缘有不规则的缺刻；雄蕊多数，生于萼筒基部，外轮 6 枚，花丝较长。气微，味淡。

【炮　　制】　洗净，切片，晒干，或鲜用。

【性味功能】　味微苦、涩，性平。有清热利湿，凉血止血，解毒消肿的功能。

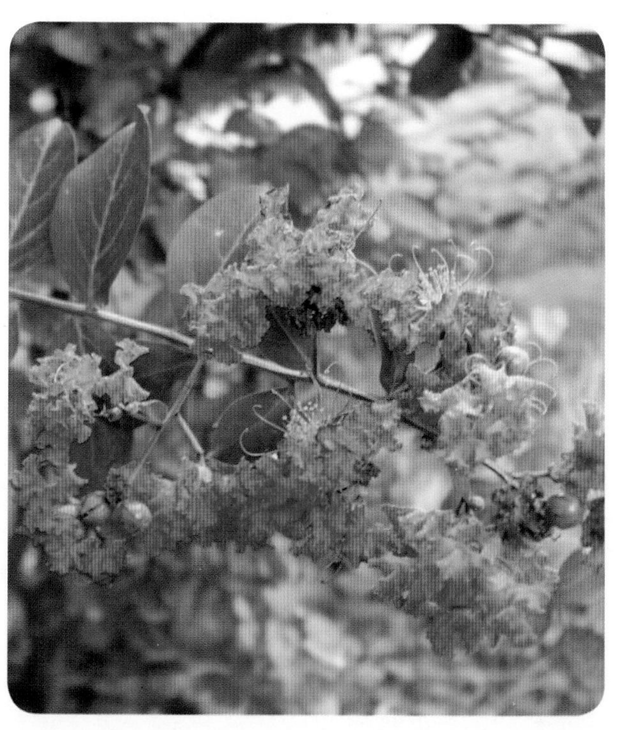

【主治用法】 用于各种出血，骨折，乳腺炎，湿疹，肝炎，黄疸痢疾，痈疖肿毒，湿疹。捣烂敷或煎水洗患处。用量根15～30克。叶外用适量。

【现代研究】

1. 化学成分 本品根含谷甾醇，花含紫薇碱，十齿草吹碱，矮牵牛素-3-阿拉伯糖甙，锦葵花素-3-阿拉伯糖甙等花以苷。叶含德新宁碱、德洒明碱、紫薇碱、德考定碱等生物碱。

2. 药理作用 本品有抗菌和麻醉作用；有兴奋、退热作用。

【应 用】

1. 咯血、吐血、便血：紫薇30克，加水180毫升，蒸至80毫升，每日两次，每次30～40毫升。

2. 骨折：紫薇、枇杷树根皮各30克，鲜白芨、川续断各15克，煅自然铜10克，共研细粉，每日两次，每次3克。3. 乳腺炎：鲜紫薇叶适量，捣烂外敷。

沙枣（沙枣叶）

【基 源】 沙枣叶为胡颓子科植物沙枣的叶。

【原植物】 别名：银柳、桂香柳。落叶灌木或小乔木。幼枝被银白色鳞片，老枝栗褐色，光滑无毛，皮孔明显。叶互生，长圆状披针形或狭披针形，先端渐尖或钝，基部宽楔形或近圆形，全缘或稍呈微波形，两面被白色鳞片，有光泽。花1～3朵生于小枝下部叶腋内；花被管状钟形，顶端4裂，裂片长三角形；浆果黄色，密被银白色星状鳞片。花期6～7月。果期8～9月。

【生境分布】 生于沙漠地区。分布于东北、华北、西北及河南、山东等省区，多为栽培。

【性状鉴别】 本品果实矩圆形或近球形。表面黄色、黄棕色或红棕色，具光泽，被稀疏银白色鳞毛。一端具果柄或果柄痕，另端略凹陷，两端各有放射状短沟纹8条，密被鳞毛。果肉淡黄色，疏松，细颗粒状。果核卵形，表面有灰白色至灰棕色棱线和褐色条纹8条，纵向相间排列，一端有小突尖，质坚硬，剖开后内面有银白色鳞毛及长绢毛。种子1颗。气微香，味甜、酸、涩。

【炮 制】 鲜用或烘干。

【性味功能】 味辛，涩，性凉。有清热解毒，抗菌消炎，活血止血的功能。

【主治用法】 用于细菌性痢疾，肠炎腹泻，慢性气管炎，冠心病等。用量15～30克。

【现代研究】

1. 化学成分 本品含油：棕榈酸，棕榈油酸，硬脂酸，油酸，非皂化部分中有：胡萝卜素，生育酚，还含黄酮类

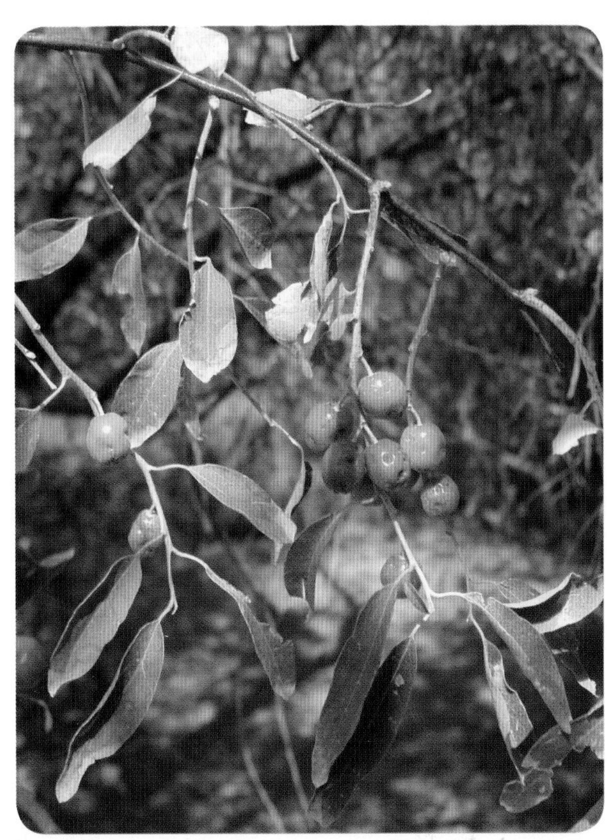

成分：异鼠李素，异鼠李素-3-O-β-D-吡喃半乳糖甙，另含咖啡酸。

2. 药理作用 本品具有抗炎作用和止血作用。

【应 用】

1. 烧烫伤：沙枣叶120克，黄柏30克，水煎，用药液喷洒或湿敷创面。

2. 白带：沙枣叶15克，水煎服。

3. 外伤出血：沙枣叶适量，研粉外敷。

附注：沙枣果实亦供药用。果味酸、微甘，有健脾止泻的功能。用于消化不良，细菌性痢疾等。肠炎腹泻：沙枣30克，水煎服。

檵木（檵木叶）

【基 源】 檵木叶为金缕梅科植物木的叶。

【原植物】 别名：清明花、坚漆檵落叶灌木或小乔木。叶互生；革质，卵圆形或椭圆形，先端锐尖，基

部钝，不对称，全缘或稍有齿，上面叶深绿色，被疏毛，下面浅绿色，密生星状柔毛。花两性，3～4朵簇生；花瓣4，淡黄色，线形；雄蕊4；子房半下位。蒴果开裂。种子2，长圆形。花期4～5月。果期8～9月。

【生境分布】 生于山坡、疏林下或灌木丛中。分布于长江以南各省区。

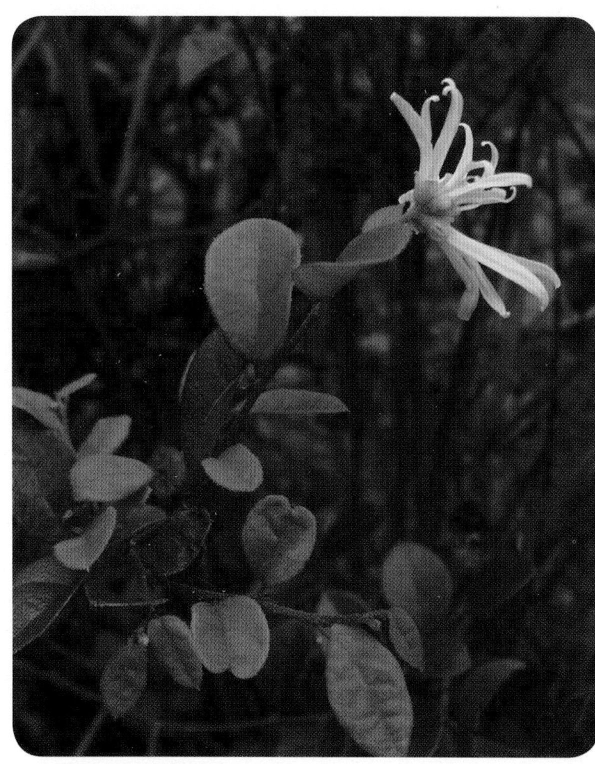

【采收加工】 全年均可采摘，鲜用或晒干用。

【炮　　制】 晒干或炕干。

【性味功能】 味苦、涩，性平。有收敛止血，解毒涩肠的功能。

【主治用法】 用于吐血，咯血，崩漏下血，泄泻，痢疾，烧烫伤。用量15～30克，水煎服。

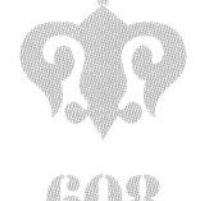

【现代研究】

1. 化学成分　本品含生物碱、黄酮类、酚性物质、甾体类、三萜类、有机酸、鞣质等。

2. 药理作用　本品有抑菌，能收缩血管降低血管的渗透性。另外对组胺引起的水肿具拮抗作用。

【应　　用】

1. 子宫出血：檵木叶，大血藤各30克，水煎服。

2. 急、慢性痢疾、腹泻：檵木叶制成抗泻痢片，每片重0.27克，每日3～4次，每次5片。

3. 外伤出血：檵木花适量，研末敷患处。

附注：其根亦作药用，根全年均可采挖。味苦，性温。有行气祛瘀的功能。用于血瘀经闭，跌打损伤，慢性关节炎，外伤出血。用量9～15克。

5 白棠子树（紫珠叶）

【基　　源】 紫珠叶为马鞭草科植物白棠子树的叶。

【原 植 物】 别名：紫珠。小灌木。叶对生，倒卵形或披针形，先端急尖或尾状渐尖，基部楔形，边缘仅上半部具数个锯齿，上面稍粗糙，下面无毛，密生细小黄色腺点。聚伞花序在叶腋上方着生，细弱，2～3次分歧；苞片线形；花萼杯状，顶端有不明显的4齿或近截头状；花冠紫色；雄蕊4，药室纵裂；子房无毛，具黄色腺点，柱头2裂。果实球形，紫色。花期5～6。果期7～11月。

【生境分布】 生于低山丘陵灌丛中。分布于河北、贵州及华东、中南等省区。

【采收加工】 春、夏、秋采叶及嫩茎，鲜用或晒干。

【炮　　制】 取原药材，除去杂质、残留枝梢及枯叶，抢水洗净，切丝，晒干。贮干燥容器内，置通风干燥处。

【性味功能】 味微苦、涩，性平。有收敛，止血，镇痛，消炎，解毒的功能。

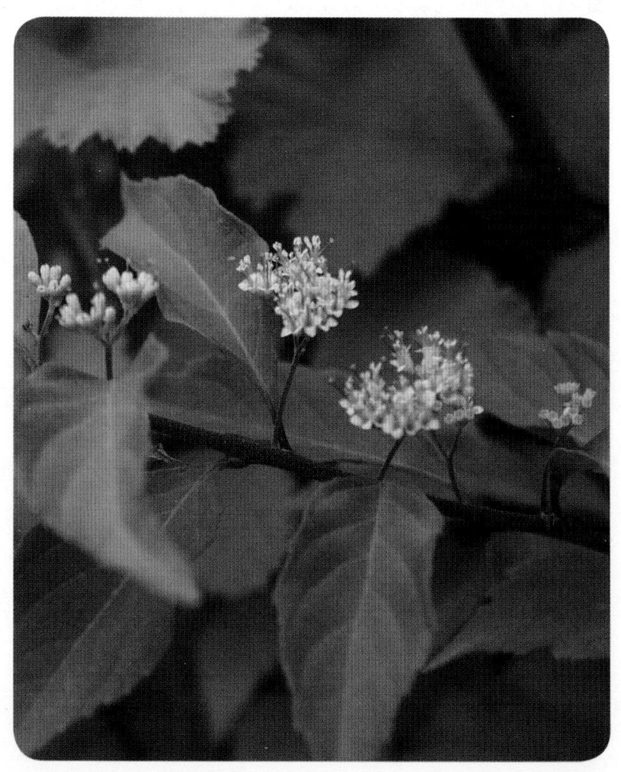

【主治用法】 用于外伤出血，消化道出血，咯血，鼻衄，子宫出血，风湿性关节炎等。用量 3 ～ 9 克。

【现代研究】

1. 化学成分 新鲜叶含黄酮类成分以及三萜类成分。

2. 药理作用 本品注射液对人可使血小板增加，出血时间、血块收缩时间、凝血酶元时间缩短。对大肠杆菌、弗氏痢疾杆菌、金黄色葡萄球菌、链球菌等有抑制作用。

【应 用】

1. 咯血，鼻衄、便血、功能性子宫出血：紫珠叶，水煎服。

2. 拔牙后出血，手术出血、外伤出血：紫珠叶 60 克，水煎服。并研末，消毒棉花蘸粉按敷出血处。

3. 烧伤：紫珠叶、大黄、黄芩、黄柏。研粉，涂布创面。

裸花紫珠（裸花紫珠叶）

【基 源】 本品为马鞭草科植物裸花紫珠的干燥叶及带叶嫩枝。

【原 植 物】 灌木至小乔木。叶片长圆形至卵状披针形，上面深绿色，干后变黑色，背面密生黄褐色，去毛后可见亮黄色腺点。聚伞花序开展，6 ～ 9 次分歧；花萼杯状，无毛，顶端平截或有 4 齿；花冠紫色或粉红色，无毛；雄蕊 4，长于花冠 2 ～ 3 倍，花丝纤细。果实近球形，红色，成熟后变黑色。花期 6 ～ 8 月，果期 8 ～ 12 月。

【生境分布】 生于山坡、谷地、溪旁或灌丛中。分布于广东、广西。

【采收加工】 全年均可采收，除去杂质，晒干。

【性状鉴别】 本品常皱缩卷曲，展平后呈卵状披针形或矩圆形，顶端短渐尖至渐尖，基部钝或稍呈圆形，边缘具疏齿，微波状或近全缘。上表面黑色，下表面密被浓厚的黄褐色星状毛。侧脉羽状小脉近平行与侧脉几成直角。叶柄被星状毛。气微香，味涩、微苦。

【炮 制】 除去杂质，切碎。

【性味功能】 味苦、涩，性平。有抗菌止血，消炎解毒，散瘀消肿的功能。

【主治用法】 用于化脓性炎症、急性传染性肝炎、呼吸道及消化道出血、血小板减少性紫癜；外用治烧、烫伤及外伤出血。用量 9 ～ 30 克；外用适量。

【现代研究】

1 化学成分 叶含鞣质、黄酮、挥发油和糖。

2. 药理作用 本品有止血、抗菌作用。

【应 用】

1. 烧、烫伤及外伤出血：裸花紫珠叶，研细粉，撒于伤口。

2. 血小板减少性紫癜：裸花紫珠叶、侧柏叶各 60 克。水煎服。

3. 阴道炎，宫颈炎：裸花紫珠叶，水煎，涂抹阴道。

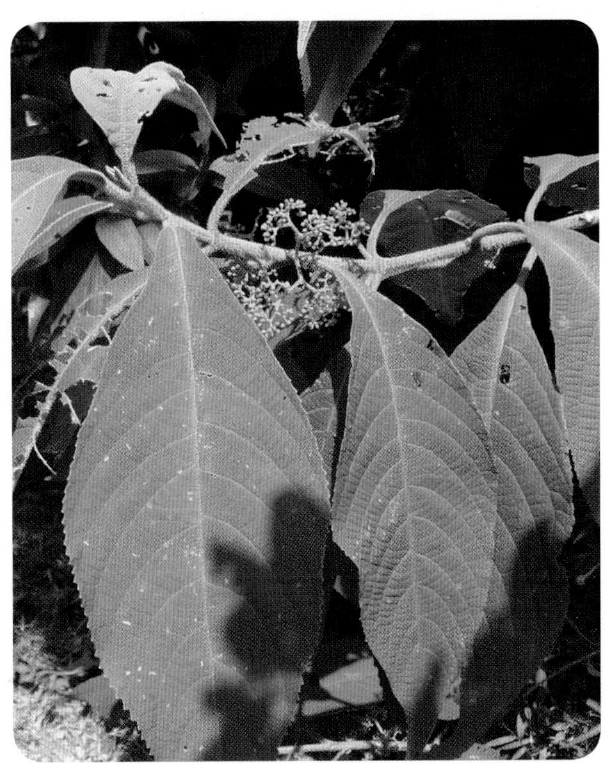

溲疏

【基 源】 为虎耳草科植物溲疏的果实。

【原 植 物】 别名：巨骨、空木、卯花。落叶灌木，高达 3 米。小枝中空，赤褐色，幼时有星状毛，老时则光滑或呈薄片状剥落，芽具多数覆瓦状鳞片，无毛。叶对生；有短柄；叶片卵形至卵状披针形，长 5 ～ 12 厘米，宽 2 ～ 4 厘米，先端尖以至钝渐尖，基部稍圆，边缘具小齿；上面疏被辐射线 5 条的星状毛，下面被少而密的 6 ～ 12 条辐射线的星状毛，但表面仍露出。圆锥花序直立，长 3 ～ 10 厘米，具星状毛；萼杯状，有 5 齿，齿三角形，早落；花瓣 5，白色或外面有粉红色斑点，长圆形或长圆状卵形，长约 8 毫米，外面有星状毛；雄蕊 10，外轮雄蕊较花瓣稍短，花丝顶端具 2 齿；子房下位，花柱 3，离生。蒴果近球形，先端扁平，径 4 ～ 5 毫米，有多数细小种子。花期 5 ～ 6 月，果期 7 ～ 10 月。

【生境分布】 生于海拔 1200 米以下的山坡灌丛或栽培于庭园。分布于山东、江苏、安徽、浙江、江西、湖北、贵州等地。

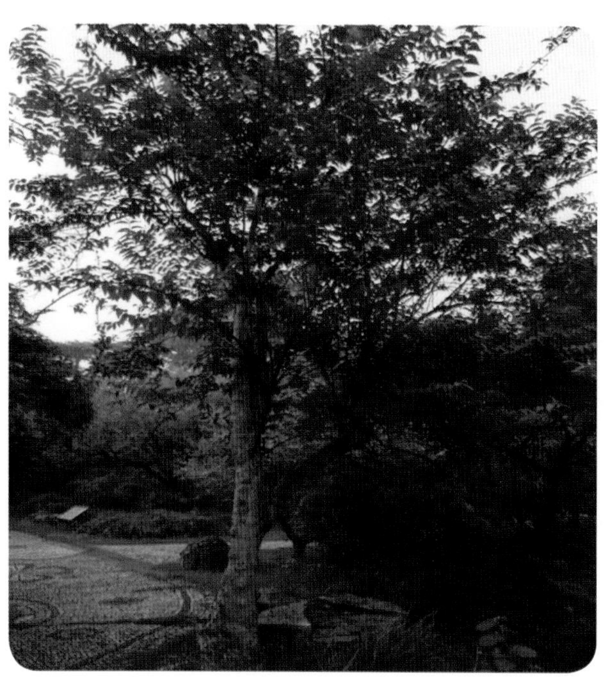

【采收加工】 7 ～ 10 月采收果实，晒干。

【性味功能】 味苦、辛，性寒；小毒。有清热，利尿的功能。

【主治用法】 用于发热，小便不利，遗尿。内服：煎汤，3 ～ 9 克；或作丸。外用：适量，煎水洗。

【应　　用】

1. 妇人下焦三十六疾，不孕绝产： 梅核仁、辛夷各 1 升，葛上亭长 7 枚，泽兰子五合，溲疏 150 克，藁本 30 克。上六味，末之，蜜和丸，先食，服如大豆二丸，日三，不知稍增。

2. 杨梅结毒，痼疾废病：乌梅 3 克，竹虫蛀末 9 克（无则以淡竹末代之），牙茶（华产物）4.5 克，白蛇（酒浸，少炙）6 克，溲疏皮 4.5 克（乌贵及纳遏末葛窊，当长夏时采之，余月难得），轻粉 3 克（纸包，入搏饭内煨熟，取出用）。上为极细末，米糊为丸，如绿豆大。每旦食前服 4.7 克，以赤小豆煎汁送下。过 5 ～ 6 日，则当齿龈黑，血自出。完 7 日而后，宜用淡味噌汁煮瓢畜、萝卜、冬瓜、鲣脯、鲽鱼、（鱼豪）鱼之类食啖之。嗣以白蛇汤。7 日内，须忌禽兽、鱼鳖、卤盐、茶、酒。唯以白粥将养之。

【注　　意】 本品有毒，应慎服。

第三十八卷 服器部

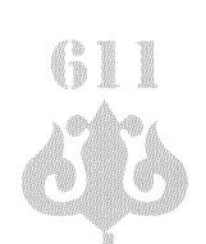

锦

【主治用法】 故锦：煮汁服，疗蛊毒。烧灰，敷小儿口中热疮（藏器）。烧灰，主失血、下血、血崩，金疮出血，小儿脐疮湿肿。

【应　用】

1. 吐血不止：红锦3寸烧灰，水服。

2. 上气喘急：故锦1寸烧灰，茶服神效。

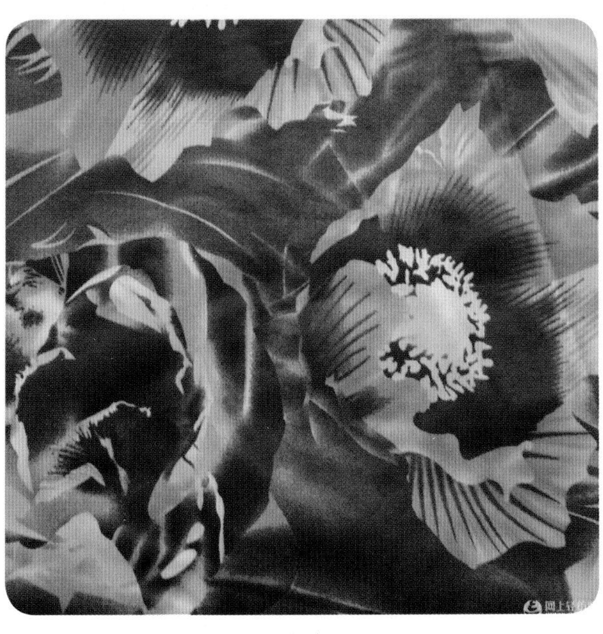

绢

【主治用法】

黄丝绢：煮汁服，止消渴，产妇脬损，洗痘疮溃烂。烧灰，止血痢、下血、吐血、血崩。

绯绢：烧灰，入疟药。

【应　用】

1. 妇人血崩：黄绢灰1.5克，棕榈灰3克，贯众灰、京墨灰、荷叶灰各1.5克，水、酒调服，即止。

2. 产妇脬损：小便淋沥不断。黄丝绢3尺，以炭灰淋汁，煮至极烂，清水洗净。入黄蜡半两效，名固脬散。

3. 产时伤脬，终日不小便，只淋湿不断：用生丝黄绢1尺，白牡丹根皮末、白芨末各3克，水二碗，煮至绢烂如饧，服之。不宜作声。

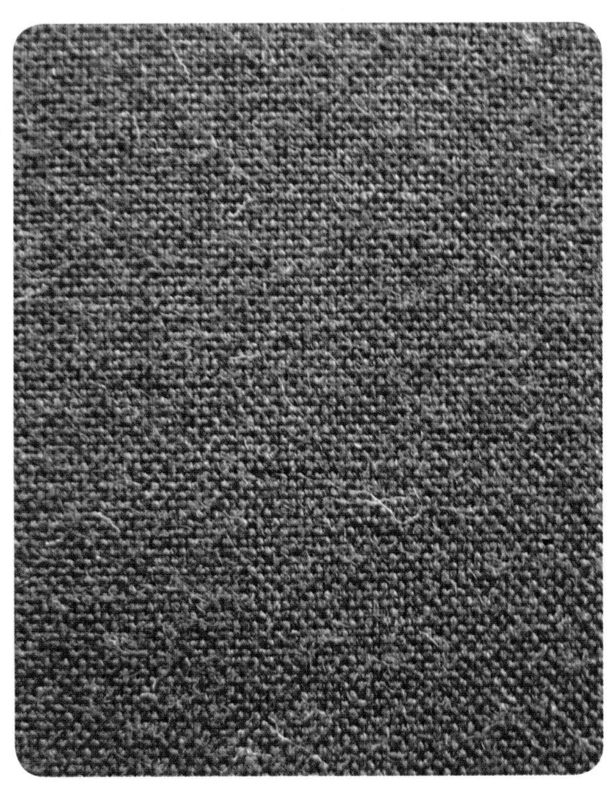

帛

【主治用法】

绯帛：烧研，敷初生儿脐未落时肿痛，又疗恶疮疔肿，诸疮有根者，入膏用为上。仍以掌大一片，同露蜂房、棘刺钩、烂草节、乱发等分烧研，空腹服，饮下方寸匕。主坠马及一切筋骨损。烧研，疗血崩，金疮出血，白驳风。

五色帛：主盗汗，拭干讫，弃道头（藏器）。

【应　　用】

肥脉瘾疹：曹姓帛拭之愈。

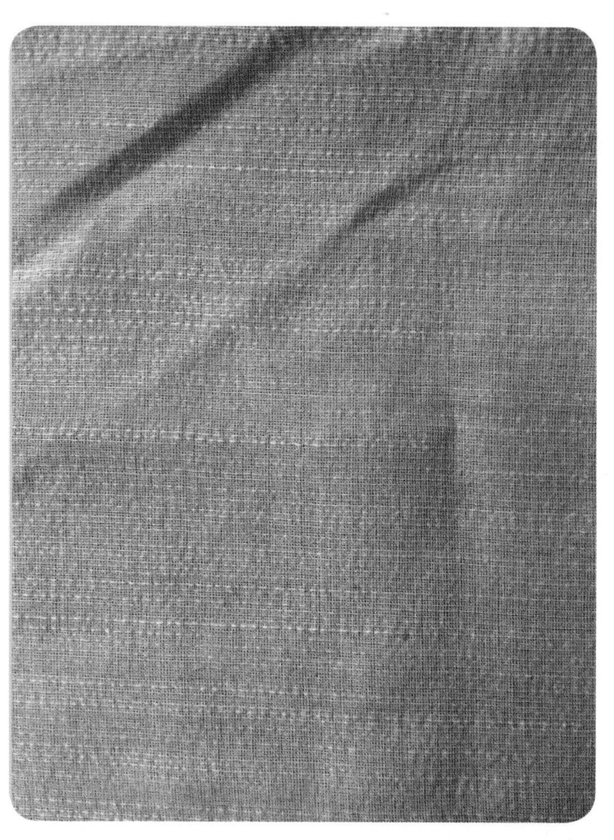

布

【基　　源】　用麻、棉等织成的，可以做衣服或其他物品的材料。

【主治用法】

新麻布：能逐瘀血，妇人血闭腹痛、产后血痛。以数重包白盐一合，煅研，温酒服之。

旧麻布：同旱莲草等分，瓶内泥固煅研。日用揩齿，能固牙乌须。

白布：治口唇紧小，不能开合饮食。不治杀人。作大炷安刀斧上，烧令汗出，拭涂之，日三五度。仍以青布烧灰，酒服。

青布：解诸物毒，天行烦毒，小儿寒热丹毒，并水渍取汁饮之。浸汁和生姜汁服，止霍乱。烧灰，敷恶疮经年不瘥者，及灸疮止血，令不伤风、水。烧烟，熏嗽，杀虫，熏虎野狼咬疮，能出水毒。入诸膏药，疗疔肿、狐尿等恶疮。烧灰酒服，主唇裂生疮口臭。仍和脂涂之，与蓝靛同功。

【应　　用】

1. 恶疮防水：青布和蜡烧烟筒中熏之，入水不烂。

2. 疮伤风水：青布烧烟于器中，以器口熏疮，得恶汁出，知痛痒，瘥。

3. 疮溃烂：陈艾15克钱，雄黄6克，青布卷作大炷，点火熏之。热水流数次愈。

4. 霍乱转筋：入腹，无可奈何者。以酢煮青布，拓之。冷则易。

5. 伤寒阳毒狂乱甚者：青布1尺，浸冷水，贴其胸前。

6. 目痛碜涩不得瞑：用青布炙热，以时熨之，仍蒸大豆作枕。

7. 病后目赤有方同上：用冷水渍青布掩之，数易。

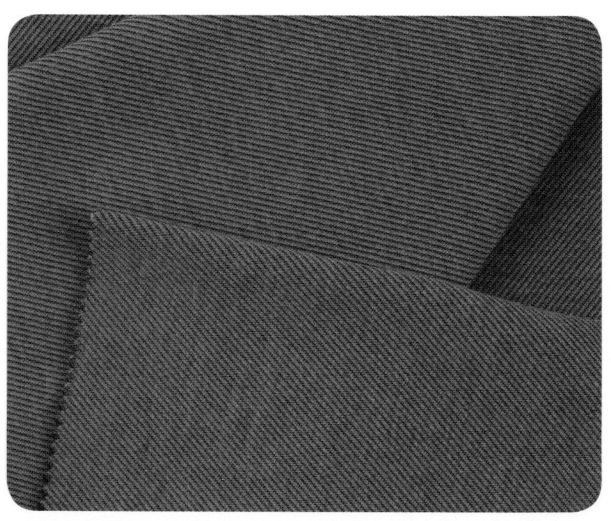

绵

【主治用法】　新绵：烧灰，治五野鸡病，每服酒6克。

衣中故绵絮：主下血，及金疮出血不止，以一握煮汁服。

绵灰：主吐血衄血，下血崩中，赤白带下，疳疮脐疮，聤耳。

【应　　用】

1. 霍乱转筋腹痛：以苦酒煮絮裹之。

2. 吐血咯血：新绵30克（烧灰），白胶（切片，炙黄）30克。每服3克，米饮下。

3. 吐血衄血：好绵烧灰，打面糊，入清酒调服之。

4. 肠风泻血：破絮（烧灰）、枳壳（麸炒）等分，麝香少许，为末。每服3克，米饮下。

5. 血崩不止：好绵及妇人头发共烧存性，百草霜等分，为末。每服9克，温酒下。或加棕灰。

6. 东垣方：用白绵子、莲花心、当归、茅花、红花各30克，以白纸裹定，黄泥固济，烧存性，为末。每服3克，入麝香少许，食前好酒服。

7. 气结淋病不通：用好绵120克（烧灰），麝香0.15。每服6克，温葱酒连进3服。

8. 脐疮不干：绵子烧灰，敷之。

9. 耳出汁：故绵烧灰，绵裹塞之。

第三十九卷 虫部(卵生类上)

蜂蜜

【基　　源】 本品为蜜蜂科昆虫中华蜜蜂或意大利蜂所酿的蜜。春至秋季采收，滤过。

【原 动 物】 别名：石蜜、石饴、食蜜、蜜、白蜜、白沙蜜、蜜糖、沙蜜、蜂糖。有母蜂、工蜂和雄蜂三种。工蜂形小，体暗褐色，头、胸、背面密生灰黄色的细毛。头略呈三角形，有复眼1对，单眼3个；触角1对，膝状弯曲；口器发达，适于咀嚼及吮吸。胸部3节，中胸最大；翅2对，膜质透明，后翅中脉分叉。足9对，股节、胫节及跗节等处，均有采集花粉的构造。腹部圆锥状，背面黄褐色，1～4节有黑色环带，末端尖锐，有毒腺和螯针；腹下有蜡板4对，内有蜡腺，分泌蜡质。母蜂俗称蜂王，体最大，翅短小，腹部特长。生殖器发达。雄蜂较工蜂稍大，头呈球状，复眼很大；尾端圆形，无毒腺和螯针。母蜂和雄蜂的口器均退化，足上无采贮花粉的构造，腹下蜡板和蜡腺均无。

【生境分布】 分布很广。目前全国大部分地区养殖的品种主要是意大利蜜蜂。全国大部地区均产。

【采收加工】 春至秋季采收。

【性状鉴别】 半透明、带光泽、浓稠的液体，白色至淡黄色或橘黄色至黄褐色，放久或遇冷渐有白色颗粒状结晶析出。气芳香，味极甜。相对密度本品如有结晶析出，可置于不超过60℃的水浴中，待结晶全部融化后，搅匀，冷至25℃，照相对密度测定法项下的韦氏比重秤法测定，相对密度应在1.349以上。

【炮　　制】 取纯净的蜂蜜，用文火熬炼，过滤去沫。

【性味功能】 味甘，性平。有补中，润燥，止痛，解毒的功能。

【主治用法】 用于脘腹虚痛，肺燥干咳，肠燥便秘；外治疮疡不敛，水火烫伤。用法用量，15～30克。

【现代研究】

1. 化学成分　在蜂巢中酿成的糖类物质，主含葡萄糖、果糖；其他还含蔗糖，糊精，有机酸，蛋白质，挥发油，蜡，花粉粒，维生素B_1、B_2、B_6、C、K、H，淀粉酶，转人酶，过氧化酶，酯酶，生长刺激素，乙酰胆碱，烟酸，泛酸，胡萝卜素，无机元素钙、硫、磷、镁、钾、钠、碘等。

2. 药理作用　蜂蜜对创面有收敛、营养和促进愈合作用，有润滑性祛痰和轻泻作用。

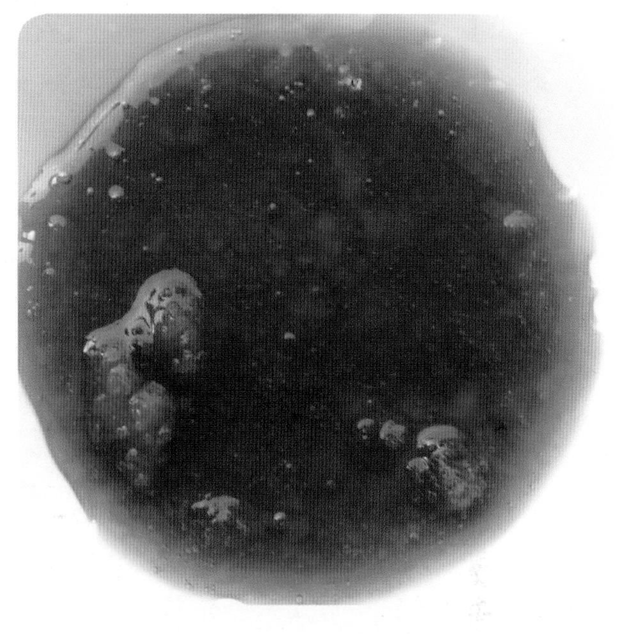